麻醉无痛更安全

顾　问　岳　云

主　编　米卫东　王天龙　李天佐

副主编　王　云　赵　磊　安海燕　石　佳　郭正纲

编　者（以姓氏笔画为序）

于　斌　王　云　王天龙　王东信　王保国　王陶然

车向明　孔萃萃　石　佳　田　鸣　冯　艺　刘鲲鹏

米卫东　安海燕　许　鑫　李　楠　李天佐　时文珠

吴晓东　张昌盛　张建敏　邵刘佳子　岳红丽　周洪玲

郑　辉　赵　磊　赵国胜　贾乃光　徐志鹏　徐铭军

高永杰　郭正纲　曹爽婕　龚亚红　崔　旭　阎雁宏

梁　发　梁汉生　彭宇明　董　鹏　韩　斌　穆东亮

秘　书　徐志鹏

人民卫生出版社

·北京·

图书在版编目（CIP）数据

麻醉无痛更安全 / 米卫东，王天龙，李天佐主编
. —北京：人民卫生出版社，2022.7
ISBN 978-7-117-33204-0

Ⅰ.①麻…　Ⅱ.①米…②王…③李…　Ⅲ.①麻醉学
－普及读物　Ⅳ.①R614-49

中国版本图书馆 CIP 数据核字（2022）第 102122 号

| 人卫智网 | www.ipmph.com | 医学教育、学术、考试、健康，购书智慧智能综合服务平台 |
| 人卫官网 | www.pmph.com | 人卫官方资讯发布平台 |

麻醉无痛更安全
Mazui Wutong Geng Anquan

主　　编：米卫东　王天龙　李天佐
出版发行：人民卫生出版社（中继线 010-59780011）
地　　址：北京市朝阳区潘家园南里 19 号
邮　　编：100021
E - mail：pmph @ pmph.com
购书热线：010-59787592　010-59787584　010-65264830
印　　刷：北京盛通印刷股份有限公司
经　　销：新华书店
开　　本：710×1000　1/16　印张：22
字　　数：276 千字
版　　次：2022 年 7 月第 1 版
印　　次：2022 年 8 月第 1 次印刷
标准书号：ISBN 978-7-117-33204-0
定　　价：89.00 元

打击盗版举报电话：010-59787491　E-mail：WQ @ pmph.com
质量问题联系电话：010-59787234　E-mail：zhiliang @ pmph.com
数字融合服务电话：4001118166　E-mail：zengzhi @ pmph.com

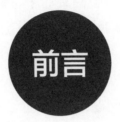

前言

如今,由于麻醉消除了手术创伤所带来的痛苦,使得以前很多不可能的手术操作得以实现。随着现代麻醉学近二十年的高速发展,外科手术的安全性大大提高,患者预后也得到长足改善,患者的舒适性和就医体验也有极大提升。同时,麻醉学的领域也在不断扩展,不仅关注并优化了患者围手术期的各种情况,而且已经介入到患者诊疗的各个过程,是"无痛医院"和"舒适化医疗"的重要组成部分。

遗憾的是,由于我国现代麻醉学起步较晚,并且在相当长的一段时间内发展相对缓慢,更由于麻醉学科长期的工作环境较为封闭,工作内容的大部分也是在患者被麻醉之后进行,同时,我们对麻醉学知识科学普及的力度尚且不够,这些造成了普通民众对麻醉科的了解远远不够,直接导致患者不能很好地配合麻醉科医生的工作,从而为患者预后带来不良的影响,因此,非常有必要向普通民众普及麻醉学的基本知识,以提高民众对麻醉的认识,更好地享受现代麻醉提供的安全和舒适诊疗。

　　为此，北京医学会麻醉学分会组织部分在京专家编写了本书。本书从专家的角度，用普通民众能够读得懂、讲得通的语言，列举身边的事例或者用熟悉的事物打比方，对麻醉学的专业知识进行了通俗易懂的讲解。本书采用问答的方式，这些问题都是编写者在动笔之前在普通民众当中征集而来，都是大家关心的问题。同时，编者还从专业角度解释了麻醉科医生在围术期经常要回答的来自患者或家属的问题。本书普及的内容包括麻醉学科的基本内容：临床麻醉、疼痛诊疗、重症监护、急救复苏当中最基本的概念和一些诊疗过程中常见的问题；还对各个不同外科手术的麻醉知识进行了解释，尤其是某些慢性病患者如心脏病、高血压、糖尿病患者围手术所要注意的问题；对日益受到关注的无痛分娩也特意拿出一章来进行知识普及；同时对麻醉学科的其他工作内容，但普通民众并不熟悉的戒毒、输血、疫情防控也进行了讲解。

　　通过本书，编者希望能够充分地普及麻醉学基本知识，消除普通民众对麻醉学的误解，从而能够更好地配合麻醉科医生的工作，安全、舒适地度过围术期，改善长期预后，充分享受现代麻醉学所提供的无痛、安全、舒适的诊疗服务。这也是麻醉学科为践行"健康中国 2030"所作出的应有贡献！

编者

2022 年 2 月

目录

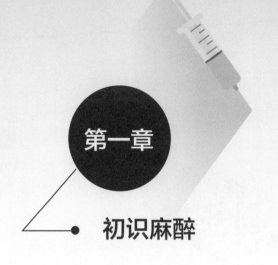

第一章

初识麻醉

1. 麻醉与无痛

提到"无痛"二字，大部分人首先想到的可能是"无痛分娩""无痛胃肠镜""无痛人流"等一系列词语，这些"无痛"的词语无一例外，均与麻醉有关。而随着医疗水平的不断提高，患者对无痛诊疗的需求也开始日益增加。

"麻醉"目前可追溯到石器时代，当时的人们应用砭石、骨针或竹针来镇痛治病。《神农本草经》记载："神农尝百草，一日而遇七十毒。"《山海经·东山经》记载："又南四百里，曰高氏之山，其上多玉，其下多箴石。"郭璞注解："可以为砭针治痈肿者。"这可以被看作是外科方面原始的医疗工具。

但是，要谈到与麻醉直接相关的古代人物就属华佗了，他的"麻沸散"开创了麻醉药物的先例。据《后汉书·华佗列传》《三国志·华佗列传》中记载："疾发结于内，针药所不能及者，乃令先以酒服麻沸散，即醉无所觉，因破腹背，抽割积聚……"

《神农本草经》记载药物中就有不少具有镇痛麻醉作用的药物，如大麻、乌头、附子、莨菪子等。《备急千金要方》《外台秘要》

中都有用大麻镇痛的记载。《本草纲目》详细介绍了曼陀罗花的麻醉作用："用热酒调服散,少顷昏昏欲醉,割疮灸火,宜先服此则不苦也。"

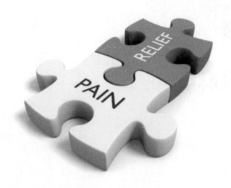

2. 麻醉与乙醚

　　1540 年,乙醚成功合成,德国的 Cordus 指出乙醚具有消除疼痛的作用。1846 年,美国的 William T. G. Morton 成功使用乙醚麻醉帮助一位患者完成了颈部手术。1847 年,英国的 James. Y. Simpson 为产妇实施了乙醚麻醉分娩镇痛。

　　目前,吸入麻醉、静脉麻醉、硬膜外麻醉、腰麻、神经阻滞麻醉等众多麻醉方法在临床上的应用日益广泛。针对麻醉手术过程,也早已从单纯的术中镇痛到麻醉手术前后(围手术期)全面的安全舒适保障。

3. 麻醉到底有多重要

　　常听人说"外科医生治病,麻醉科医生保命""手术有大小之分,麻醉无大小"……但是,大家也要明白的是,麻醉科医生也是您生命的守护神,让您不痛是我们最基本的工作,您在术中的呼吸和心跳都由我们来维护管理,您的手术能否顺利进行也与麻醉科医生有密不可分的联系。在业内,我们可用驾驶飞机来形容麻醉的全过程,以全麻为例,在全身麻醉的诱导阶段、麻醉维持阶段以及麻醉的苏醒期就对应着飞机起飞、飞行和降落的过程,同样也存在着一定的风险,麻醉科医生在麻醉过程中需时时刻刻紧绷着安全这根弦,随时准备应对各种风险。

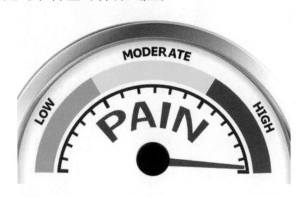

4. 麻醉与手术

故事场景发生地:手术室。

这是一位 83 岁的老奶奶,突发阑尾炎需要进行急诊手术。除偶尔出现期前收缩(早搏),这位老奶奶平日身体状况良好,本次实验室检查结果也正常。由于是进行腹腔镜下的阑尾切除术,故麻醉科医生给她实施了全身麻醉。全身麻醉开始实施阶段非常顺利,接下来开始手术,外科医生刚往腹腔内打气,手术室内的监护仪就报警了,当值的麻醉科医生一看,是患者出现了频繁发作的室性早搏,紧接着就发生了心室颤动。这时手术室内一下紧张了起来,麻醉科医生喊停打气。随后麻醉科医生展开抢救,并组织外科医生胸外按压。惊心动魄的 2 分钟之后,患者心跳恢复正常,外科医生才重新开始手术。

回想一下，如果那个危急时刻麻醉科医生不在场的话，也许后果不堪设想。

5. 麻醉与无痛胃肠镜检查

故事场景发生地：无痛胃肠镜检查室。

一位身体胖胖的先生由于长期胃部不适，来医院想做无痛胃肠镜检查，但麻醉科医生却拒绝了他，为什么呢？主要是因为他打呼噜太厉害了。大家一定很疑惑，打呼噜怎么就不能做无痛胃肠镜检查呢？

其实，这位患者的呼噜可非同寻常，"震天响"的呼噜已经严重影响了他的正常睡眠，睡着睡着他就不呼吸了，需要佩戴一种呼吸机辅助他呼吸才能睡觉。这就是我们常讲的睡眠呼吸暂停综合征（sleep apnea syndrome，SAS）——指各种原因导致睡眠状态下反复出现呼吸暂停和／或低通气，引起低氧血症、高碳酸血症，从而使机体发生一系列病理生理改变的临床综合征。

那这样的患者做无痛胃肠镜会有什么风险呢？因为我们在做无痛诊疗麻醉过程中使用的静脉麻醉药物会抑制患者的自主呼吸，这就加重了患者的呼吸暂停。无痛诊疗麻醉常用丙泊酚，它对大脑会产生抑制作用，表现为催眠、镇静和遗忘。它的缺点是呼吸抑制、血压下降和心率减慢等。如果对这名患者进行静脉注射丙泊酚，那他就不是单纯地"睡一觉"了，很有可能会出现生命危险。麻醉科医生通过对他进行详细评估，帮这位患者避免了"麻烦"。当然，也不是说这位患者无法进行麻醉了，对这位患者的麻醉需要在手术室内，采用非常严密的监护和严格的呼吸管理才能完成。

6. 麻醉是什么

"麻醉"(anesthesia,希腊文 narcosis)是指用药物或其他方法使人整体或局部暂时失去感觉,以达到无痛觉感知而进行外科手术或其他治疗。主要包括四个方面:临床麻醉、重症监护、急救复苏、疼痛诊疗。

(1)临床麻醉:就是我们大多数患者在做外科手术时需要接受的全身麻醉和区域麻醉。在术前、术中和术后做好麻醉工作。比如术前我们首先要了解患者的基本情况和手术方法来确定麻醉方法和选择麻醉药物,保证手术顺利进行。术中我们又要根据患者病情变化(例如心律失常、血压波动和药物过敏等)和手术的突发情况(比如大出血或者手术时间延长等)对症处理麻醉用药和方式,尽可能减少并发症。术后我们还要针对患者的苏醒和镇痛进行必要处理,将患者安全送返病房。

(2)重症监护:这一部分是针对少数危重患者或麻醉手术过程中发生严重并发症的患者进行治疗。如发生严重过敏导致休克、突发心肌梗死或肺栓塞等疾病的患者,就需要我们麻醉科医生集中精密的仪器设备进行重症治疗,麻醉专业性在其中将发挥着重要的作用,从而进行周密和细致的监测治疗。

(3)急救复苏:对于在手术麻醉中发生心跳呼吸停止的,在急诊室或病房等由于各种原因发生呼吸衰竭,需要立即进行心肺复苏的,这时就需要麻醉科医生参与抢救治疗。

(4)疼痛诊疗:对于各种急慢性疼痛(如创伤后疼痛、神经痛、肿瘤疼痛等)进行治疗。目前疼痛治疗也有其专门的门诊和病房,也叫疼痛科,部分隶属于麻醉科。大家熟知的晚期癌症疼痛、带状疱疹疼痛、腰腿痛和头痛等都可以在疼痛科进行相关治疗。

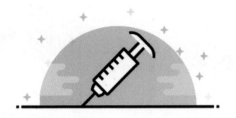

7. 麻醉只是打一针的事吗

很多人认为麻醉就是打一针的事,当然,事实并非如此。今天就让我们来解开这神秘的麻醉"打一针",这"一针"它可以分为手脚上的"打一针"和腰背部的"打一针",前者就是我们所讲的全身麻醉所需要的"打一针",后者就是老百姓常说的椎管内麻醉。

首先来说一下手脚上的"打一针"。根据麻醉药物进入人体的途径分为吸入麻醉药物和静脉麻醉药物。全身麻醉(即"全麻")药物大多数是通过血液进入体内抵达全身和大脑才能达到麻醉效果,因此第一步就要建立一个静脉输液通道,这就是所谓的向手脚上"打一针"。有了这个静脉通道,我们将麻醉药物通过静脉通道给药,继而药物到达体内后使患者进入类似于睡眠的麻醉状态,然后才可以施行手术。比如静脉麻醉药物丙泊酚,起效相当快,能让人在几十秒内快速进入睡眠状态,还有一种静脉麻醉药物咪达唑仑,也是1分钟左右就可以让你"入睡",而且它还具有一定的致遗忘作用,两种药物的联合应用,患者会很快处于无感觉意识、无疼痛的状态。待手术结束时,麻醉科医生精准掌握麻醉药物的代谢时间,停止持续输注的麻醉药物。患者开始苏醒,因此等患者最后醒来时,唯一的印象就是在手上"打了一针,吸了一口氧气",而对于其他的麻醉过程和手术的伤害性刺激无任何记忆。

其次腰背部的"一针"又是怎么理解呢。这正是我们麻醉常用的另一种方法,即椎管内麻醉(即"半身麻醉")。简而言之就是在患者的后背部向椎管内"打一针",放置一个"管道",将麻醉药物通过"管道"注入后背部脊柱结构里的脊髓或脊神经周围而发挥麻醉作用,可以达到下半身肢体麻木失去痛知觉,让患者在下腹部或下肢手术过程中失去疼痛感觉。它又具体分为蛛网膜下腔麻醉(腰麻或脊麻)和硬膜外麻醉,是剖宫产、阑尾炎等下腹部及下肢手术的最常用麻醉方法。在麻醉过程中患者一般是清醒的,有些人对它心存恐惧或有误解,其实在一些特定的手术中,椎管内麻醉较全身麻醉更有优势。

需要强调的是,麻醉科医生一定不是打一针就万事大吉了。比打一针更为重要的是打完这一针之后对患者在手术过程中的全面管理,以及各种突发事件的及时应对能力。打一针很简单,但是打完这一针后的麻醉支持、患者苏醒才是真正体现麻醉科医生工作难度与重要性所在。可以用一句话来说:麻醉不只是为了沉睡,更是为了更好地苏醒。

8. 麻醉有什么风险

麻醉到底有没有风险呢?答案是肯定的。但大家也不要过于焦虑或恐惧,下面我们就来浅谈一下麻醉的风险。对麻醉风险定义颇多,要明确这些风险就显得异常复杂,因为不仅麻醉药物和麻醉操作技术的不良反应和并发症是危险因素,患者自身的基础疾病和外科手术的复杂程度同样也属于风险因素。

例如有的患者存在严重合并疾病,那在麻醉过程中就可能会产生严重后果;或是既往麻醉过程中有出现过麻醉药物过敏、插管困难等系列并发症,都应术前进行详细检查并告知麻醉风险;若存在麻醉绝对禁忌证的,还应暂缓手术。

风险的发生率虽然不高,但它是确实存在的。同理,做麻醉之前每一位患者也同样要做麻醉的安全检查和进行麻醉评估,看看你是否适合做麻醉,医学上统称术前检查。只有检查符合麻醉条件的患者才能进行麻醉,继而减少麻醉的不良反应和并发症等风险。麻醉的风险主要与麻醉药物、麻醉操作、患者自身状况和手术大小等有关。

9. 哪些风险主要来自麻醉药物和麻醉相关操作

首先,针对麻醉药物目前还没有准确的过敏筛查试验,在麻醉过程中,有些人可能会出现轻重不等的过敏反应。轻度的过敏会导致皮肤红疹,我们可以不用处理或者用药物缓解痛痒。严重的过敏反应不仅会使患者全身出现大片橘皮样斑疹和全身肿胀,还会引起血压骤降,甚至心搏骤停。这时麻醉科医生的救治经验就显得尤为重要了。

再者某些特殊体质的人可能对麻醉药物产生异常反应,比如恶性高热,顾名思义就是患者体温急剧上升,最高可达到40℃以上。且患者的骨骼肌会出现溶解,可导致肝肾等多个器官功能出现损伤甚至衰竭。

下面来说说麻醉的操作风险,主要包括全身麻醉中的气管插管、术中需要做的有创动脉和中心静脉穿刺以及椎管内麻醉操作。气管插管就是麻醉科医生使用喉镜将气管导管通过口腔、咽腔送入到气管内,来保护患者的呼吸道,并在手术过程中帮助患者呼吸。这个过程不免就会发生牙齿活动或脱落、声带损伤和气管痉挛等不良后果。如果患者存在某些解剖变异或者异常结构的话,还可能会因为困难插管而导致窒息。对于有创的动脉穿刺和中心静脉穿刺可能会发生血管周边组织脏器或神经的损伤，特别是婴幼儿由于体型小，各类穿刺难度大大上升，风险会相应提高。当然这些操作技术随着现在医疗可视化器械的发展，风险会大大降低。还有就是椎管内麻醉的风险，最常见的是麻醉后的腰疼和头痛，其实最严重的还可能引起腰部神经损伤而导致腰腿疼，脊髓损伤导致截瘫。这些并发症发生的风险也和患者的基础疾病及个体差异存在关系。但是随着麻醉学科的不断发展，对各类并发症研究的日益完善，其发生率也越来越低。

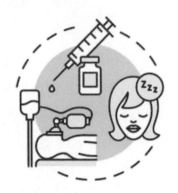

10. 与患者自身相关的麻醉风险有哪些

这也许是大家比较难以理解的一点，不少人会说，我好端端地进了手术室，然后都是麻醉科医生和外科医生在操作，风险为什么跟我自己有关呢？其实是这样的，打个比方说，如果患者是婴幼儿、是老年人或者是患有高血压、冠心病、糖尿病等疾病的人群，那么麻醉的风险会随着合并症的增多而增加。婴幼儿正处于各种器官脏器和神经组织发育阶段，而老年人则是相反，属于脏器和神经组织衰退时期，那么这类人群对于麻醉药物会发生不同程度的不良反应，婴幼儿可能发生麻醉药物的代谢异常导致苏醒延迟，而老年人则可能在系列麻醉药物的作用下发生心、脑血管意外、低体温、苏醒延迟、术后谵妄和术后认知功能障碍等多个不良后果。至于术前存在高血压、冠心病、糖尿病等各类合并症的患者,麻醉可能会诱发或加重原有的合并症,导致相关组织器官功能损伤或是衰竭。因此,对于上述特殊情况的患者,麻醉科医生在实施临床麻醉的过程中需要投入更大的精力、担更大的风险,最大限度地为患者术前、术中和术后的舒适安全保驾护航,尽可能地降低患者风险。

11. 与外科手术相关的麻醉风险有哪些

首先需要明确的就是:手术本身也可能增加麻醉风险的。手术有大、中、小不同等级之分,意味着它的风险系数也就不同。多数情况下大手术的风险相对较高,例如心脏、大血管手术的并发症发生率和死亡率在各类手术中排名靠前;巨大肿瘤的切除手术由于术中可能存在大出血风险,并发症发生率和死亡率也排名靠前。此外,许多研究也证实急诊手术会给患者增加额外的风险。虽然麻醉学近几十年的发展和科技的不断进步已使风险大大降低,但外科手术所带来的风险仍然是客观存在的。在帮助患者共渡手术难关上,麻醉科医生依然任重而道远。

12. 全身麻醉会让孩子变傻吗

对于准备接受全身麻醉手术的孩子,麻醉科医生常被问到的问题有"这种手术麻醉是否会影响孩子的记忆力,日后是否会发生学习障碍和行为异常?""全身麻醉真的会影响孩子的神经发育,导致孩子变傻吗?"这些的确不是一个可以简单通过"是"或"否"来回答的问题。

对于孩子而言,手术麻醉可有效发挥镇静、镇痛、制动和控制自主神经反射的作用,非手术麻醉则有助于为患儿开展介入治疗、影像学检查和诊断性操作。麻醉为诊疗带来的优势使其愈加广泛地应用于婴幼儿,与此同时,麻醉的安全性也越来越成为麻醉科医生、政府及公众所关注的问题。

有文献总结了麻醉药对发育期大脑影响的大部分临床研究,23 篇均为回顾性分析,其中有 8 篇认为儿童时期接受全身麻醉可能会引起随后的行为障碍或学习能力受限,但是由于受到回顾性研究其研究方法的限制,所有的研究无法对患者的基础疾病水平进行限制,因此大部分病例都缺乏标准性及特异性,结果有可能受到影响。

到目前为止,国际上正在进行 GAS、PANDA、MASK 三项大型前瞻性研究,试图评估全身麻醉药对儿童神经发育的影响。2019 年 4 月 16~17 日,于美国纽约哥伦比亚大学附属摩根士丹利儿童医院举行了第五次"儿童麻醉与神经发育论坛",讨论了以上三项研究的中期结果。

GAS 是前瞻、随机、多中心试验,对比接受腹股沟疝气修补术的新生儿行单纯"布比卡因"区域阻滞和复合"七氟烷"全麻的术后即刻与长期的影响。前者包括术后的各项参数,如窒息等,后者包含 2 岁及 5 岁时的神经认知测试。在 2 岁时间点上的数据显示,全麻并未产生不利影响。

PANDA 是多中心试验,对象为 3 岁以内接受腹股沟疝气修补术的患儿,且具有未经历麻醉的兄弟姐妹的小儿。尽管受试者的入选为回顾性的,但 8~15 岁时的神经认知和行为测试是前瞻的。以兄弟姐妹为配对,可减少环境和基因的混杂影响。目前,初步数据显示,麻醉并未产生神经发育的不良影响。

MASK 计划为群体研究,包含 3 岁前接受多种、一种或未接受麻醉药的小儿。他们将接受神经认知测试以评价各种认知形态。

其重要性在于,这一系列测试已在非人类灵长类动物的麻醉神经毒性研究中被证实是敏感的。

以上三项研究最终结果的得出将对这一充满争议的话题提供最好的证据,让我们一起拭目以待吧!

接受全麻手术的孩子怎么办?

对于3~4岁及以下的孩子,手术医生应该和麻醉科医生、家长一起评估手术的必要性,尽量推迟那些不必要的、不威胁生命的手术,减少麻醉的次数和时间,仔细分析选择麻醉药物。同时,神经系统是人体内较为复杂的系统,影响其发育的因素数不胜数,所以千万不要因噎废食,不能因为对全身麻醉的恐慌而影响重要的检查和手术,以免延误病情。

13. 麻醉对老年人的大脑会有影响吗

首先"麻醉"一词包含了诸多的麻醉方法,如局部麻醉、半身麻醉和全身麻醉等。目前科学研究认为,局部麻醉和半身麻醉由于麻醉药物不会直接作用于患者大脑,因此不会造成影响;而全身麻醉,使用的静脉麻醉药物和吸入麻醉药物都是作用于大脑,暂时地阻断了神经的信号转导,使大脑接收不到感觉和疼痛的信号,则可能会对大脑产生一定影响。对于老年人来说,大脑正处于年老退化期,各项功能都有一定的减退,特别是那些有帕金森病或阿尔茨海默病的患者,他们对麻醉药物可能更为敏感。

14. 麻醉都有哪些方法

一般来说,麻醉大体可以分为两大类:全身麻醉和局部麻醉。

全身麻醉：指麻醉药抑制中枢神经系统正常生理功能，使患者意识消失而周身无感觉的过程，该种麻醉方式下，几乎可以完成所有类型的手术，患者全程都处于"麻醉"的状态，没有任何意识和记忆。全身麻醉按照给药方式不同可分为：吸入全麻、静脉全麻、静吸复合全麻。

局部麻醉：指利用局部麻醉药物，注射在相应部位使周围神经受到阻滞，使身体的某一目标部位暂时失去感觉的麻醉方法，在该种麻醉方式下，患者是处于清醒状态的。按照给药方式和给药部位的不同局部麻醉又可分为：椎管内麻醉、神经阻滞麻醉、区域阻滞麻醉、局部浸润麻醉、表面麻醉。麻醉科医生在手术室内最常使用的是椎管内麻醉和神经阻滞麻醉。

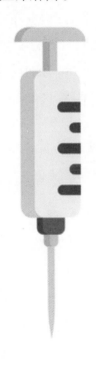

第二章

内外兼修的护航者

19 世纪中期之前，在无麻醉、无抗生素、无止血或输血技术的情况下，外科手术的死亡率高达 50% 左右。也就是说，患者术后存活的概率和掷一次硬币得到正面的概率相当。剧烈的疼痛导致患者本能的挣扎会严重干扰手术的操作，外科医生只得不惜一切代价加快手术的速度，以减少患者疼痛持续的时间。手术带来的风险和痛苦让大众望而却步，这也极大地限制了外科的普及和发展，医生们在重重困难面前呼唤着黎明的曙光。

1. 为什么说现代麻醉是外科手术的基石

1846 年，美国医生威廉·莫顿实施了第一例乙醚麻醉下颈部肿物切除术，见证这一手术演示的阶梯教室后来被命名为"乙醚穹顶厅"，人们为了缅怀他，在他的墓碑上写道："此前，外科手术极度痛苦；此后，科学战胜了疼痛。"自此，麻醉解开了外科医生被缚的手脚，柳叶刀得以更加安全地施展。

早期，麻醉作用仅限于消除手术造成的疼痛，因此麻醉工作多由外科医生或护士兼任。当时，虽然术中患者死亡率已较前明显下降,但术中死亡仍时有发生。后来,随着对麻醉药理和病理生理研究的深入,大家逐渐意识到,只有具备丰富内外科知识和经验的专业人员,才能精确掌握麻醉深度和用药剂量,才能尽最大限度减少致死性副作用的发生。此后,麻醉专业培训如火如荼,麻醉专业医生随之出现。

　　涉及重要脏器的大手术、难手术的操作可导致患者的生命体征剧烈波动,大血管破裂可使患者在几分钟内就出现休克;高龄危重患者的手术也越来越多,手术当中发生心脑血管意外的风险增高;即便年轻患者,术中也可能出现过敏性休克、肺栓塞、空气栓塞等,这些一旦发生,将危及患者生命。所以要想手术成功,手术过程中需要有一位"高手"来时时守护患者的生命安全,而这一光荣却厚重的责任被纳入了麻醉科医生的职责范围。如今,在每一位"沉睡"的手术患者身旁,都至少有一位寸步不离的麻醉科医生。他们会聚精会神地注视着监护仪上不断变化的数字,会为患者穿刺、配药、吸痰、输血,会与外科医生进行专业交流。他们忙碌在患者看不见的幕后,正是因为他们时刻紧张着,患者才能舒适地"睡"去,外科医生才能安心地手术。

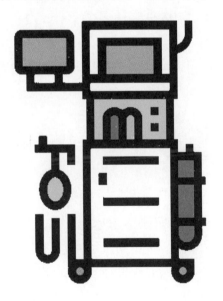

2. 为什么说麻醉是舒适化医疗的核心

　　诸如支气管镜、胃肠镜等无创检查,虽然在不用麻醉的情况下也能完成,但为了减少患者的焦虑和术中的不适,于是麻醉科医生走出了手术室,为患者提供无痛内镜检查服务。

分娩镇痛能够有效缓解剧烈产痛带给产妇的疲劳、恐惧和紧张,让产妇能够心情舒畅地迎接新生命的到来。随着 2018 年国家卫生健康委《关于开展分娩镇痛试点工作的通知》文件的发布,全国各地的麻醉科相继克服了人员短缺等巨大困难,艰难但坚定地推广着分娩镇痛工作。

慢性疼痛是长期困扰许多患者的噩梦,更是引发其他身心疾病的诱因。麻醉科开展的疼痛治疗为慢性疼痛患者带来了曙光。

对于神经病变引发的疼痛,麻醉科医生可以借助超声的引导,将药物精确地注射到病变神经附近,效果确切、副作用小。

对于恶性肿瘤晚期的癌痛,麻醉科医生通过准确评估,多种药物多种途径多管齐下,力争最大限度地缓解疼痛、减少药物副作用。

在提高患者生活质量的道路上,一直有麻醉科医生的身影。

3. 为什么说麻醉是围术期医学的纽带

"围术期"指自决定做手术那一日起、至术后一个月的时间。随着"加速术后康复路径"理念的深入人心,术前准备和术后管理日益受到重视。手术已不仅仅是一个手术操作的过程,而麻醉恰恰是连接术前、术中、术后的纽带。近年来,各三甲医院积极开展麻醉术前门诊。对于合并高血压、糖尿病、冠心病、肺气肿、哮喘、脑血管病、肝肾功能异常的手术患者,麻醉科医生于术前 1~2 周评估患者合并症的严重程度,决定是否需进一步完善检查,是否需进行药物、营养、运动、心理的调整,力争帮助每位患者以最好的状态迎接手术。术后,麻醉科医生继续负责患者手术切口急性疼痛的治疗,尽可能地减少疼痛对患者的睡眠、饮食、咳嗽排痰的影响,同时预防急性疼痛发展为慢性疼痛。对于手术创伤大、出血多或合并症多的患者,术后重症监护是更安全的选择。手术结束时,暂时保持患者的麻醉状态,将患者转运至重症监护室进一步密切调控生命体征,待患者呼吸、循环状态稳定后,再使其苏醒。

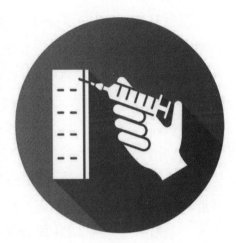

4. 为什么说麻醉是对抗死神的最后防线

相比清醒的人,全身麻醉中的患者失去了很多自我保护机制,缺氧时不会加深加快呼吸,寒冷时不会寒战,更不可能表达不适的诉求。因此,麻醉手术过程中,全靠那位心思缜密、明察秋毫的麻醉科医生观察评估患者的生理状态,根据手术的疼痛程度来调控麻醉深度。他们可以通过呼吸机让停止呼吸的人继续呼吸,可以通过血管活性药物精准控制患者的心率、血压,可以监测出心脏每一次跳动射出多少血,可以在患者大量失血时仍把血液中的主要成分维持在正常水平。

5. 为什么麻醉科医生又被称作"手术室里的内科医生"

就像大家所熟知的,在一台手术中,外科医生聚精会神进行手术操作,而麻醉科医生则义不容辞地承担了患者在整台手术中所需要的内科治疗及急症处理的重担。

　　麻醉科医生的"内科诊疗工作"不仅包括术前调整内科药物种类及用量使得患者各器官系统功能状态达到最佳、可以耐受手术麻醉并减少手术并发症；还包括术中利用多种监测手段严密监测患者生命体征变化及心肺肝、肾、脑等器官功能，针对每步手术操作对机体带来的不同刺激程度实时调整各类麻醉用药种类及药物剂量，并针对每步手术操作对各器官功能造成的影响加用相应药物治疗；以及术后针对术后疼痛进行适当的镇痛药物配伍治疗、麻醉相关合并症诊疗及器官功能恢复及改善治疗。除此之外，对于术前就合并重要脏器功能衰竭的危重患者，其内科治疗需求更为精细和讲究，并要从术前一直贯穿至术后；而对于术中出现不可避免的危及生命的急症，如大量出血休克、过敏性休克等，麻醉科医生需要在重症险情发展早期就通过各项监测指标变化发现端倪、并在第一时间做出正确诊断和相应治疗、必要时叫停手术并组织手术室人员共同进行正确有效的抢救，及时挽救患者生命。

　　因此从这个意义上来说，麻醉科医生不但是手术室内当之无愧的"内科医生"，还是合格的"急诊科医生""全科医生"，他们用自己极强的责任感和良好的专业素养，维护患者术中的生命安全。

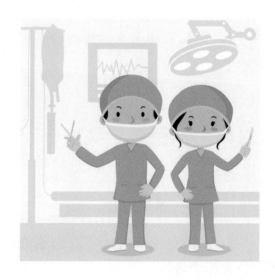

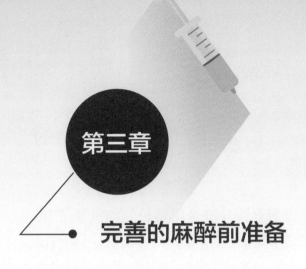

第三章

完善的麻醉前准备

【麻醉前病情评估】

俗话说"只有小手术，没有小麻醉"，麻醉科医生的职责是在手术进程中为患者的安全保驾护航，首当其冲的就是在术前需要对患者病情进行准确详尽的评估。接下来让我们看一看麻醉科医生是如何为患者保驾护航的？

1. 麻醉科医生为什么要在术前进行病情评估

手术前，麻醉科医生会对患者进行术前访视，熟悉患者的既往病情，现在的病情以及各项化验、检查结果，评估患者是否能够进行手术，是否能够耐受手术过程的伤害性刺激，手术结束后是否需要进入重症监护室（intensive care unit，ICU）密切观察，还是能够顺利苏醒返回病房。因此，麻醉前的病情评估是围手术期至关重要的一环。

2. 为什么麻醉前病情评估是保证手术安全的第一步

麻醉科医生是手术以及患者生命安全保驾护航的重要使者。首先,麻醉科医生需要了解患者的一般情况及特殊情况,一般情况指的是患者的姓名、性别、年龄、身高、体重等;特殊情况指的是患者是否存在一些合并症,比如高血压、糖尿病、冠状动脉粥样硬化性心脏病(即冠心病),是否妊娠(怀孕)等情况。其次,在术前访视了解患者基本情况的过程中,也是与患者增进交流并可有效缓解患者紧张焦虑情绪的一步。因此,术前访视既是对患者病情及术前准备的评估和判断,也是麻醉科医生对围术期的整体把握和评估。

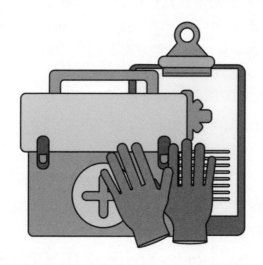

3. 麻醉前病情评估包括哪些方面

住院患者的病情评估包括:

（1）阅读病历资料，从而了解患者的现病史、既往病史、体格检查及实验室检查结果，了解拟施行的手术，发现漏检或尚无报告结果的必查项目，以便术前予以弥补。

（2）与患者交谈，并进一步获取病历无记载病史。

（3）根据所获资料，分析患者的病理生理情况，判断患者病情的轻重程度，必要时进一步检查。

麻醉科医生进行手术麻醉前病情评估最常用的评价方式多采用美国麻醉医师协会（American Society of Anesthesiologists，ASA）分级标准，对患者的复杂医疗状况进行整体评价。

4. 病情评估需要完善哪些必备实验室检查

首先应评估患者的全身情况，注意发育、营养、体重等各个方面。其中肥胖对各项生理指标有明显影响，因为肥胖患者的呼吸功能较常人不佳，麻醉后易发生肺部感染和肺不张等情况。肥胖患者的心脏负荷较普通患者大，常伴有高血压、冠心病、糖尿病、肝脏脂肪细胞浸润等情况。因此，应更加注重对肥胖患者的术前病情评估。

然后我们来谈一谈需要完善哪些必备的实验室检查，化验包括：血常规、凝血功能、肝功能、肾功能、感染指标筛查、尿常规、便常规等，并根据术前化验结果调整围术期液体治疗方案。其他检查包括：心电图、胸部 X 线、高龄患者或既往有心脏功能差或有症状的患者术前应再完善心脏超声或冠状动脉计算机体层摄影血管造影（computed tomography angiography，CTA）。

5. 为什么说舒适化医疗服务对术前病情评估提出了更高的要求

所谓"舒适化医疗",是指患者在就医过程中感受到的愉悦、无痛苦和无恐惧的一种新型医疗发展模式。舒适化医疗是目前医疗发展方向的前景,为日常我们熟悉却不容易耐受的检查提供了重要保障,比如无痛胃肠镜、无痛膀胱镜、无痛气管镜等一些侵入性操作,而舒适化医疗恰巧能够为这些检查或操作提供平台和保障。

舒适化医疗以保障患者安全为重要前提。住院患者施行手术前,麻醉科医生会进行评估,而舒适化医疗的推行对于麻醉的科普和未住院患者的麻醉前病情评估提出了更高的要求,因此舒适化医疗服务促使了麻醉评估门诊这一平台的搭建。需要行侵入性检查却又不能耐受的患者,可提前完善各项术前评估需要的实验室检查并预约评估门诊进行麻醉前病情评估,以保障患者的安全和手术的顺利进行。

6. 什么是麻醉禁忌证

麻醉禁忌证指的是患者存在某些特殊情况,不能耐受某种麻醉方式实施的情况或者不能使用该麻醉方式的情况。但是禁忌证也有相对禁忌证和绝对禁忌证之分。绝对禁忌证就是指绝对不允许使用,一旦用了该麻醉方式,导致严重后果的可能性非常大。相对禁忌证指导致严重后果的机会小些,但是导致的后果也是严重的。比如普鲁卡因过敏就是用普鲁卡因局麻的绝对禁忌证了,如果用了，可能在短期发生过敏性休克甚至有生命危险。

7. 为什么说"麻醉相对无禁忌"

如果从循证医学的观点出发，这里有一个相对概率的问题。不论多么复杂的临床问题，只要认真做好麻醉前评估和准备、完善麻醉决策和人员物质配备，所有的麻醉问题理论上可能都有解决的方法。

一个复杂的临床问题，对患者 A 可能不是禁忌证。如果按照循证医学进行决策分析，麻醉术后患者的生存时间为 11 个月，不进行手术（保守治疗）的存活时间为 18 个月，那么前者就是禁忌证。因此，我们目前认同"麻醉相对无禁忌"的提法，最终还是应该遵循循证医学的思想，即所谓最佳证据的思维方法来解决临床麻醉问题。

8. 全身麻醉有什么禁忌证

绝对禁忌证：患者拒绝使用此麻醉，即患者不愿接受全身麻醉的方式。患者有过对全身麻醉药物的过敏史，禁用此麻醉。

相对禁忌证：全身麻醉几乎适用于所有手术类型而且不存在绝对的禁忌证。对于急诊来讲，患者的生命永远是第一位的；而对于全麻的禁忌，事实上也仅仅是相对于择期手术而言。首先，全身麻醉主要是用于大型手术或不能用局部麻醉的患者；对于一些全身情况较差的择期手术患者，我们建议术前应适当纠正自身存在的问题后再行外科手术，例如，血压严重控制不良者，对近期两个月内有充血性心力衰竭以及正处于心力衰竭中的患者不宜行择期手术。对于植入药物洗脱支架的患者,择期非心脏手术宜推迟至术后一年。对于术前有急性呼吸道感染者除急症手术应暂停,在感染得到控制一周后再行手术。慢性肾衰和急性肾病患者原则上禁施择期手术。水电解质和酸碱平衡紊乱的患者宜适当予以纠正后再行择期手术。对于血糖严重控制不良者择期手术可以适当推迟。

9. 椎管内麻醉有什么禁忌证

绝对禁忌证:①患者本身拒绝,患者由于害怕看到手术场景或因术中意识清醒而感到恐惧,或者担心穿刺针损伤脊髓或导致瘫痪拒绝麻醉科医生为其使用椎管内麻醉。②患者本身有脓毒血症伴血流动力学不稳定,如果菌血症患者未经抗生素治疗的血液进入硬膜外腔还有发生硬膜外脓肿的远期风险。③患者长期低血压,未纠正的低血容量、持续的出血在硬膜外麻醉后容易出现严重的顽固性低血压。④患者存在凝血功能障碍,比如冠心病患者长期服用抗血小板药物氯吡格雷治疗的患者,如果硬膜外间隙的血管受损,会形成硬膜外血肿,引起脊髓压迫。

相对禁忌证:相对禁忌证即患者本身存在中枢神经系统疾病、颅内压增高的症状,或者患者既往发生过导致神经系统损伤的背部外伤,患有进展性神经系统疾病存在慢性背部疼痛要慎重选择椎管内麻醉的方式。①患者处于被动体位(休克是绝对禁忌),如瘫痪,完全不能摆麻醉体位(侧卧位,并低头弓腰抱膝)时;②患者本身存在严重的心脏瓣膜疾病且心功能代偿不全;③患者背部的穿刺部位有文身遮盖或者严重感染破溃出血;④一些由于脊柱外伤导致常年严重腰背痛的患者;⑤患者存在重度贫血、血小板低,还有一部分老年、循环储备功能差的患者;⑥精神疾病、严重神经官能症及不合作的患者;⑦正在服用抗凝药物(如氯吡格雷)的患者,因为影响了凝血功能,也不宜选用椎管内麻醉的方式。

10. 局部麻醉有什么禁忌证

绝对禁忌证:局部麻醉的禁忌证不多,除非患者对局麻药过敏。

相对禁忌证:能否采用局部麻醉的方式也是相对的,例如对于一些拟行神经阻滞麻醉的患者,如果相应穿刺部位有严重感染、有出血倾向、严重心功能不全或者是局麻药过敏也都不能使用该麻醉方式。还有一部分特殊手术,如拟行口腔手术的患者,如果患者注射的口腔的相应部位存在感染,或者患者为儿童因年幼心智不健全或恐惧而不能配合,或者此患者即将要做外科手术时则不宜采用局部麻醉的方式。

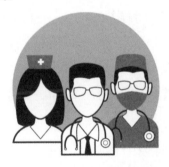

【手术麻醉的承受能力】

11. 什么是手术麻醉的承受能力

随着科技的进步,麻醉学科也在不断发展,对于麻醉方式和麻醉药物的选择也变得多样化。不同的麻醉方式,选择不同的麻醉药物和操作,这些对机体的重要生命器官和系统的功能(如呼吸系统、心血管系统等)都有非常明显的影响。

一位普通的外科手术患者可能会并存严重的内科疾病,例如心脏病、高血压、肺疾病、肝肾功能不全等,另外,高龄老年人做手术已不再罕见。因此,麻醉的风险更多是来源于患者自身的机体情况和手术的复杂程度。患者对手术麻醉的承受能力成为麻醉前病情评估的重要一环。麻醉科医生需要在术前对手术患者当前的生理状态、器官功能、手术创伤、麻醉风险等多重因素做出综合判断,制订出切合患者病理生理状况的麻醉方案。

12. 如何评估心血管疾病患者手术麻醉的承受能力

对于有心血管疾病的患者,手术麻醉的风险和心脏器质性病变程度呈正相关。心脏器质性病变程度的评估可根据心脏对运动量的耐受程度来衡量。常根据纽约心脏病学会四级分类法进行评估。高血压患者术前血压太高,控制不良,麻醉风险也会增加。

高血压定义为未使用降压药物情况下,非同日 3 次测量血压,收缩压 ≥ 140 毫米汞柱和 / 或舒张压 ≥ 90 毫米汞柱,收缩压 ≥ 140 毫米汞柱且舒张压 <90 毫米汞柱为单纯性收缩期高血压。高血压是最常见的心血管疾病之一,常引起心、脑、肾等重要器官并发症,严重危害人类的健康。随着并存高血压患者手术的增加,围术期发生脑出血、脑梗死、心肌缺血、肾衰竭等严重并发症甚至死亡事件明显增加。

对于高血压病患者,术前均应给予药物治疗,正在治疗中效果满意者继续用药,未治疗者立即开始药物治疗,降压目标

140/90 毫米汞柱以下。通常抗高血压药物需要一直应用到手术当日早晨，以防止停用抗高血压药物后出现的血压骤升，发生心脑血管意外或对机体内环境的不良影响。除了几种特殊的降压药物以外，所有的抗高血压药物都应用至手术当日，术前麻醉科医生都会告知哪些药物需要停用。术前血压越高，血压控制时间越短的患者，围术期血压波动就会越大，发生心脑血管意外的可能就越大。高血压病期越长，重要脏器越易受累，麻醉危险性越大。

13. 呼吸系统有问题，麻醉风险大吗

　　麻醉科医生术前评估患者基本情况中，心肺功能是重点评估的一环，心肺功能不全的，病情越严重的，麻醉的风险就越高。如果患者术前有呼吸系统感染，术后出现呼吸系统并发症的发生率比没有感染的患者高出很多。如果患者术前处于急性呼吸系统感染期（包括感冒），由于气道分泌物增多、敏感性增高等，术后呼吸系统并发症的发生率也很高。此类患者若要做择期手术，应该在感染得到充分控制 1~2 周后施行，若要做急诊手术，则应该加强抗感染治疗。慢性呼吸系统感染患者术前应尽可能控制感染，针对分泌物较多的肺部疾病，例如空洞性肺结核、慢性肺脓肿、重症支气管扩张症等，感染性分泌物在麻醉过程中可能沿着支气管系统在肺内扩散或造成健侧支气管堵塞，或者出现急性大出血而引起窒息，麻醉风险极高，应特别注意。
　　哮喘患者（特别是反复发作的）麻醉、术中的应激因素易引起其哮喘发作或严重支气管痉挛，导致机体缺氧，麻醉风险极高。一旦发生上述情况，麻醉科医生需要马上进行紧急抢救，若病症无法及时解除，患者缺氧时间较长，会造成各器官功能损伤，严重者甚

至导致脑死亡,即"植物人状态"。因此,为了降低哮喘或者支气管痉挛的发生率,术前可使用解除支气管痉挛的药物,常用药物包括β_2肾上腺素受体激动药、茶碱类药物、肾上腺糖皮质激素、抗胆碱类药物等,也可使用吸入剂如沙丁胺醇、噻托溴铵粉吸入剂、沙美特罗替卡松粉吸入剂等。

14. 常用的检测肺功能的方法有哪些

在评估患者的呼吸系统状态时,肺功能的评估是一项重要的内容。对肺功能的评估可为麻醉科医生术前、术中及术后的呼吸管理提供可靠的依据。常用的检测肺功能的方法有以下几种:

(1)肺功能检查。

(2)屏气试验(憋气试验):先让患者进行数次深呼吸,然后让患者在深吸气后屏住呼吸,并记录时间,一般屏气时间在 30 秒以上为正常。如果屏气时间短于 20 秒,可认为肺功能显著不全。值得注意的是,有的患者尽管常规肺功能检查显示有某种程度的异常,但由于其受过屏气方面的训练(如练习过潜泳),屏气时间可在正常范围内,与肺功能检查不相符。

(3)吹气试验:让患者在尽量深吸气后作最大呼气,如果呼气时间不超过 3 秒,表示用力肺活量基本正常。如果呼气时间超过 5 秒,表示存在阻塞性通气障碍。

(4)吹火柴试验:用点燃的纸型火柴置于距患者口部 15 厘米处,让患者吹灭之,如果不能吹灭,可以认为呼吸功能受限。

(5)患者的呼吸困难程度:活动后呼吸困难(气短)可作为衡量肺功能不全的临床指标,一般分为 5 级。

15. 肝功能异常会影响手术麻醉吗

　　围术期患者使用的绝大部分药物都要在肝脏进行生物转化，包括麻醉药、镇静药、安眠药、镇痛药等多数在肝脏内进行降解，部分非去极化肌松药在肝中代谢或经胆汁消除。如果患者术前肝功能较差，药物的降解和消除速率减慢，药物作用时效延长。大家可能会问，肝功能不全会影响药物的代谢和消除，那么药物会对肝功能有影响吗？目前我们常用的麻醉药一般都不至于引起肝脏器质性损害或长期的肝功能异常。

　　同时机体许多必需的物质都是在肝脏内合成和分泌的，一般情况下，肝功能异常虽然增加了麻醉的难度，特别是在药物选择和剂量的控制等方面存在极大的挑战，但是如果能在术前准备时做好肝功能的维护和改善，将会减少麻醉和手术的风险。重度肝功能不全的患者，如晚期肝硬化，表现为严重营养不良、消瘦、贫血、低蛋白血症、腹部产生大量腹水、凝血功能异常、全身出血，甚至出现肝性脑病。此类患者若行手术治疗，危险性极高，不宜行任何择期手术。而肝病急性期患者除了急诊手术外，禁忌行择期手术，因为此类患者在术中、术后极易出现凝血功能异常等严重并发症，导致预后效果不佳。

16. 肾功能异常会影响手术麻醉吗

　　众所周知，肾脏是最重要的排泄器官，许多药物和／或其降解产物均主要经肾脏排泄。有些药物的降解产物仍然具有某种程度的生物活性，因此，对于肾功能不全的患者，排泄功能受到影响，药物的选择应十分谨慎。比如麻醉药、镇痛药、镇静催眠药、安定药、肌松药、强心苷类药以及抗生素等,这些药物和/或其降解产物在体内的堆积或过度堆积,造成药效显著延长或出现某些严重副作用。因此,在手术过程中,麻醉科医生会特别注意控制麻醉药物剂量和使用时机,避免造成药物堆积或者代谢延长,造成术后患者出现呼吸抑制、呼吸遗忘、苏醒延迟等严重的后果。

17. 不同麻醉方式对患者的肾功能有什么不同的影响

　　一般情况下,椎管内麻醉作用时间较短暂,较全身麻醉对肾功能的影响小。全身麻醉对血液循环影响较大,有可能导致低血压、肾血管收缩等引起肾脏血流量发生异常。同时在麻醉期间,各种因素比如缺氧、低血压和休克、缩血管药物的应用、间歇正压通气等对肾功能的影响取决于这些因素自身的严重程度和持续时间。但是,在大多数情况下,麻醉和手术对肾功能的影响是完全可逆的。在没有并发症的短小手术后,肾功能在数小时内即可恢复至术前或正常水平,但是大手术和长时间麻醉之后,由于神经-内分泌方面的影响,而导致肾脏的尿液浓缩和尿液稀释功能受到损害,可持续数天。对于术前就因为严重创伤、大量使用抗生素等造成肾脏功能严重受损的患者,老年人以及伴有高血压、动脉硬化、糖尿病、严重肝病、前列腺肥大等基础疾病并发肾功能不全的患者,麻醉和手术对肾功能的影响将更显著、严重,甚至出现少尿、无尿的情况。

　　对于慢性肾衰竭甚至发展至尿毒症或者急性肾功能不全的患者要做择期手术,需要配合进行血液透析等治疗,优化机体生理基础,提高患者对麻醉和手术的承受能力。否则,患者伴有各种代谢功能紊乱和尿毒症的系统症状,只适合在局部麻醉或者部位麻醉下施行急症手术。

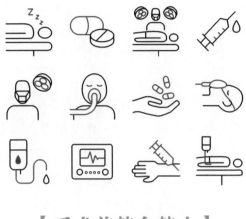

【手术前禁食禁水】

18. 什么是术前禁食禁水

笔者曾亲历过一次"禁食禁水的乌龙插曲",可以说那次真的让我哭笑不得,像往常一样,患者从病房被接到术间,患者入室后,三方核对完患者信息,我常规询问患者禁食水情况,"阿姨,今天早上没吃没喝吧?"老人信心满满地对我说,"我严格遵守护士告诉我的,从昨晚到现在一直没有吃饭喝水,就是早起吃了个苹果。"当我听到老人吃了一个苹果时,心中甚是无奈,怎么会有如此不听话的患者呢,手术只能取消了。

当我静下来回想老人的话,老人之所以吃了苹果是她对禁食禁水的概念没有明确导致的,很多患者理解的禁食禁水就是不喝水不吃饭,喝果汁吃水果就不在这个要求以内啦。其实,人们这种认知是错误的,所谓的禁食禁水就是在术前规定的时间段内,不能吃也不能喝任何东西,这些东西不单单指水和饭,还有我们的饮料、零食、水果等一切食物。读到这,医务人员让您禁食禁水时,您是否已经完全了解了什么是禁食禁水了呢?

19. 术前为什么要禁食禁水

首先需要告诉大家,手术需要麻醉,当患者接受深度镇静或全麻时,麻醉药物可以使我们人体的一些保护性的反射减弱或消失。那什么是保护性反射呢,举个例子,我们喝水呛到时,出现的呛咳反射就是人体的保护性反射之一,呛咳反射的存在可以大大减少人们误吸的风险。麻醉后肌松药可以使食管括约肌松弛,胃内容物极易反流至口咽部,一旦反流物误吸进入呼吸道,将可能引发呼吸道梗阻以及吸入性肺炎等并发症,这不仅导致了手术麻醉风险的提高,甚至严重威胁到患者的生命安全,死亡率高。合理的禁食禁水可以大大减少我们胃内容物的量,降低反流误吸风险,保障我们的生命安全。

20. 术前禁食禁水是统一标准吗

对于同一类人群,我们的禁食禁水标准是一致的,但是对于不同的群体,我们的标准就要根据患者的具体情况作具体分析了。成人、儿童等不同的群体,因为其生理情况的差异,饮食结构的不同,禁食禁水的标准也有所不同,不论您属于哪一个群体,作为患者,我们需要做的就是严格执行医务人员告诉我们的禁食禁水的时间,强有力的执行力将会更好地保障我们的生命安全。

21. 成人术前正确禁食禁水的标准是怎样的

第一,清饮料建议术前禁饮时间大于等于 2 小时,清饮料主要包括清水、高碳水化合物饮料、碳酸饮料、清茶、黑咖啡(不加奶)及各种无渣果汁等,可饮用的清饮料的总量应小于等于 400 毫升。第二,淀粉类固体食物建议术前禁食时间应大于等于 6 小时,淀粉类固体食物主要是指面粉和谷类食物。第三,脂肪类及肉类固体食物建议禁食时间应大于等于 8 小时,脂肪类固体食物主要是指动物脂肪、肉类和油炸类食物,此类食物在胃内排空时间相对较长,因此其禁食时间相对来说也要长一些。第四,有些患者年龄较大,胃动力较差,其禁食禁水时间应适当延长,有些胃肠道手术,禁饮禁食的时间也应相应延长。

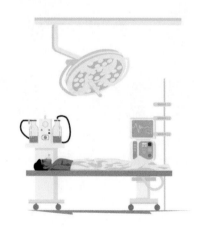

22. 婴幼儿及儿童术前禁食禁水的标准是怎样的

首先,新生儿及婴幼儿禁食母乳的时间应大于等于 4 小时;其次,配方奶和牛奶建议术前禁食时间应大于等于 6 小时,原因是牛奶和配方奶易在胃内形成较大乳块,不利于消化,排空时间相较于母乳要长。由于新生儿及儿童的反流误吸风险远远高于成人,因此对于婴幼儿及儿童我们应严格把控其禁饮禁食的时间。

23. 科学合理地禁食禁水有什么意义

随着医学水平的不断发展,原本不科学的术前 12 小时禁食禁水的观念已经被摒弃,科学合理的禁食禁饮不仅能够降低术中患者反流误吸的风险,提高麻醉质量,保证患者安全,减轻由于禁食禁水给患者带来的不适感,还可以防止过度禁食禁水导致的脱水以及低血压的发生。

24. 关于禁食禁水,我们需要注意什么

作为患儿家属,您需要知道一般新生儿反流误吸的发生率要大于儿童,儿童大于成人,因此我们需严格执行医生告知的禁食禁水规定,切记勿因心疼孩子违反规定,新生儿以及儿童的糖原储备能力相对较低,可根据情况在禁食 2 小时后给予静脉补充营养物质。

一些合并其他基础病的患者也有一些注意事项,如果您是糖尿病患者,那么在禁食禁饮期间应注意血糖的监控,如有不适及时告知医务工作者;如果您是高血压患者,在术前麻醉科医生会告知您第二天降压药正常吃,那么请您在吃降压药时用一小口水送服降压药(不需要术前停用的降压药),千万不要因口渴喝太多水,否则麻醉风险将大大增加。如果您的胃肠功能存在障碍应适当延长

禁食禁饮时间。由于日常我们所摄入食物的成分不同导致胃排空时间存在差异,因此日常生活中的禁饮禁水需"因食而异"。

【麻醉前用药】

25. 什么是麻醉前用药

麻醉前用药也称"术前药",在实施麻醉前预先给患者使用某些镇静、镇痛类等药物,起到稳定患者情绪,提高麻醉质量的作用。

26. 麻醉前用药的意义是什么

由于对自身病情的担忧,对手术风险的恐惧等,很多患者都会谈"手术"色变,这些负性情绪会给身体带来很多不好的影响,降低患者对手术的耐受和配合度,还可能会影响手术的正常进行,这时候麻醉前用药就起到了非常重要的作用,比如稳定患者情绪,减少术前的焦虑不安;提高患者的痛阈,使患者对一些有创操作、体位的改变等更能耐受;与术中的麻醉药起协同作用,减少麻醉药的用量及副作用,提高麻醉安全性;一些术前药还能降低自主神经反应性,减少基础代谢,抑制腺体分泌,使麻醉过程更加平稳。

27. 术前什么时候用药

麻醉前用药通常都在病房内给药,一般在麻醉前 0.5~1 小时给予。但是对于危重症患者,为了安全起见,最好在进入手术室后由麻醉科医生根据患者情况给药。

28. 术前应怎样给药

临床上给药的途径多种多样,比如肌内注射、静脉注射、口服给药、直肠给药等,同一种药物可能有多种剂型,要根据患者情况和药物的理化性质选择合适的给药途径。小儿的配合度差,除上述的给药方式外,还可以选择经鼻腔给药。

29. 麻醉前用药的分类有哪些

(1)镇静催眠与安定药:主要起到镇静催眠、抗焦虑、抗惊厥、部分药物可以起到镇吐、遗忘作用。可以增强麻醉性镇痛药或全身麻醉药的作用。

(2)麻醉性镇痛药:麻醉性镇痛药主要作用于中枢神经系统,常被称为阿片类药物,具有提高患者痛阈,降低基础代谢,改善患者术前精神状态,增强麻醉药效果,减少麻醉药用量的作用。不良反应包括呼吸抑制、血压下降,恶心呕吐等,与剂量相关。

(3)抗胆碱药:此类药物为 M 胆碱受体拮抗剂,可减少气道腺体和唾液腺分泌,保持呼吸道通畅,还可拮抗迷走神经兴奋,降低胃肠道张力,预防心动过缓、气道痉挛等。此类药物禁用于青光眼患者。

(4)抑酸类药物:此类药物主要是抑制胃酸分泌,降低胃液酸度,减少恶心呕吐的发生,预防误吸。

30. 麻醉前药物应如何选择

　　麻醉前用药种类和给药途径的选择，主要是根据患者的身体情况，精神状态，拟行的麻醉方法决定的。对于术前焦虑的患者，手术前一晚给予镇静催眠安定类药物，消除紧张，保障睡眠。手术当天给予镇静安定类药物，可提高患者的配合度。在麻醉前使用镇痛类药物，可缓解原发病、麻醉前有创操作、体位改变等带来的疼痛，提高患者舒适度。对于需要行急诊手术、产妇、外伤、脑血管意外等的患者，术前应用抑酸类药物，可降低反流误吸的风险。

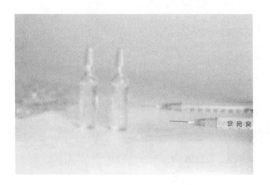

31. 术前用药喝少量水会有影响吗

　　术前用药喝少量水，一般不会影响到全身麻醉、椎管内麻醉等需要术前禁食水的麻醉方式，对于局麻这类不需要术前禁食水的手术则无须担心。而且术前用药有多种给药途径，除口服用药外可选择肌内注射或者静脉给药。

32. 术前用药对身体会有影响吗

经过临床长期的优胜劣汰,目前常用的术前药副作用小,短时间内就会被分解代谢,配合个体化给药,一般不会对身体造成影响。但需要注意的是年老体弱的患者、孕产妇或术前存在甲状腺功能减退、休克等的患者,对于术前药的使用要慎重,需要根据患者情况及药物适应证酌情给药。

【签署麻醉知情同意书】

33. 什么是麻醉知情同意书

患者及患者家属在就医过程中享有知情权和同意权。麻醉知情同意书即指医疗机构在履行充分告知义务前提下,患者及患者家属充分知晓麻醉目的、麻醉方式、麻醉风险等麻醉相关事宜,并自愿选择是否麻醉。简而言之就是患者及患者家属对麻醉知情并决定是否麻醉的一种具有法律效力的文书。

34. 麻醉知情同意书的内容有哪些

临床上最常见的麻醉知情同意书通常都包含以下几个内容:
(1)全身麻醉及气管插管的并发症。
(2)腰麻、硬膜外麻醉可能引起的并发症。
(3)神经阻滞可能引起的并发症。

（4）静脉或动脉穿刺以及深静脉穿刺可能引发的并发症。

（5）少数患者可能存在麻醉药过敏,严重的可致休克、循环骤停等意外。

（6）麻醉手术期间可能发生心肺功能的剧烈波动,部分患者可能因此失去生命。

（7）麻醉术中可能发生输血输液及药物不良反应。

（8）麻醉及手术操作可能诱发或者加重患者原有的疾病。

（9）手术过程中有可能根据麻醉和手术需要而改变麻醉方式。

（10）术后镇痛的应用及副作用。

35. 签署麻醉知情同意书的意义是什么

知情同意书的重要性不言而喻。临床上麻醉科医生通过向患者提供相关的知识和信息,使患者了解麻醉方法,了解自己在麻醉诊疗过程中的权力,使患者做出适当的选择。

麻醉知情同意书是一份医方在手术之前履行如实告知义务的证据,也是患方行使选择权的书面依据。是在知情同意过程中获得的结果,体现医疗过程中医患双方权利义务,麻醉知情同意书只是医疗行为取得合法化基础的程序,而不能免除医方的过错损害赔偿责任,是保护患者合法权利的重要法律依据。

36. 知情同意书应该由谁来签

知情同意书原则上应该由患者本人或其监护人、委托代理人签署,对不能完全具备自主行为能力的患者,应由符合相关法律规定的人代为行使知情同意权。

临床上,经常遇到紧急情况,如急诊抢救、危重的患者需实施抢救性手术的麻醉时,在遇到患者无法履行知情同意权又无法联系上患者家属或家属无法在短时间内到达的情况时,临床麻醉科医生会上报科主任、医教部值班室,或院总值班批准。

37. 可以拒绝在麻醉知情同意书上签字吗

这个当然是可以的,如果患者或其监护人、委托代理人不签字,手术医生是不会进行手术的。当然,理想情况是麻醉科医生与患者或其监护人、委托代理人进行充分沟通后方可签署麻醉知情同意书。

而在临床上,麻醉科医生与患者或其监护人、委托代理人进行了充分沟通的情况下,患者或其监护人、委托代理人仍拒绝签字的情况也不算罕见。

【麻醉科术前评估门诊】

38. 什么是术前评估门诊

许多麻醉组织和大型医疗中心建立了术前评估方案和门诊,目的是提高医疗质量和手术室效率。术前评估是一项多部门团队协作的工作,包括麻醉科、外科、护理和医院管理部门,从而达到共同的目标。需要注意的是,麻醉科医生是麻醉评估门诊的主要角色。

在人们的固有印象里,麻醉科并不算是直接给患者看病问诊的科室。只有在需要做手术的时候,麻醉科医生才出现。2017 年的 12 月 1 日,国家卫生计生委出台文件,要求有资质的医院必须要设立麻醉评估门诊。

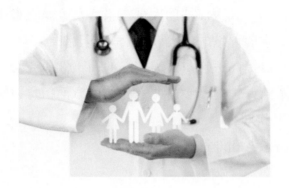

39. 术前评估门诊的目标是什么

(1)改善患者对术前评估的认知,提高个体化医疗的满意度和便捷性。

(2)将术前评估集中化。

(3)建立一个患者流程系统,及时反映患者的出入院和状态。

(4)在患者来门诊时确保有麻醉科医生在场。

(5)指派一名主任来协调各方面的医疗事务。

(6)保证在术前评估时,病例、手术计划和记录都已准备好。

(7)减少患者在不同医疗机构间不必要的转诊。

(8)整合和协调多方面服务,包括患者入院、登记、保险授权、实验室检查、放射学检查和心电图检查。

(9)向患者家庭宣教关于手术注意事项以及可能施行的麻醉方案,包括围术期疼痛的管理情况。

(10)告知患者术后饮食和二便的注意事项。

(11)保证对患者进行医疗上必要的且成本效益比合理的实验室检查和诊断性检查。

（12）为病情复杂的患者提供其他专科会诊。

（13）减少手术当天的手术延期和取消事件。

（14）发挥护士和医疗辅助人员在患者及家属宣教中的作用。

（15）制订术前评估的方案、政策和临床路径。

（16）进行以提高医疗质量为核心的回顾性研究。

（17）在术前评估门诊中协调术前的各方面信息，从而使得手术室的工作效率和周转率最大化。

（18）提高患者和外科医师的满意度。

40. 术前评估门诊的职责是什么

（1）麻醉科医生对患者的术前状态进行评估。并进一步补充相关的检查项目，同时完成麻醉前谈话及患者或家属签署知情同意书等必需的医疗流程，并详细介绍患者术前应做的准备。

（2）告知患者禁食、禁饮的时间：将以往手术前一晚即开始禁食、禁饮的做法，改为术前午夜禁食、术前禁食 4 小时、禁饮 2 小时，以改善患者术前的舒适度，增加体内液体总量，从而提高对麻醉和手术的耐受性。

（3）通过建立新的麻醉标准和逐步推广微创手术以及不断扩大微创手术的适用范围来实现精细化麻醉和手术的操作，提高临床麻醉的安全性，减轻手术对机体的创伤，减少术后出血、感染、吻合口瘘等手术并发症。

（4）改变传统观念：手术结束至患者苏醒前，尽可能早地拔除导尿管、胃管等各种导管，以减少患者苏醒期的各种并发症，有利于患者早期（术后 2 小时）下床活动和早期饮水（肠道手术）。

（5）需要完善术后镇痛和抗呕吐措施，并预防术后认知功能障碍。

（6）患者生命体征稳定后，即可让其出院回家或转往康复医院或病区，加上使用手术切缘免拆线缝合技术，尽可能缩短患者的住院时间。

 41. 术前评估门诊的益处有哪些

设立术前评估门诊有很多益处，其中最重要的是以下这6点。

（1）帮助伴有合并症的患者在术前进行系统全面的检查，使这些患者的合并症在术前得到及时治疗和有效的控制。

（2）入院后因术前评估门诊而获得的全面、细致的检查结果可以使患者尽早做上手术，减少患者的住院时间。

（3）术前评估门诊可以让患者在住院前对麻醉流程有初步了解，以减少对麻醉的恐惧，不必要的担心（大部分手术患者都担心麻醉后会醒不过来，很多家长担心孩子智力受影响）。

（4）术前评估门诊还可以减少发生手术焦虑，避免患者入手术室后因血压过高而停止手术。

（5）术前评估门诊让患者的术前准备做得更完善充实，减轻病房主管医生和麻醉科住院总的工作量。病房医生可以不必再写大量的会诊申请，而麻醉科住院减少去病房会诊总次数，可以更多地把时间用在安排科里工作。

（6）手术当日，麻醉科医生可以从术前评估门诊所提供的麻醉评估表上，获悉此患者具体病情，选择合适的麻醉方式和监护手段，正确判断患者术后直接入外科监护室还是回病房，保证麻醉的安全性。

42. 哪些患者需要进行术前门诊评估

　　所有即将手术,需要做麻醉的患者都需要术前门诊评估。即使是一个身体健康、经常运动的年轻人需要做阑尾手术。虽然这是一个小手术,在术前也要禁食禁饮,在术中出现的问题也需要麻醉科医生及时处置。

　　手术结束以后,很多患者会出现一系列不良反应如"恶心""想吐""嗓子疼"。如果我们在术前给这些患者进行了术前评估,提前告知患者术后可能发生的情况及注意事项,就能更好地保护这些患者。

　　临床上,需要进行术前门诊评估的大多是那些被认定为"高风险"的患者。高风险患者主要指成人患者的心脏并发症(如冠心病、心功能不全、需要放置心脏起搏器等)以及儿科患者的气道并发症(如小儿哮喘、气道狭窄等)。成人患者除心脏以外的其他身体状况、儿科患者的心脏状况以及其他身体因素(比如凝血功能障碍、严重贫血症状、妊娠和麻醉反应等)也都是需要进行术前门诊评估考虑的。

43. 术前评估门诊会增加手术的费用吗

　　很多人认为术前评估门诊是一项独立于手术的项目,增加了一些检查(包括实验室检查和辅助检查),这就造成了手术费用的不必要的增加。这是错误的! 术前评估门诊并不会增加手术费用,有时甚至可以减少手术费用。

　　这是因为术前评估门诊能让我们尽可能少地遭遇到突发事

件：在临床工作中经常遇到这样的情况，准备做手术的患者已经进入手术室，但是因为这样或者那样的原因（血压过高，某项检查没做），手术被取消了。这时候患者可能还要住院重新进行大量的术前准备及检查再来做手术，这就造成了手术费用的增加。

　　术前评估门诊的出现，大大节省了患者的住院时间，加快了床位的周转率，实际上是帮助患者节约了大量的时间和金钱。

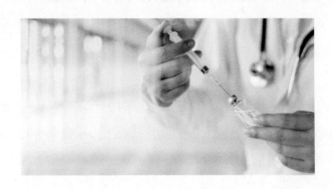

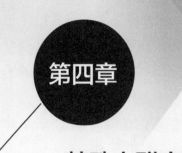

第四章

特殊人群麻醉前的特殊问题

心血管系统疾病、呼吸系统疾病、内分泌系统疾病、泌尿系统疾病、血液系统疾病等患者与普通患者相比，这些特殊人群由于自身疾病的特点，在接受手术麻醉时存在一些特殊问题，如不加以重视，会增加手术麻醉的风险，影响患者围术期安全。因此麻醉科医生需要针对不同疾病的特点，精心制订计划，实施个体化麻醉方案。针对这些特殊人群，麻醉科医生不仅要做到让患者感到无痛、舒适，更要针对不同手术和疾病的特点，关注围术期的种种问题，改善患者预后。

【高血压、心脏病患者的注意事项】

 1. 高血压、心脏病患者为什么暂时不能手术

由于大多数高血压患者血压长期控制不佳，导致患者围术期出现心血管并发症（如心绞痛、心肌梗死等）以及脑血管并发症（如脑出血、脑梗死等）的概率增加。

常见的心脏方面的疾病包括冠状动脉粥样硬化性心脏病（即

冠心病)、心脏瓣膜病变、心律失常、先天性心脏病等。冠心病患者由于给予心肌供血的冠状动脉不同程度的狭窄和闭塞,导致其对术中的各种刺激耐受能力下降,手术与麻醉的各种操作刺激容易引起冠状动脉血管收缩,从而导致心肌缺血梗死的风险增加。瓣膜性心脏病患者由于其自身瓣膜性病变和心脏供血程度受损,可能有潜在的心衰、感染、心动过速和栓塞等风险,对较大手术的耐受力降低;既往有心律失常患者,术中可能诱发恶性心律失常发作,甚至导致心搏骤停,从而威胁生命;既往放置了起搏器的患者,术中使用电刀可能干扰起搏器引起心搏骤停;先天性心脏病因为心脏结构异常,可能引起患者肺部感染、心悸、心衰,部分异常可能增加术中脑血管栓塞的风险,严重时可导致心搏骤停,威胁患者生命。因此,高血压、心脏病患者由于自身病变,导致机体不同程度受损,对手术刺激耐受力降低,增加了手术麻醉的风险。

所以当医生说有高血压、心脏病的患者暂时不能手术,其原因是目前还不是最好的手术时机,可能是需要控制血压或者继续改善心脏功能,以减少手术相关并发症的发生率。还有一些情况下,麻醉科医生可能发现了心脏病的蛛丝马迹,需要完善心脏相关的检查,进一步评估患者心脏功能,判断是否需要进行处理后再行手术治疗。

 ## 2. 高血压、心脏病患者的手术时机是什么时候

每个人都可能生病,而部分患者病发后需要进行手术治疗。那么什么时候才是最适合的手术时机?根据手术的迫切程度,可以把手术分为急诊手术、限期手术、择期手术。

急诊手术,是在病情危急的情况下,医生评估后认为需要在短

时间内进行的手术,否则会威胁生命。常见的急诊非心脏手术有急性阑尾炎、急性化脓性胆管炎、肠梗阻、各种外伤手术等。出现这些病症时,为挽救患者生命,即使高血压、心脏病都没有控制好,也需要做好相关准备,尽快手术。

限期手术,是指需要在一定限期内实施的手术,即外科手术时间不宜过久延迟。术前也有一定的准备时间,否则会影响其治疗效果或失去治疗有利时机的一类手术。如各种恶性肿瘤(如肝癌、胃癌、子宫颈癌、膀胱癌)的根治性手术。对于限期手术来说,外科医生和麻醉科医生需要平衡手术的风险和收益,以决定手术时间。如果心脑血管等手术风险大于手术获益,可能需要暂缓手术,进行一段时间的保守治疗后进行手术。如果手术获益大于心脑血管等手术风险,可进行必要检查后尽快进行手术,把握时机,以获得最好的疗效。

择期手术,是指可以选择适当的时机实施的手术,手术时机的把握不致影响治疗效果,容许术前充分准备或观察,再选择最有利的时机施行手术。常见的择期手术包括无症状的良性肿物切除术、胃溃疡胃大部分切除术、无症状的腹股沟疝修补术、大多数的整形手术等。对于择期手术来说,一般需要较完善地进行术前检查,对于控制不好的高血压、心脏病等,可能需要推迟手术进行相关内科治疗,让患者以最佳的身体状态进入手术期。需要特别说明的是,部分患者由于病情较重,术后可能需要进入重症监护室,进行严密监护与管理,以降低患者术后并发症的风险。

3. 高血压、心脏病患者术前应该注意什么

对于有高血压、心脏病的患者,医生将详细询问病史和进行全面的体格检查,了解心脏的功能状态,尽可能减少因手术而诱发的

心衰、心肌梗死和心律失常等危险,使患者安全度过围术期。对于择期手术的高血压患者,WHO 的降压目标为:中青年 <130/85 毫米汞柱,老年人 <140/90 毫米汞柱;糖尿病合并高血压时,应降至 130/80 毫米汞柱以下,高血压合并肾功能不全者应将血压控制在 <130/80 毫米汞柱甚至 125/75 毫米汞柱以下。心脏瓣膜病的患者应在术前进行心脏超声检查,评估心脏瓣膜的情况,如瓣膜性心脏病患者可能存在心衰、感染、心动过速和栓塞等风险,对较大手术的耐受力降低;主动脉瓣和二尖瓣狭窄的患者,可能需要在非心脏术前进行瓣膜手术。室性心律失常和室上性心律失常的患者,术前应该继续使用抗心律失常药物。因心律失常而放置了心脏起搏器的患者,术前最好在心内科医生指导下进行起搏器的程控。

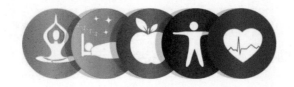

4. 高血压、心脏病患者术前用不用停药

术前服用的药物,不要自行停止,应在外科医生和麻醉科医生的指导下,有选择地进行使用和停止药物。

(1)抗凝、抗血小板药物:如华法林、阿司匹林、氯吡格雷等,其是否停用和是否需要替代药物是一个比较重要的问题,使用不当可能会使围术期出血过多,或者导致围术期心血管或脑血管不良事件发生。用药的调整可能需要外科、心内科、神经内科和麻醉科等科室医生共同协商用药方案。一般来说出现心脑血管事件(如脑梗死、心肌梗死等)风险较低,而手术出血风险较高时,需要先停止抗凝药物一段时间,再进行手术。当心脑血管事件风险较高,而手术出血风险较低时,需要继续使用抗凝药物。而心脑血管事件风险较高,手术出血风险也较高时,可能需要使用其他抗凝药物替代治疗,以减少心脑血管事件的发生和降低手术出血的风险。

(2)降压药:利血平和北京降压0号(含有利血平)等药物可能引起术中血压不稳定,需停药1~2周再进行手术。一般来说降压药应按术前使用的剂量继续使用至手术当日早晨。特别对于β受体拮抗药(如美托洛尔),一般除了严重的心动过缓等特别情况外均应该持续服用,突然停药会引发心率过快,导致严重的并发症。大多数医生认为应当术前1天停止血管紧张素转化酶抑制剂(就是卡托普利、依那普利这种某某普利的药物)和血管紧张素Ⅱ受体拮抗剂(就是氯沙坦、缬沙坦这类某某沙坦的药物)这两种药物,对此医生之间还存在争议。

(3)降糖药:空腹时使用(如胰岛素、二甲双胍等),可能引起严重低血糖,威胁生命。所以一般持续用药到手术前一天,而手术当天停止使用。

(4)单胺氧化酶抑制药、三环类抗抑郁药:因可能导致术中顽固性低血压,一般需要术前停药2~3周。

(5)中草药:可能引发多种并发症。直接作用,如麻黄、鹿茸可能导致术中心血管系统不稳定,大蒜、三七、银杏叶、人参等可能引起出血。间接作用,通过与西药相互作用而产生影响,如卡瓦、胡椒可能增强麻醉药的镇静作用,麻醉时间延长,圣约翰草使多种药物代谢增加。建议停止所有中草药至少一周。

5. 高血压、心脏病患者术后需要注意什么

术后的几天内,依然是患者围术期心脑血管事件的高发期,需要警惕,密切关注其生命体征变化。如果患者出现心慌、胸闷、胸

痛等心脏相关不适症状时,应及时告知医生。术后一段时间内,应在医生或护士指导下进行康复锻炼。同时,应遵循医生的指导,逐步恢复术前用药,继续高血压和心脏疾病的治疗。出院后,应定期去心内科等科室复查,更好地控制血压和心脏病。

【冠状动脉支架术后患者的注意事项】

冠状动脉粥样硬化性心脏病,是指冠状动脉血管发生动脉粥样硬化病变而引起血管腔狭窄或阻塞,造成心肌缺血、缺氧或坏死而导致的心脏病,常常被称为"冠心病"。据《中国心血管病报告2018》推算,我国现冠心病患者约有 1 100 万。而随着医学技术不断进步以及人口老龄化现象逐渐严重,冠心病患者的非心脏手术量也在逐年增加。

 6. 高血压、心脏病患者术前要进行哪些评估才能保证安全

在冠心病患者非心脏术前做好以下几方面的麻醉评估,对降低此类患者术后并发症的发生率和病死率具有重要意义。

(1)基础状态评估:"冠心病"患者需如实告知麻醉科医生近期的活动状态,方便其评估心脏功能及体能状态,常用评估标准为纽约心脏病协会(New York Heart Association,NYHA)心功能分级和代谢当量评估。

(2)实验室检查与辅助检查评估

1)实验室检查:冠心病患者在术前实验室的检查与其他非心脏病患者基本相同。主要包括:血常规、凝血功能、肝肾功能、血电解质,必要时可增加动脉血气、心肌酶谱检验。对于长期服用利尿剂及他汀类药物治疗的患者,需额外关注其肾功能、电解质及肝功

能结果。

2）辅助检查：对于此类已知冠心病患者，需常规进行术前静息状态 12 导联心电图检查及胸部 X 线检查。建议进行心脏彩超检查，主要用于评估心室功能及室壁运动状态。对于心脏风险高危但体能状态极好（大于 10METs）的患者，无须做进一步心肺运动试验。而心脏风险高危但体能状态未知的患者，可以考虑进行心肺运动试验，但应慎重选择，试验的同时密切关注患者的心肺状态，及时止损。

（3）抗血小板药物评估：进行冠状动脉支架植入治疗的患者如果在 6 周内进行非心脏手术，心血管不良事件风险将增加（如心肌梗死、死亡、支架内血栓形成及需要再次紧急血运重建手术）。这一风险主要与手术诱发的高凝状态及过早停止双重抗血小板治疗有关。所以冠状动脉支架植入治疗术后患者，需将自己服用的抗血小板药物（通常为阿司匹林加上 P2Y12 受体阻断剂，如氯吡格雷等）详细情况告知麻醉科医生。

并不是所有手术术前都需要停止双联抗血小板治疗，像拔牙、支气管镜、白内障、常规皮肤病手术等低危手术，在不停药的情况下依然可以安全地进行。所以评估手术等级、选择合适的手术时机是十分重要的。

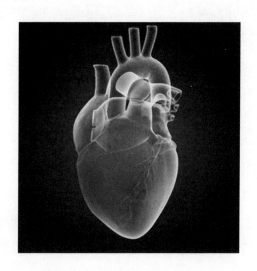

7. 对于高血压、心脏病患者,麻醉科医生术中应注意哪些方面

像冠心病这类心肌缺血性疾病患者的麻醉目标为预防、监测及治疗心肌缺血。大致包括以下几方面:

(1)控制心率:这方面可以通俗地解释为:心脏就像一个已经出现部件老化的发动机,如果仍然让它持续地进行高功率的运转,温度会越来越高,直到彻底罢工。此时降低心率的目的就是改善心脏氧供的同时降低心肌氧耗。心肌氧供主要受舒张期时间的影响,理论上来说,如果舒张期越长,心肌氧供就越多——当然这句话仅在一定范围内才成立,当心率极度缓慢时,相应产生的其他问题会更影响心脏状态。

(2)维持正常血压:严重的低血压会降低心肌氧供,而严重的高血压则会增加心肌氧耗。所以在术中血压维持在基础值 ±20% 范围内可有效地维持冠状动脉的灌注(平均动脉压 75~95 毫米汞柱,或舒张压 65~85 毫米汞柱)。

(3)维持正常的有效循环血量:冠心病患者的液体管理阈值比一般患者更加窄,有效循环血量若超负荷,则可导致左心室过度扩张,增加收缩期室壁压力及心肌氧耗。所以冠心病患者术中有创监测常常较常规患者更多,如中心静脉压、肺动脉压等,目的就是为了更加持续、直接地评估容量状态,可有效地避免容量超负荷引起的心肌氧耗增加。

(4)维持氧供:维持足够的心肌氧供,除了维持正常的血压以外,还需保证患者有足够的动脉血氧含量。冠心病患者通常高龄,与之相伴的是肺部疾病和氧储备功能的降低。所以通过调整呼吸参数,维持一定的动脉血氧分压尤为重要,同时还需保证足够的血

红蛋白含量(>80 克 / 升)。

8. 高血压、心脏病患者的术后管理需要注意什么

大多数非心脏手术患者的心血管事件发生在术后,所以不能掉以轻心。对于冠状动脉支架术后的患者,在外科允许的前提下,及早地开始抗血小板治疗至关重要。同时对于高危患者,建议持续进行心电图和血压监测,这样可以及时发现并处理心肌缺血引起的心律失常和低血压。术后有效的镇痛治疗不仅可减轻患者术后痛苦,对于冠心病患者来说,有效的镇痛可减轻应激反应和其相关的血流动力学波动。镇痛方式可以选择静脉自控镇痛、硬膜外自控镇痛、区域阻滞等。需牢记的是,对于此类心肌缺血患者,要避免使用非甾体抗炎药进行镇痛治疗。

9. 血压和心力衰竭如何管理

血压管理对于减少终末期肾病患者围术期并发症十分重要。KDIGO 指南建议将 CKD 患者血压控制在 130/80 毫米汞柱以下。另外,避免在术前短期内改变降压药物,避免降压过度增加围术期低血压发生率。

终末期肾病患者如并发心血管疾病,最终转归即为心力衰竭。在发生急性肺水肿或者肺充血时,医生会对有尿的患者给予袢利尿剂静脉注射;如果患者的收缩压小于 85 毫米汞柱,需要持续输注多巴酚丁胺;当收缩压高于 115 毫米汞柱时考虑输注血管扩张药、硝酸甘油。另外,当血流动力学仅仅靠血管活性药物难以维持

稳定时,可以行紧急床旁血滤。

终末期肾病患者在行外科手术治疗前,应准备好既往高血压、心力衰竭的病史资料和实验室检查,特别是既往用药的情况,降压药、利尿剂等药物的服用情况,关注自身近期病情变化。

【肺功能不全患者的注意事项】

10. 肺功能不全对患者手术和术后恢复有什么影响

对于行肺部手术的患者,肺功能的评估当然是至关重要的。举个比较极端的例子,如术中需要切除整个左肺,这就要求患者健侧肺部术前的肺功能良好;如果患者术前就患有"肺功能不全"病症,那么切除左肺后,右肺无法承担起巨大的工作量,患者的生命将会受到威胁。因此麻醉科医生会根据患者术前的肺功能情况以及要切除的肺组织的体积,进行评估,一般以肺功能检查中的最大自主通气量(MVV)40升或者MVV占预计值的50%~60%作为手术安全的指标,低于50%为低肺功能,低于30%者一般列为手术禁忌证,否则术中的麻醉维持以及术后的恢复都将存在一定困难,甚至会出现低氧血症、肺水肿、急性呼吸窘迫综合征等危及生命的严重并发症。

如果患者进行的不是肺部的手术,术前的肺功能情况同样是至关重要的。麻醉科医生术前评估的三大重点:一是患者呼吸系统的情况,尤其是肺功能;二是患者的心血管系统的情况;三是患者的年龄。由此可见,肺功能情况对于麻醉安全来说也是至关重要的。究竟为何如此?首先,最常用的麻醉药是吸入麻醉药物,它的代谢主要依赖于肺的吸收和消除,如果患者的肺功能严重不良,麻醉药物的作用将受到影响。更为重要的是，所有的全身麻醉药物，无论是吸入麻醉药还是静脉麻醉药，都会抑制呼吸，对呼吸道尤其是肺部都有一定抑制作用。通俗地来说，在全身麻醉之前，患者的肺泡本来是一个个张开的小圆球；在全身麻醉后，由于仰卧位以及胸部肌肉力量的消失等种种因素，这些张开的小圆球中有一部分会被压瘪。小圆球一旦被压瘪，就不再能执行吸收氧气，呼出二氧化碳的功能了，这样肺功能就受到了损害。麻醉药物的这种副作用不是永久性的，少则持续数小时，多则持续数日，也就是说在手术期间和手术结束后的短时间内，患者的肺功能都可能处于较差的状态。

此外，全身麻醉对肺功能还有一个潜在的不利影响，就是机械通气造成的肺损伤。具体说来就是全身麻醉后，由于麻醉药物存在严重的呼吸抑制，患者将不能主动地进行呼吸了。手术期间，需要麻醉科医生进行气管插管，通过呼吸机帮助患者进行呼吸，也就是机械通气。短时间的机械通气，对绝大多数患者来说是安全的。但是对于肺部存在严重病变的患者来说，还是会造成一定的损害：当患者进行自主呼吸的时候，肺所承受的气体压力是较小的，而呼吸机向肺部吹气所产生的压力是明显升高的，本来就存在病变的肺组织可能无法承受较高的气体压力而产生损伤。

总而言之，全身麻醉对于呼吸系统尤其是肺部会产生一定的不利影响。但这种影响在绝大多数患者的身上是轻微的，且肺功能恢复很快，不会造成不良后果。但对于术前存在"肺功能不全"的这部分特殊患者来说，术前的肺功能已经处于危险的边缘，即使是轻微的打击也可能造成严重的后果——重度的呼吸衰竭可危及生命，需要持续的机械通气支持；这也就意味着患者在手术结束后无法像普通患者那样返回病房，而是需要在重症监护室停留一段时间，待病情稳定脱离危险后才能回到病房。

当然，以上是最为糟糕的情况。在术前，麻醉科医生会详细评估患者肺功能不全的严重程度,为患者选择合适的麻醉方法。比如,当手术较小时,是否可以考虑局部麻醉;又比如要进行腿部的手术,是否可以考虑椎管内麻醉,仅麻醉下半身就可手术;这些方法都能避免全身麻醉对肺部带来的不利影响。但对于心脏、胸腔内等"大"手术来说,除了全身麻醉外几乎没有其他的麻醉方式可供选择时,麻醉科医生会权衡利弊,与患者及其家属共同探讨手术麻醉的风险与收益,做出最佳的选择,并在围术期给予患者最完善的呼吸监护与最佳支持措施,保证术中安全。

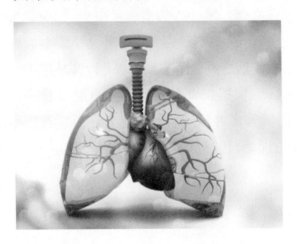

11. 肺功能不全的患者在术前需注意些什么

当患者被诊断为"肺功能不全",并在近期内要进行手术的话,医生会尽力帮助其进行术前准备。肺功能不全是存在一部分可逆因素的,所有患者都能通过术前准备使得肺功能得到改善,从而提高手术的安全性,并加速术后的康复过程。

比如,对于近期存在肺部感染的患者来说,医生会建议其推迟手术,先治疗感染,待感染消除后再行手术;对于哮喘控制不良的患者来说,医生会建议加用治疗哮喘的药物,待哮喘病情稳定后再行手术。对于感染、哮喘等这类短期内能有效控制的疾病来说,暂时推迟手术的方案能大大增加患者手术的安全性,对术后的康复也大有裨益。

对于长期吸烟的患者,术前戒烟是很有效的肺部保护措施。近年来已有大量研究表明,术前戒烟如果能达到 2 个月以上,可以大大降低术后肺部并发症的发生率以及总体的死亡率。即使戒烟时间不足 2 个月,戒烟患者的手术安全性也显著高于术前持续吸烟的患者。因此,不管患者距离手术日还有多久,是 1 个月还是 3 天,都应该立即戒烟。慢性肺部疾病的患者,如患有慢性梗阻性肺疾病、慢性支气管炎、肺气肿、肺间质病变等其中一种或是合并多种病变时,除了戒烟之外,术前还可以进行肺功能的锻炼。最简单的就是日常运动,根据患者自身的体力情况每日进行散步、爬楼、跑步、舞蹈、游泳等多种活动。住院患者还可以在医生的指导下开展针对呼吸的训练,包括腹式呼吸、缩唇呼吸、吹气球及呼吸训练器的应用等。

【肾衰竭、透析患者的注意事项】

12. 什么是终末期肾病

终末期肾病造成心血管功能、体液内环境、电解质、酸碱平衡、骨代谢、红细胞生成以及凝血功能的明显改变。由于高血压、2 型糖尿病发病率增加以及人口老龄化不断加剧,依赖透析的慢性肾脏病患者数量在快速增长,正如不断增加的手术麻醉量一样。由于透析延长了患者生存时间,使得需要手术治疗慢性肾脏病并发症患者人数也急剧增加。由于终末期肾病患者合并心血管等慢性疾病的概率显著增加,该人群的全因死亡率比未合并终末期肾病患者至少高 10 倍。合并有终末期肾病患者在围术期病死率和并发症发生率也显著增加。因此,对于合并有终末期肾病患者在围术期的麻醉管理显得尤为重要,需要多学科合作管理,对终末期肾病患者术前合并心功能不全、液体平衡、贫血、电解质紊乱以及药代或药效动力学的改变进行全面分析考虑。但是终末期肾病患者也不必过于担心,我国现代医疗技术发展迅速,可以很大程度上保障合并终末期肾病患者能够安全平稳接受外科手术治疗。

13. 什么是慢性肾病

首先,患者需要明确自己慢性肾脏病的严重程度。国际 KDIGO 临床实践指南根据患者的肾小球滤过率(glomerular filtration rate,GFR)将慢性肾脏病分为五期。慢性肾脏病定义为有肾脏器官移植病史或者 GFR 小于 60 毫升 /(分钟·1.73米 ^{2})持续至少 3 个月并且同时存在其他与肾脏损伤相关的指标异常,如蛋白尿等。终末期肾病指第 5 期慢性肾脏病,需要长期肾脏替代治疗(renal replacement therapy,RRT),包括腹膜透析、血滤,甚至肾脏移植来维持生命。患者可以根据既往门诊、住院病历资料诊断和在不同时间测得的血肌酐等指标动态变化了解自己的慢性肾脏病分期。行外科手术前,为便于医生充分了解病情,需准备并完善相关病历资料。

14. 终末期肾病患者术前评估和手术决策如何实施

如前所述,无论使用何种治疗方案,终末期肾病患者在围术期的病死率和并发症发生率都显著增加。因此,医院会采取多专业、多学科交叉的方式来对患者进行全面的评估和治疗,以便终末期肾病患者能够取得良好的术后转归。患者的既往病史和现病史需要系统全面回顾。体格检查重点关注终末期肾病患者心血管系统,避免对潜在心血管疾病的疏漏。尽管终末期肾病患者冠心病高发,但需要警惕,许多患者因合并糖尿病或者活动量小而并未表现出冠心病的相应症状。因此,心血管系统的评估需要客观诊断指标,如对心肌酶谱、负荷心肌灌注显像、多巴酚丁胺负荷超声心动图或者冠状动脉钙化评分来发现术前潜在的心血管疾病;必要时可行冠脉造影等侵入性检查。终末期肾病患者需充分配合医生所开具的相关检查,以便全面评估终末期肾病并发症的发生情况,避免在围术期因终末期肾病并发症急性加重而危及患者生命。

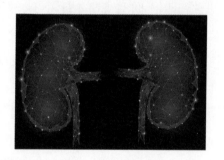

15. 术前透析的时机如何把握

总体来说,终末期肾病患者需要术前透析纠正体液状态和电解质紊乱、清除尿毒症毒素。然后,术前透析的时机需要多学科团队根据患者具体情况而定。

进行术前透析时需要使用肝素进行抗凝。由于肝素的作用可以持续4小时,因此择期手术需要至少在使用肝素的透析结束后6小时进行以减小围术期异常出血的发生率。

尿素的急性清除可能导致透析失衡综合征,在透析后导致复杂多样的神经系统症状,如在术前出现需推迟择期手术。

16. 如何控制出血风险

术前输注红细胞使血细胞比容(HCT)维持在 30% 可以减少出血。血栓弹力图的使用可以增强围术期凝血功能管理从而降低终末期肾病患者围术期出血风险。如果需要抗血小板药物来预防脑卒中或急性心肌梗死,阿司匹林需要在术前停用 6 天,氯吡格雷则是停用 7 天,静脉肝素需要在术前停用 4 小时。

17. 如何处理高钾血症

高钾血症是一种危险性很大的电解质紊乱,但在终末期肾病患者中较为常见。医生需要频繁地通过血气分析或者生化电解质检查动态掌握患者的血钾情况。围术期医生需根据患者的具体情况对高钾血症进行处理。常见的降钾药物有钙剂、碳酸氢钠、胰岛素。严重时,可能需要紧急透析降钾。

18. 如何处理肾性贫血

终末期肾病常伴有肾性贫血。贫血可以导致围术期输血量的增加,并增加患者术后死亡率。KDIGO 国际指南指出,对于血红蛋白在 90~100 克 / 升的终末期肾病患者可以采取促红细胞素治疗以提高血红蛋白含量。当血红蛋白大于 115 克 / 升时停用促红细胞素。同时给予铁剂补充治疗。术前行促红细胞素和铁剂治疗可以减少围术期红细胞输注。

终末期肾病可以不同程度地影响药物的代谢和作用效果，因此医生会根据患者的肾功能情况对药物的剂量、给药次数进行调整。

【糖尿病患者的术前血糖控制】

随着人们生活水平的不断提高，糖尿病发病率越来越高，合并有糖尿病的手术患者也越来越多。那么，糖尿病患者做手术都会有哪些风险？手术前后血糖又应该如何控制？

我们知道，糖尿病是因为胰腺产生的胰岛素相对或者绝对不足，血液中葡萄糖浓度升高明显超过正常范围。当血液中葡萄糖浓度过高，超过肾脏重吸收葡萄糖的能力时，尿液中就会出现葡萄糖。如果空腹血糖浓度超过 7.0 毫摩尔 / 升或者有糖尿病症状、任意时刻血糖超过 11.1 毫摩尔 / 升两次就可以诊断为糖尿病。糖尿病患者的经典表现为喝水多、吃饭多、尿量多但体重却逐渐减轻，即医学上所谓的"三多一少"。当然，并不是所有患者都会出现"三多一少"症状，实际上临床工作中所见到的更多是体形偏胖的糖尿病患者，这和糖尿病的具体类型和病情程度有关。

19. 糖尿病患者做手术都会有哪些风险

糖尿病远远不是简单的血中糖多一些那么简单，事实上糖尿病是一种慢性全身性疾病，几乎可以影响我们身体的每一个部分，可以导致人体碳水化合物、脂肪和蛋白质代谢紊乱，损害全身微血管，因此全身器官均可能受糖尿病影响。糖尿病患者可能会出现视网膜病变从而导致视力低、心血管疾病如冠状动脉粥样硬化、冠心病、脑血管疾病、肾功能不全、自主神经病变甚至肢端坏死。糖尿病患者平常检查也需要注意全身血管情况，眼底检查和肾脏功能检查。

与普通手术患者相比，糖尿病患者由于存在代谢紊乱和各种伴随疾病，其手术和麻醉的风险要大很多。我们知道患者在手术前都会有不同程度的精神紧张，过度的精神紧张和焦虑会使血糖控制的难度加大，容易出现血糖升高。降糖药物种类和剂量改变可能导致血糖剧烈波动，容易出现高血糖或者低血糖，所以手术患者必须密切监测血糖变化并且详尽评估各脏器受血糖影响情况。尽管没有症状，糖尿病患者仍可能会有心肌缺血存在。糖尿病自主神经病变可以减弱心脏对血容量变化的代偿功能并使患者对麻醉药物的耐受性大大降低，麻醉后出现低血压的风险明显增加。加之各脏器伴随微血管病变，手术麻醉中易出现缺血再灌注损伤。如果术前血糖控制不佳，不仅加重脏器功能损伤，还会增加术后感染、伤口愈合不良、血液黏滞性高和血栓形成的可能。因此手术患者血糖控制极为重要。有研究表明，严格的术前血糖控制有助于减少患者围术期并发症，促进患者术后恢复和伤口愈合。将血糖控制在接近正常范围可以显著延迟微血管病的发生和发展，改善微血管并发症。

20. 手术前后血糖该如何控制，糖尿病患者一定要血糖控制到正常才能做手术吗

事实上，糖尿病患者做手术时血糖应该控制在多少还没有一致性的结论。以往通常认为手术患者需要将血糖控制在正常范围内。

但严格的血糖控制难度很大，不同的患者术前紧张和焦虑情

况不同,对于降糖药物的反应也不相同。如果过于严格控制血糖,有可能导致患者出现低血糖,同样严重威胁患者安全。目前一般认为术前对血糖的调控在相对正常即可,以避免严格血糖控制增加低血糖的发生率。目前通常认为,对于择期手术患者,术前空腹血糖不超过 8.3 毫摩尔 / 升,餐后血糖不超过 13.9 毫摩尔 / 升,尿糖和尿酮体阴性即可。如果术前血糖高于 15 毫摩尔 / 升,则需要使用胰岛素控制血糖,择期手术需要推迟进行直至血糖控制满意。如果只是接受短小的手术,术前的降糖药可以继续服用。如果是要接受较大的手术,手术前 24~48 小时需停用口服降糖药,改为胰岛素控制血糖。

　　术日清晨由于不能进食,继续使用降糖药物可能导致术中低血糖,因此术日应避免口服降糖药或者使用胰岛素。糖尿病患者在围术期血糖波动可能会比较大,术前、术中及术后都必须密切监测血糖变化,及时调整药物用量。与术前血糖控制类似,术后血糖也不必降至完全正常,一般认为术后血糖控制在 7.8~10 毫摩尔 / 升即可。术后一段时间患者可能无法进食,需继续使用胰岛素控制血糖。当患者可以正常进食以后,逐渐改用口服降糖药。

　　因此,糖尿病患者需要做外科手术时,需要密切关注血糖变化,积极调控血糖浓度。同时不用过于担心和焦虑,血糖是可以很好控制在满意范围的。

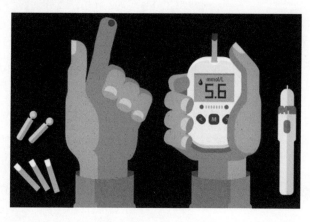

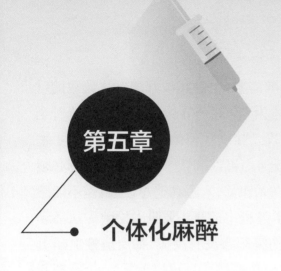

第五章

个体化麻醉

经历过手术的人们经常会这么描述麻醉过程——"医生在我手上扎了一针,接着我就睡着了""医生给我一个透明口罩,吸了几口就什么也不知道了""背上打了一针,两条腿麻了动不了,做手术一点也不痛",其实上述不同的麻醉体验代表了不同的麻醉方法。按照麻醉药作用的部位不同,麻醉方法大致可分为全身麻醉、区域麻醉(包括椎管内麻醉和神经阻滞麻醉)及局部麻醉。我们可以把整个人体神经系统想象为一个电话系统,大脑如同总机或控制中心,神经是电话线,而身体的具体部位好比是独立的电话机。全身麻醉作用于总机,区域麻醉作用于电话线,而局部麻醉则作用于电话机,我们如果干扰三个环节的任何一个都可让电话无法接通。同理,转换到临床,由于感受、传输及反应系统被药物阻断,也就感受不到手术部位的疼痛了。

【全身麻醉】

1. 什么是全身麻醉

全身麻醉(简称"全麻"),是现在应用最为广泛的一种麻醉方法,几乎能满足任何手术的麻醉需要,也是其他麻醉方法失败的后备方法。我们可以将全麻描述为"全麻药导致的可逆性昏迷",全麻药作用于大脑,使之不能处理及接受任何信号,这样患者在手术过程中就不能感受到疼痛等任何伤害性刺激了。理想的全麻必须满足以下四个条件:意识消失(无知觉、入睡和遗忘,也就是不能感觉、听到、看到或记得任何手术过程中的事情)、肌肉松弛无法活动(包括不能呼吸)、身体对手术伤害刺激没有反应(如反应性血压上升、心率增快)和可逆性(停止应用麻醉药后可以苏醒)。全麻药有静脉注射的静脉麻醉药和通过吸入起作用的吸入麻醉药,它们的作用机制很复杂,至今还没有确切的答案。

2. 全麻的过程是怎样的

很多有全麻经历的人描述全麻的感受为"大脑一片空白""睡得特别香",虽然全麻经常与"睡一觉"联系在一起,但它远比日常"睡一觉"要复杂。我们可以用飞机飞行的过程做比喻来介绍全麻的过程:麻醉前准备(飞行前准备)、麻醉诱导(飞机起飞)、麻醉维持(高空飞行)及麻醉苏醒(飞机着陆)。

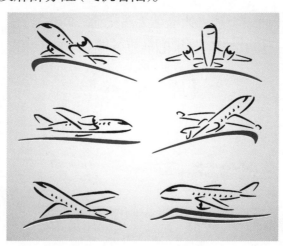

（1）麻醉前准备——飞行前准备

正如完善的飞行前准备工作是成功飞行的基础一样,全麻前准备工作也至关重要。主要包括两个方面,一是通过对患者病情及手术情况的评估,制订详细的麻醉方案,这在前面的章节已经详细介绍过;另一方面是对常规仪器设备(麻醉机、监护仪、吸引器、氧气供应、气管插管用具等)和药品(麻醉药物及各类急救药)的准备,以及针对患者的特殊情况准备的一些特殊仪器,如应付困难气管插管的设备、用于心脏或大脑等的特殊监测仪器、应对心脏突发事件的急救设备如除颤仪等。对麻醉机的检查是其中一个非常重要的环节。麻醉机主要用于全麻后帮患者呼吸、传输麻醉气体、吸收二氧化碳,并提供通气指标的监测。一般通过特殊管道与患者相连(详见本书相关章节)。据报道5%~20%的麻醉意外事故与仪器故障有关,但这些意外通过术前仔细检查是能够及时发现并避免的。

通常这些准备工作都在患者进入手术室前完成。患者进入手术室后,首先打针建立静脉通道(对于惧怕打针的儿童,可能先会被麻醉,再打针输液),麻醉科医生连接监护仪,采集患者麻醉前的生命参数如血压、心率、血氧等,核对及评估一些重要信息,如最后一次吃东西的时间、是否有药物过敏、交代全麻苏醒过程中的可能有的感受及注意事项。一切准备就绪,飞机即将起飞。

（2）麻醉诱导——飞机起飞

飞机的起飞过程,是航空事故的高发阶段,飞行员需在短期内操控很多事情,一些细节若没有及时发现并处理可能会导致灾难性后果。麻醉诱导也一样,这个过程是麻醉意外和并发症的高发期。简而言之,麻醉诱导是在短时间内应用强有效的麻醉药使患者从清醒状态进入深昏迷状态的过程,这个过程中患者生理状况急剧变化,对患者和麻醉科医生都是一个巨大的挑战。

我们通常采用两种方法进行全麻诱导,一种为吸入诱导,即通过吸入麻醉药使患者入睡；另一种为静脉诱导，通过静脉注射麻醉药使患者入睡。

吸入麻醉的历史悠久。1846年在美国实施的第一例乙醚吸入麻醉是现代麻醉开始的标志，在之后的将近一个世纪，吸入麻醉一直占主导地位。吸入麻醉药常以液态方式贮存，在室温时挥发成气体经麻醉机传输给患者，通过肺吸收后作用到大脑引起感觉的丧失。它的主要优点有：应用方便、麻醉深度易于调控、可通过监测仪器了解患者体内的麻醉药浓度，可通过肺排出而不依赖肝肾排泄。但缺点也很突出，如让患者睡着的过程较慢、入睡过程中患者可能会有情绪激动兴奋的表现、部分麻醉药有刺激性气味、个别患者在苏醒的时候容易情绪激动或失控、对手术室环境有一定的污染等。科技的发展使过去常用的乙醚、氯仿等吸入麻醉药退出了历史舞台，但笑气仍被广泛应用并发挥着无可比拟的作用。现今更多起效快、消退快、副作用小的吸入麻醉药如异氟烷、七氟烷、地氟烷等被应用于临床。目前吸入麻醉诱导常应用于儿童，通过带有果香味的面罩吸入，让孩子能几分钟内入睡，然后可进行静脉输液等操作，消除了孩子对打针的恐惧与抵触感。但对成人来说大部分人很难接受吸入诱导，相比而言，静脉诱导更加舒适、方便、快速。

静脉麻醉药的应用也有100多年的历史，为麻醉的发展开辟了新的道路，它在一定程度上补充了吸入麻醉的不足，如起效迅速、入睡更平稳等，新型的静脉麻醉药更有起效快、消退快、不在体内蓄积、易于调控的优势。静脉麻醉药大多经过肝肾代谢，不能连续监测体内麻醉药的浓度变化，对麻醉深度的评估往往依赖于患者的临床表现和麻醉科医生的用药经验。

诱导过程中除了应用吸入或静脉全麻药让患者入睡外，还需应用镇静药（帮助患者缓解焦虑，加深睡眠），镇痛药及肌肉松弛药（以下简称"肌松药"）。我们要重点介绍一下肌松药，它的发明及应用也推动了现代麻醉的发展。古时有一种"见血封喉"的毒药，其实就是一种肌松药——箭毒，它是从植物上提取，1942年用于临床，可以保证患者手术过程中肌肉松弛，静止不动。而在这以前，为了确保患者手术过程中不动，麻醉科医生唯一能做的是维持特别深的麻醉，以极大地抑制患者呼吸、循环功能为代价。肌松药主要通过结合到神经肌肉接头的特殊部位，暂时阻止肌肉的正常收缩活动而发挥作用，这些肌肉包括患者可以支配活动的肌肉，但不包括心肌，因此应用肌松剂后，患者除了不能运动，同时也无法呼吸、说话、睁眼，但心脏可保持跳动，"见血封喉"也就是通过肌松作用使受伤者无法呼吸，窒息而亡。目前临床有多种长、中、短效可供使用的肌松药。麻醉中肌松药的应用除了便于麻醉科医生诱导时进行气管插管，还可使患者在相对较浅的麻醉下，达到满意的外科手术要求。但是肌松药没有镇静和镇痛作用，如果应用于麻醉很浅或可能清醒的患者，会让患者经历巨大的心灵创伤。想象一下这样的情景，患者并没有完全睡着，但用了肌松药，他能感受到整个手术过程，能感觉到刀子、钳子、有时甚至能感受到剧烈的疼痛，但却无法动弹、无法睁眼、无法表达，在周围人看来在平静的"睡觉"的患者实际正在经历一次痛苦的煎熬。这在一些病情危重的患者，如休克患者、不能耐受麻醉药（少量的麻醉药即可引起血压的急剧下降）及全麻剖宫产的患者（顾虑麻醉药影响胎儿）中容易发生，但概率相对较低，可通过麻醉科医生严密的监测和调控来及时发现并避免这一情况的发生。通常肌松药慢慢代谢后，它抵抗肌肉收缩的作用也会消退，麻醉科医生可根据其药理学特性或一种特殊的监护仪"神经刺激仪"来评估药物的残留作用，当患者手术结束需要苏醒时，麻醉科医生可以应用一种特殊的解药来消除它的作用。

让患者入睡，肌肉松弛后，患者进入了麻醉状态，没有知觉但同时也不能自己呼吸了，此时麻醉科医生的另一个艰巨的任务是帮助患者呼吸,建立人工的气道。人工气道建立成功与否直接关系患者的生命,任何原因造成的无法有效给患者供氧,都可使患者在几分钟之内心搏骤停或成植物人。为此麻醉科医生对任何一个麻醉患者都要严格地评估气道,在术前让患者张嘴、看牙齿情况、了解颈部活动、了解是否打鼾、有无哮喘史等都与建立气道有关。麻醉科医生首先通过面罩人工给患者供氧,在麻醉到达一定深度时就给患者气管置入特殊的管子,连接麻醉机,麻醉机就如患者平时自己呼吸一样,有节律地通气供氧。这个过程顺利的话几分钟就能完成,但这短短的几分钟经常让麻醉科医生惊心动魄。我们在后面的内容还会详细介绍麻醉过程中气道的管理。

诱导期几乎所有的麻醉药都抑制呼吸循环,使患者的血压心率下降,短时间大量药物同时应用使过敏等不良反应的发生风险增加。在此期间,麻醉科医生在让患者入睡的同时,需要时刻关注并调控患者的生命体征在正常范围内。顺利完成麻醉诱导,建立人工气道,患者各方面都平稳了,麻醉科医生就可进行其他一些操作如深静脉置管、动脉穿刺等。

诱导期过程大致如此,但具体实施也是因人而异,比如针对可能建立人工通气有困难的患者,实施不用肌松药、保留患者自己呼吸的诱导方式,因其过程长,称为慢诱导(相对于前面介绍的应用肌松药,诱导迅速而言);针对可能有因呕吐导致胃内容物反流入肺的患者,实施快速序贯诱导等。虽然实施方法不同,但目的都是为了让患者平稳安全地过渡到麻醉状态。

(3)麻醉维持——高空飞行

很多人以为麻醉科医生让患者睡着了,他们任务也就完成了。其实顺利实施麻醉诱导让患者睡着仅是麻醉科医生工作的开始,接下来麻醉科医生要做的是使患者处于更平稳的麻醉过程中,并应对意外及危急情况。此时,患者的生命就表现为一连串的数据,如心率、血压、血氧、体温、呼吸频率、气道压、出血量、输液量、尿量等,哪个数据偏离了正常,生命就可能出现危机,如果不能及时发现、判断和解决导致危机的原因,生命可能就会悄无声息地离去。而麻醉科医生正是坚持在整个手术中默默关注并及时调控这些数据的人,这也是有人形容"外科医生治病,麻醉科医生保命"的原因。

麻醉维持过程中麻醉科医生应用静脉麻醉药、吸入麻醉药或两者组合来维持麻醉,根据手术的不同过程来调控麻醉深度,确保在整个手术过程中患者舒适、安全、平稳。手术的不同过程对患者的刺激各不相同,比如切皮、探查等都是刺激非常大的操作,而脑内操作、肠道吻合等则相对刺激较小。麻醉科医生必须了解不同手术的过程及特殊步骤,提前调节好适当的麻醉深度,做到"恰到好处"地麻醉,否则过深的麻醉可能使患者血压下降、心率减慢、心脏及脑供血不足;而过浅的麻醉导致血压上升、心率增快等,引起心脏负荷加重,一些有心脏病的患者可能因此诱发心肌梗死。手术过程中麻醉科医生对麻醉深度的判断,除了根据患者的生命体征信息和麻醉药理知识,还可应用一些特殊的仪器如脑电图、肌松监测仪等综合评估,适时追加药物,使患者平稳地度过手术期,避免任何术中知晓或应激状态。

除了维持患者"睡着"的状态,麻醉科医生还需关注并积极调控手术过程中一切干扰患者生命体征的特殊情况,如大出血、过敏、心肌梗死、哮喘等。比如对于术中突发的情况,如低血压,麻醉科医生需迅速找出原因(如出血过多?过敏?麻醉过深?心脏功能异常……),做出有针对性的处理。除了麻醉药,手术室需要配备几十种支持各类生命体征的药物,如升血压药、降压药、心肌缺血治疗药物、哮喘治疗药物、抗过敏药等以备麻醉科医生使用。

概括而论,麻醉科医生在手术过程中的作用是,虽然患者在经历一个大手术和创伤,但麻醉科医生避免使患者的各个器官经历极限运动,确保患者"安静入睡",最大限度地保护患者身体的各个器官功能。

(4)麻醉苏醒——飞机着陆

顺利地度过了手术期之后,患者需要从麻醉中苏醒。麻醉科医生可精确计算并调控这个过程,适时停用麻醉药,应用一些药物来对抗及消除麻醉药的作用,给一定的止痛药来应对术后的疼痛,使呼吸、循环等各个系统的功能恢复正常。在患者的生命体征平稳,自主呼吸恢复正常,意识有一定程度的清醒,咳嗽反射都恢复良好的前提下,麻醉科医生给患者拔除气管导管。大多数患者在术后恢复室苏醒,我们将在下文详细介绍。

概括而论,全麻通过药物在短时间内使患者从清醒状态到麻醉状态,并在手术过程中保持这个状态,患者没有意识,没有疼痛,没有记忆,没有任何肢体的活动,并保持生命指征尽可能接近正常状态,而一旦手术结束停止或拮抗麻醉药物,能让患者在短期内苏醒。

3. 有其他影响意识的麻醉方法吗

如果把全麻理解为"睡觉",那还有一种麻醉方法值得一提,即镇静麻醉,麻醉科医生应用不同种类及剂量的镇静药让患者处于不同程度的镇静状态。轻度镇静,可缓解焦虑但意识清醒,一般呼吸不受影响;中度镇静患者感觉困倦或入睡,但易被唤醒,但可能不能回忆术中发生的事情,呼吸可能受一定的抑制;深度镇静,就如全麻一样,无意识无记忆不易唤醒,此时经常伴随呼吸抑制,麻醉科医生需严密监视呼吸状况,并适当给患者吸氧或辅助通气。镇静麻醉可单独应用于一些短小、创伤较小的手术,也可辅助神经阻滞或局麻,缓解患者的紧张焦虑情绪。

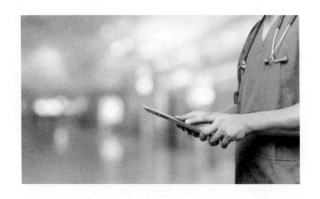

4. 全麻有哪些危险

　　麻醉科医生在术前访视患者的时候,会交代一些与麻醉方法相关的并发症,这并不是吓唬患者及家属,事实上,这些风险和并发症的发生率虽然不高但确实存在,主要与麻醉用药、麻醉操作及术中处理有关。全麻中常见的不良反应有头痛、恶心呕吐、寒战等,这些都与麻醉药有关,通过处理在短期内都能恢复;与人工气道建立相关的并发症有牙齿损伤、口咽部软组织损伤、咽喉部疼痛等;其他一些较严重的并发症为药物过敏、误吸性肺炎、术中知晓等;最为严重的为脑损伤、心搏骤停,甚至死亡,常与麻醉过程中不能充分供氧、麻醉药过量及失血没有及时纠正有关。当然很多并发症并不仅是麻醉的因素,是麻醉、手术因素及患者的病情的综合影响的结果。随着麻醉科医生水平的提高及监测技术的进步,致命性的麻醉并发症将越来越少,全麻将更安全。

　　全麻没有绝对的禁忌证,但对一些危重患者全麻药对其心血管系统的干扰可能会导致病情加重。对肺部感染、哮喘、气胸等患者,全麻时气管插管、麻醉正压通气等可能会加重病情发展,此时应权衡利弊,选择更安全有效的麻醉方法,如区域麻醉,局部麻醉或不进行气管插管的镇静麻醉。

【麻醉中的气道管理】

在手术麻醉过程中始终保持患者呼吸道通畅和氧气供应充足是麻醉科医生最重要的工作之一，气道管理也是每一个麻醉科医生必须掌握的重要技能。

5. 气道管理的工具有哪些

除了充分了解呼吸系统的应用解剖与病理知识外，麻醉科医生需熟练掌握各种不同类型的通气道，如口咽通气管、鼻咽通气管、面罩、喉罩、气管内导管或支气管内导管等。其中面罩、气管导管及喉罩是三种主要的通气道，它们在不同的时期，有不同的适应证。

（1）面罩

面罩于 1917 年发明，是放置在患者口鼻周围，通过特殊的管道连接到麻醉机或呼吸囊，用于传输麻醉气体和氧气的一种设备。面罩质地柔软，通过施加一定的压力可使其严密地放置在患者口鼻周围，全麻诱导时常用它来进行气管插管前的供氧；对于一些短时小手术，也用来替代气管插管给患者通气及传输吸入麻醉药。应用面罩虽然能保证密闭，但却无法保证供给的气体完全进入气管，对于一些气道有阻塞的患者，如严重打鼾者，在入睡后舌往后坠，部分或完全堵塞气道，此时经过面罩施加的氧气无法顺畅进入气管，而进入胃，这时需要麻醉科医生的辅助手法，如提下颌（使舌体前移）或放置口咽、鼻咽通气道等，以保持呼吸道顺畅，确保气体能顺利进入。

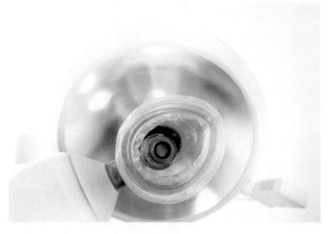

（2）气管导管

气管导管是一种用柔软透明塑料材料制成的，内径从 2 毫米到 10 毫米不等的导管，根据不同手术的需要设计为不同的类型，如在管道内放入钢丝抗折的加强管、用特殊材料制成的抗激光管或设计为可以让两侧肺分别通气的双腔气管导管。它经口或经鼻插入咽喉部，经过声带插入气管，应用高容低压的套囊保证气管导管与气管壁紧密结合，提供通气、保护并隔离肺，防止血液、唾液、胃液等流入肺。手术过程中麻醉科医生选择气管插管的原因很多，一个重要的原因是给应用肌松药的患者提供连接麻醉机的通道；其次有套囊的气管导管可以防止胃液等流入气道引起误吸性肺炎，对于有高呕吐误吸风险的患者，如对于术前吃东西、病态肥胖、孕妇、食管裂孔疝、肠梗阻等患者，这些尤为重要，即使做短时小手术也需要插入气管导管；再次对于头颈部、胸、腹部大手术应用气管插管也能更好地保障气道安全；一些危重患者，术后需要长期呼吸支持的，也需要用气管插管。

气管插管是个刺激很强的过程，清醒的患者几乎难以耐受气管内插管，所以插管经常在麻醉达到一定深度后实施。全麻时气管导管常常在患者入睡后插入，在完全清醒前拔出，所以患者一般感受不到这个过程。对于个别预计插管困难的患者，麻醉科医生出于安全考虑在插管过程中虽然保持患者的自主呼吸,但也必须应用适当的镇静镇痛药并做充分的咽喉部及气管表面麻醉,以减少插管过程中的不适感觉。插管过程中辅助的工具有喉镜,纤维支气管镜及各类可视设备等。

留置气管导管很少有并发症,除非长期应用气管导管的患者,主要的并发症是与插管的过程相关的。轻微的并发症主要有口咽部软组织损伤,咽痛,这些都不需要特殊治疗,在短期内即能恢复的。若患者有牙病、气道解剖特殊致插管困难,可能引起牙齿损伤、松动或者脱落。有些患者插管后出现持续声音嘶哑、饮水呛咳,可能是插管过程中支撑声门部的一个软骨脱位,需要及时处理复位。对于肺及气道病变的患者,如气管炎、肺气肿、哮喘患者,气管导管对其刺激性较大,可能会导致不良影响,如长期卧床肺部感染的患者,气管插管可能会使其感染恶化,所以对此类患者应酌情选择其他可避免气管插管的麻醉方法。

通常每 1 000 例患者中就有 2~3 例患者会很难实施气管插管,如果患者曾被告知自己经历过困难插管,一定要将这一情况告知给你的麻醉科医生,现在科技的发展,虽然已经有很多应对困难气管插管的工具,但前提是,必须充分认识及提前准备以应对困难气道。

(3)喉罩

很多患者的气道可通过喉罩来保障,它是由柔软的塑料或橡胶做成,可充气,放置于咽喉部,开口正对着声带,另一端连接麻醉机通气。由于它不用经过声门和气管,对气道的生理干扰更小;插管的时候不需要辅助喉镜等器械,操作简单,刺激性小,创伤小;对麻醉深度的需求也比气管内插管小,而且患者可以不用肌松药。常用于短小手术患者的麻醉中通气,或者急救时的紧急通气道。但喉罩并非适用于所有的患者,由于它与气道的密闭性较差,有时在麻醉机通气时容易漏气,漏气程度常与手术时间长短、患者体位、颈部紧张度有关；由于气道与食管之间的距离较近，喉罩置入后与食管口之间的隔离不够充分，麻醉气体有可能进入胃，尤其当食管下段括约肌张力减退时，容易出现呕吐、反流、误吸等危险；同时喉罩不能很好地阻隔呕吐物进入气管；喉罩的置入使气管内的痰液吸引变得比较困难。不良反应主要为咽喉部软组织损伤及咽痛等。喉罩虽然优势明显，但也有一定缺陷，现今仍不能完全替代气管导管的作用。

在一些紧急情况下，上述方法都不能建立有效的人工通气道，无法给患者通气时（如患者解剖变异、口咽腔肿瘤等），麻醉科医生必须采取紧急措施如直接气管切开，环甲膜穿刺等建立急救气道，以快速给患者供氧而避免严重不良后果。

6. 如何应用麻醉机调节呼吸

在呼吸机或麻醉机的帮助下维持气道通畅、吸入氧气并排出二氧化碳的过程，称为机械通气。机械通气与自己正常呼吸最大的区别在于吸气时的压力，正常呼吸吸气时是负压，而机械通气吸气时是正压，除此以外，呼吸参数的设置都尽可能与自然状态相近，如吸气量、呼吸次数、吸气呼气时间等。麻醉机可按照这些参数，准确地给患者通气。在整个麻醉过程中，这些设置的参数并非一成不变，而是根据每个患者的特殊情况及术中的特殊要求不断的调节。如有些患者有肺大疱，为避免肺大疱破裂，调节的重点是保证通气时压力不至于过高；而对于肺交换功能不好的患者，可能需要延长吸气时间，并增加呼气时气道的压力，促进氧气在肺内交换；对于高代谢状态的患者可能要加大通气量等。

机械通气毕竟是个非自然的过程，对人体也会存在一定的干扰。常见问题有通气时的正压使肺组织产生压力伤，严重的可能导致患者产生气胸;正压通气影响血液回流至心脏,引起血压下降,尤其对于失血过多或脱水的患者;其他还有引起或加重呼吸道感染、肺不张、喉损伤、气管损伤等,但这些多发生在长期应用机械通气的患者,在手术麻醉的过程中,经过麻醉科医生的精心调控,发生率都能控制到较低的水平。

7. 怎么评估呼吸功能

那怎么能知道麻醉机供给的气体是否合适呢?现代的监护仪都能实时提供呼吸参数监护,如氧饱和度监测可提示供氧是否足够,二氧化碳监测能提示通气是否足够,其他的监测有氧浓度、通气量、气道压等,麻醉科医生可根据报警信息及时发现存在的问题。对报警信息的判断及进一步处理有赖于麻醉科医生的技术水平,如导致气道压力增高的原因可能有十几种之多,导管打折、气管痉挛、人机对抗、外界压力等,需要麻醉科医生及时准确找出原因,有效治疗。除了关注监护信息外,麻醉科医生还需时刻关注很多细节:如导管的位置,过深可能进入一侧肺,过浅又可能脱出气管;导管内痰液堵塞;管道打折;适时追加肌松药以免患者与麻醉机对抗。此外,在手术麻醉过程中,麻醉科医生还必须识别和处理异常气道情况如气管痉挛、喉痉挛、肺水肿等。

气道的管理是麻醉科医生工作的基础和重中之重,只有维护好气道的功能,才能保障患者的生命安全。

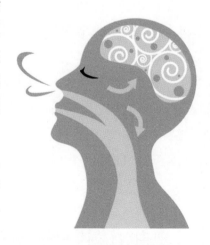

【椎管内麻醉】

相对于全麻,其他麻醉方法被通俗地称为"半麻",专业的称谓是"区域阻滞"。通常是将局麻药注入脊髓或神经干的周围以使神经支配部位疼痛信号不能传送到大脑,也就是干扰电话线功能。区域阻滞分为椎管内麻醉和神经阻滞,以下我们分别介绍这两种麻醉方法。

8. 什么是椎管内麻醉

椎管内麻醉,也就是大家常说的"在背上打麻药",将麻醉药打到脊髓或脊神经周围而发挥麻醉作用,分为蛛网膜下腔麻醉(腰麻或脊麻)及硬膜外麻醉,是一些常见手术如剖宫产、阑尾炎等下腹部及下肢手术的最常用麻醉方法。在麻醉过程中患者一般是清醒的,有些人对它心存恐惧或有误解,其实在一些特定的手术中,它们较全麻更有优势。

9. 腰麻和硬膜外麻醉有什么区别

虽然这两种麻醉方法都是摆弓背的体位,在背上打麻醉药,甚至在同一点打针,但麻醉效果可能不同,那不同点在哪? 怎么来选择采用哪种麻醉方法呢? 我们通过比较两者的差别来详细了解这两种麻醉方法。

首先,两者解剖结构不同。硬膜外腔在蛛网膜下腔的外面,它们之间有两层薄如纸片的膜相隔,分别是硬膜和蛛网膜。蛛网膜下腔内包裹的是脑脊液和脊髓,硬膜外腔有脊神经、血管、脂肪、结缔组织。腰麻时需要将麻醉药注射到蛛网膜内作用于脊神经根，判断的标准是回吸到脑脊液；而硬膜外麻醉是将麻醉药注射到硬膜外的脊神经，判断的标准是穿刺过程中阻力突然消失且回抽没有脑脊液。临床上硬膜外麻醉可在脊柱的任何部位如颈部、胸部、腰部进行。而腰麻仅选择下腰部穿刺，主要是为避免高位的脊髓损伤及麻醉阻滞范围过广，对生理干扰大。

其次，用于麻醉的穿刺针不同，腰麻穿刺时常用带有针芯且细如马鬃般的穿刺针，观察有脑脊液流出后，注入局麻醉药和阿片类药，一旦注射完毕，穿刺针即可拔出。而硬膜外穿刺针，管径较粗，操作需尤为谨慎，一旦出现阻力消失感表明针到达硬膜外腔，固定针，拔出针芯，通过针腔置入一个塑料的导管后将穿刺针拔出，通过这根导管，注入局麻药及阿片类药，通常导管可在体内留置几天。对于有些解剖变异、腰背部手术后的患者，如果对于穿刺针是否进入硬膜外腔的判断比较困难，以致麻醉效果无法保障时，应用腰麻，以脑脊液流出作为穿刺针到位的标准，则能确切地保证效果。

再次，两种麻醉方法的起效、持续时间及阻滞效果不同。腰麻是单次注药，药物与脑脊液混合后发挥麻醉作用，通常注入的局麻药麻醉作用可保持 2~4 小时，阿片类药可持续 10~24 小时。由于腰麻时药物直接与脊髓结合，所以麻醉起效较快、阻滞完全，阻滞区以下肢体全部麻木。而硬膜外麻醉时，通过硬膜外腔留置的导管注药，药物在硬膜外腔扩散作用于神经，常需要 20 分钟完全起效，硬膜外导管可留置几日，可用于术后给药镇痛。硬膜外腔并非一个连续相通的腔隙，它有一定的节段性，所以根据麻醉的部位不同麻醉的效果也有节段性。如我们可以仅麻醉胸部、腹部等。但由于硬膜外麻醉时判断穿刺针到位的标准是阻力消失感，但并非每个患者都非常确切，所以有时会出现麻醉不全面，或者一侧麻醉的情况。

最后,两者用药量差别很大,腰麻常用 1~2 毫升的麻醉药量就能达到非常满意的麻醉效果,而硬膜外麻醉时通常需要用 10 倍以上腰麻的用药量。

10. 什么是腰硬联合麻醉

硬膜外和腰麻各有利弊,腰麻起效较快,但持续时间短,而硬膜外起效时间稍长,却可以维持较长时间,为了取长补短,于是就有了腰硬联合麻醉,应用一种特殊的针,将针穿刺入硬膜外腔,通过这根针引导再插入腰麻针进入蛛网膜下腔。将初次的麻醉药打到蛛网膜下腔,而同时在硬膜外腔置管,用于追加麻醉及术后镇痛。比如急诊剖宫产,应用腰硬联合麻醉,只需在背部打一针,则可先通过腰麻来快速得到满足手术需要的麻醉状态,通过硬膜外可得到满意的术后镇痛,一举两得。

11. 椎管内麻醉有什么危险吗

当硬膜外或腰麻能满足手术需要,同时患者又没有禁忌证时,麻醉科医生通常会选择该类麻醉,但患者对此常有恐惧感或顾虑。

患者最大的顾虑是应用这种麻醉方法,手术过程中清醒。很多患者当听说"半麻"时立即将此与手术中"不能睡觉"相联系,所以非常排斥用这种麻醉方法。其实对于大多数患者,术中都可以辅助镇静药以缓解焦虑,达到不同程度的睡眠状态。但对于产妇在胎儿娩出前一般要避免镇静镇痛药,主要的考虑是担心该类药物影响胎儿。另一个顾虑是穿刺过程中疼痛,其实除了产妇,其他患者在穿刺前也都可以应用一定的镇静镇痛药,但是镇静的程度一般不能太深,因为还需要患者的配合来发现穿刺过程中的异常情况。很多患者还担心万一打了针但却没有麻醉效果,其实对于任何一个区域麻醉,都有失败或者麻醉不完全的可能,此时麻醉科医生会根据实际麻醉的效果,评判手术的需要,决定是否改用全身麻醉,一般麻醉科医生在进行术前咨询的时候,都会将这些告知患者,患者也可将自己的顾虑与麻醉科医生沟通。

腰麻后头痛是椎管内麻醉的一个主要并发症,在年轻女性及用较大管径穿刺针的患者身上发生率更高,主要的原因与脑脊液通过穿刺针外漏,致脑内压力降低相关。常见的症状是头痛,在站立或坐起时加重,平躺后缓解,有些患者还伴有耳鸣、复视、畏光等。随着脊麻穿刺针的改进,现在发生率已相对较少了。患者通过平躺休息,多饮水,口服或静脉应用咖啡因类物质,服用止痛药,一般在一周内多能恢复。在硬膜外麻醉穿刺失误时,如将硬膜外针穿破蛛网膜,由于针较粗,可能引起大量的脑脊液外漏,头痛的症状会更重而且常需要进一步治疗干预。常用的方法为硬膜外补丁治疗:抽取患者的血液注入硬膜外腔,作为"补丁"阻止脑脊液进一步外漏,大多数患者在接受补丁治疗后能缓解头痛。治疗过程中,个别患者会有腰背部酸胀不适,但通常能自行恢复。

穿刺过程中神经损伤、组织损伤及出血是另一大并发症。这与麻醉科医生的技术、患者解剖结构异常、反复穿刺有关。神经损伤引起严重肢体感觉和运动障碍的发生率微乎其微,如果麻醉药消退后仍然有下肢的感觉或运动异常,一定要与麻醉科医生沟通,以明确是否有神经损伤的可能以期早期治疗。对于有些有出血倾向的患者,由于这是个有创伤的操作,穿刺时可能因出血导致大血肿形成而压迫神经,这常需要紧急手术清除血肿,如果发现不及时或没有及时处理,可能导致患者截瘫。所以麻醉科医生在术前详细询问有无服用阿司匹林之类的抗凝药病史,检查凝血功能也是出于这个考虑。对于有出血倾向患者,麻醉科医生一般都避免硬膜外或腰麻。

　　其他的并发症主要有恶心呕吐、呼吸困难,这与麻醉后血压剧烈下降或麻醉阻滞的平面过高有关,通过给升压药、吸氧、输液常能缓解。此外麻醉过程中,如果不慎将局麻药打入血管可能会引起局麻药中毒;将硬膜外腔的药打入蛛网膜腔,由于药量较大常可引起全脊髓麻醉,患者表现为意识消失,呼吸停止,心脏功能受抑制,如果没有及时发现并处理的话可能会让患者致命,但如果处理及时,通常局麻药的药效过后,麻醉平面逐渐消退,患者也就可恢复正常,在注药的过程中反复回抽确认常可避免这一不良并发症。

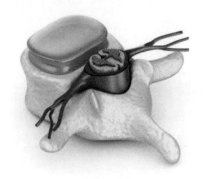

12. 哪些人不适用椎管内麻醉

　　椎管内麻醉的成功取决于患者的解剖正常、麻醉科医生对解剖结构的了解及穿刺技术。但这种麻醉方法并非适用于所有患者,它的主要禁忌证有患者拒绝、穿刺部位感染(因脑脊液与大脑相通,有潜在的危险引起脑内感染或脓肿)、脊柱及神经系统畸形、解剖变异使穿刺困难(后背部手术或关节强直侧弯)、进行性神经性疾病、严重血容量不足(脱水或休克患者)、凝血功能障碍(包括服用抗凝药)等。穿刺困难的情况主要有:肥胖患者、老年患者,骨骼之间的韧带钙化致无法置入穿刺针。

椎管内麻醉的优势明显,而且较全麻更经济,现在临床上应用也非常广泛。下腹部或下肢手术可单独应用椎管内麻醉完成手术,对于这些部位的大手术或其他部位的手术,椎管内麻醉可能不能完全满足手术麻醉的需要。现在临床上硬膜外复合全身麻醉的方法应用也非常广泛,全麻保证麻醉完全,硬膜外麻醉提供满意的术中及术后镇痛,减少了全麻药的用量,利于患者早期恢复。

【神经阻滞麻醉】

13. 什么是神经阻滞

神经阻滞是将局部麻醉药注射到神经干、神经丛、神经节的周围,使其所支配的区域神经传导受阻而产生止痛效果,通常阻滞的范围与神经支配部位相关,神经干 > 神经丛 > 神经节。神经阻滞有椎管内麻醉类似的优点,如不需要给气管插管、恶心呕吐概率小、可提供较长时间的术后镇痛、对呼吸循环干扰小等;而且较椎管内麻醉相比,它的阻滞范围更精准,如可阻滞一侧的膝关节,而不像腰麻时阻滞整个下肢。常用的神经阻滞有肋间、椎旁、眶下、坐骨、股、指(趾)神经阻滞,臂神经丛、腰神经丛阻滞。神经阻滞可以单独应用于手术麻醉,也可辅助用于术后镇痛,如应用股神经阻滞作为膝关节置换手术术后镇痛,应用椎旁阻滞作为乳腺手术的术后镇痛等。

14. 怎么做神经阻滞

神经阻滞的效果取决于麻醉时穿刺针接近目标神经并保证整

个注药过程中穿刺针定位良好。主要的并发症有神经损伤、穿破血管形成血肿或局麻药中毒、气胸等。这就要求实施神经阻滞的麻醉科医生必须熟悉局部解剖，了解穿刺针所要经过的组织，以及附近的血管、脏器和体腔等。传统的方法是根据解剖定位，通过患者的异感或触电感觉来判断穿刺针的位置，穿刺的成功有赖于麻醉科医生的经验，操作不当可能会损伤神经，也有可能麻醉效果不佳。近几年随着技术的进步，神经刺激仪及超声引导的辅助应用大大提高了神经阻滞的安全性及有效性。通常在穿刺针后接上神经刺激仪，通过调整电流强度，观察肌肉活动，判断穿刺针是否接近神经干，通常针尖越接近神经，激发肌肉收缩所需的电流强度就越小。如 1.0 毫安或以下的电流即能引出肌肉反射，则可表明针尖接近神经，但是需要麻醉科医生详细了解神经的支配。超声引导的神经阻滞可以在明确定位的前提下穿刺，大大提高了成功率，减少了并发症的发生。

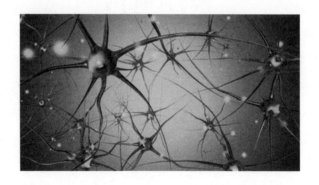

15. 区域阻滞比全麻好吗

许多内科甚至外科医生认为区域阻滞较全麻更安全，尤其对于危重患者，让我们详细比较一下。

较全麻相比，硬膜外麻醉提供了满意的术后镇痛，利于患者早期活动,同时由于不需要气管插管等对患者的气道刺激,术后呼吸并发症也降低了,减少老年人术后神经认知功能障碍,而且在一定程度上降低了术后静脉血栓的发生率。

但是它们的"半麻"局限性使其不适用于所有手术,在阻滞不全的情况下使患者在手术过程中经历痛苦。而且虽然椎管内麻醉及神经阻滞不干涉气道,但操作过程中潜在的意外和并发症使得患者处于危险状态,所以对这类患者,准备工作与全麻类似,需要配备麻醉机,监护仪及急救药品,以在危急情况下迅速救治。

麻醉科医生选择区域阻滞主要是根据具体手术,术后是否有静脉血栓的风险,呼吸功能的维护,术后镇痛的考虑。对于每一例手术,术中麻醉处理的过程远比选择某种麻醉方法更重要。现今复合麻醉逐渐开展,全麻复合硬膜外或神经阻滞,以取长补短,充分发挥各类麻醉方法的优势。

【局部麻醉】

局部麻醉是一种在手术部位施以局部麻醉药的方式,顾名思义,由于药物效果只局限在开刀部位,所以适用一般的小手术,通常由手术医生实施。常用的方法为局部注射麻醉或表面麻醉。表面麻醉可应用于眼、鼻腔、口咽腔、气管等部位。局部麻醉的患者手术过程中是清醒的,如果患者焦虑,也可辅助用一些镇静药达到一定的放松作用,这时就需要麻醉科医生参与了。

局部麻醉虽然是相对简单,但实施不当,也可能有致命的后果。如果不慎将大剂量的局麻药注入血管可引起局麻药中毒,毒性作用主要为神经及心脏毒性。神经毒性表现为头痛、舌麻木、耳鸣、抽搐、意识消失、呼吸停止,通常医生会在局部麻醉时不停询问患者有无上述异感,以确保局麻药没有入血。心脏毒性较少见但却足以短时间内致命,常见的症状有高血压或低血压、心动过速或过缓、室性心律失常、心搏骤停。

局部麻醉实施方便,对机体干扰小,恢复快,相对安全,而且经济,是短小表浅手术的最佳选择。

【麻醉恢复室】

开完刀后多久麻醉才会退? 是不是马上就可以回病房呢? 在麻醉恢复室待一段时间,那到底在里面做什么? 要待多久呢? 我们以下详细介绍。

16. 恢复室是什么地方

麻醉科医生工作的主战场除了手术间,还有一个重要的地方为恢复室。麻醉恢复室是接收、监测、治疗手术室中未苏醒的全麻患者,半麻但应用镇静药仍未清醒的患者,手术后生命体征不稳定需要短时间严密观察患者的特殊场所,也是麻醉科的重要一部分。恢复室常配备了麻醉科医生及专业的恢复室护士,装备了呼吸机、监护仪,及各类急救设备和药物。

17. 恢复室的主要功能

手术结束后,全麻作用的消失和各项生理功能的完全恢复,需要一定的时间,这个过程若患者没有得到精心护理和仔细观察,可能出现意外,甚至死亡。据统计,术后 24 小时内出现死亡的病例,如果通过严密监测,有 50% 应可以避免。麻醉科医生安全地把患者转运至麻醉后恢复室,主要观察意识状态;评估呼吸功能,适时拔除气管导管;监测并处理循环状况;观察一些恢复指征如肢体活动程度等;治疗疼痛及评判何时转入普通病房并处理一些不良反应,如恶心、呕吐等。

　　患者醒后的感觉各异,很多患者醒后觉得很"茫然""惊讶""睡了一大觉""大脑一片空白",可能几分钟后才能想起自己刚经历了手术;有些患者在深呼吸或咳嗽时会有伤口疼痛;大部分患者会觉得咽喉部不适,这主要是与气管插管操作有关;还有相当一部分患者会因为导尿管的刺激而有憋尿的感觉;或由于长期平躺而有腰背酸疼的感觉,这时麻醉科医生或护士会在患者身边,给患者细心的呵护和照顾。

18. 麻醉恢复期的常见问题有哪些

　　患者的苏醒期也是另一个危急情况高发期,常见的问题有苏醒延迟,与患者年老、体弱、手术时间长、术中出血多、体温低、麻醉过深等有关,但一般经过较长时间的药物代谢后,患者常能苏醒。其他较常见的有苏醒期躁动,患者表现为精神激动,意识模糊,不能自控等,原因很多,可能与缺氧、二氧化碳蓄积、伤口疼痛、肌松药残余及麻醉药未代谢完全有关,需要麻醉科医生准确判断并对症处理。其他的常见问题还有术后寒战、恶心、呕吐、疼痛,这都可通过一定的药物来对症处理。

19. 什么时候能离开恢复室

　　当患者出现以下情况,便符合离开恢复室的标准了:

　　(1)意识清醒、并且有适当的反应以及能保持呼吸道通畅。

　　(2)上呼吸道功能正常且反射恢复,换气量足够且稳定。

　　(3)心脏血管系统平稳。

(4)手术部位已不再出血。

(5)没有呕吐且有适当的疼痛控制。

总之,恢复室是手术之后给患者提供完备照顾的地方,确保患者在顺利经历手术后,平平安安回到病房。

综上所述,各类麻醉方法各有利弊,因人而异。同一种手术可以选择不同的麻醉方法(比如阑尾炎手术,可以选择硬膜外麻醉,也可选择全身麻醉),或可复合应用两种麻醉方法(如胸外科手术可以应用全身麻醉复合硬膜外麻醉),通常麻醉科医生会评估每个患者的健康状况、疾病史、用药史、手术情况并考虑患者的意愿综合判断,选择最有效、最舒适、不良影响最小、最适合患者的麻醉方法。但在手术过程中,如何维持麻醉确保患者舒适、安全、平稳,远比选择哪类麻醉方法更重要。

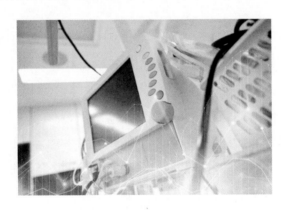

第六章

麻醉不简单

1. 麻醉科医生是打一针就没事儿了吗

在绝大多数非医学专业人士的眼中，麻醉神秘而内藏玄机，大家更习惯称"麻醉科医生"为"麻醉师"，认为这个职业的全部工作内容就是给患者打一针"麻醉针"，等患者睡着就可以万事大吉地结束工作了，轻松而逍遥，又不治病，算不上是医生，唯一需要的技术就是"算好麻醉药剂量，别把药给多了患者醒不来，也不要给少了让患者疼"；而这种想法甚至也存在于很多没有亲眼看见过麻醉科医生日常工作的其他科室医疗人员中间。

而事实上，随着现代医学的发展，临床麻醉学囊括的内容越来越多而逐渐发展成为了一门广义上的围术期医学，大众所了解的狭义上的麻醉——"消除患者在手术中的痛觉和意识"也只是麻醉工作中的一小部分。麻醉更多的关注点是在如何使患者安全、平稳地度过手术并使身体各项功能快速恢复。因此麻醉专业是一门需要具备多学科医疗知识和麻醉专业素养、高工作强度、高精神专注度的高风险医疗职业，麻醉科医生不但是一台手术中出现最早、离开最晚，始终寸步不离地守在患者身边直至患者平安返回病房中的人，更是那个从术前到术后时刻密切关注患者疾病手术进展及各项生命指标变化、并在第一时间迅速做出病症判断及开展正确治疗抢救措施，让患者平稳度过手术期的生命守护人。

2. 为什么进行麻醉术前访视

以"每个手术患者都能平安度过手术期"为宗旨，他们的日常工作至少从患者手术前一天起就拉开帷幕。

麻醉科医生们首先要为患者的手术生命安全做第一道严格把关。这时麻醉科医生需要详细阅览患者病历及各项实验室检查，深入了解患者手术疾病及所有合并疾病病情状况，与主刀医生沟通患者手术方式及手术关键步骤从而确定每个患者的麻醉关注点。

接着麻醉科医生需要亲自去病房访视自己的患者，问诊患者各器官系统病史及用药史，为患者详细做各项麻醉用药及麻醉操作相关身体检查，进而综合评估和判断患者目前身体状态是否可以承受相应手术麻醉及出现相关手术麻醉风险的系数。这些均需要麻醉科医生对各种类型手术麻醉的特点和各系统疾病的病理生理特点了如指掌，如若发现患者目前某一方面身体指标不适宜相应麻醉和手术，则需要协助外科医生共同完善患者该疾病检查治疗使其器官功能达到术前最佳状态、从而最大程度将相关麻醉手术风险降到最小。

完成这一系列工作后，麻醉科医生要为适合手术麻醉的每一个患者制订个体化的麻醉方案并对患者和家属做麻醉前准备的宣教、麻醉过程及麻醉风险的告知并签署麻醉同意书。

3. 如何实施麻醉操作及术中监护

　　手术当天,麻醉科医生要最早进入手术室检查所有麻醉相关设备器材是否正常运行,然后准备好各类麻醉药品、急救药品及麻醉操作用品。

　　等患者进入手术室后,麻醉科医生为患者连接基本生命体征监护如心电图、血氧饱和度指套、袖带血压计和体温监测,并依照不同的手术级别和患者病情需要建立肢体动脉测压通路、反映意识状态的脑电监测、反映肌肉松弛程度的肌松监测、反映脑血流量的脑氧饱和度监测等。

　　麻醉科医生在建立所需监护措施后依照麻醉预案在患者的配合及各项监护下完成所需麻醉操作和麻醉药物给予,如全身麻醉下气管导管置入,椎管麻醉穿刺及神经阻滞麻醉穿刺等。待患者进入平稳麻醉状态后,再次依照不同的手术级别和患者病情需要建立近心大静脉输液通路、监测心脏功能的心脏 / 大血管导管和经食管超声仪等创伤性监测,手术才得以顺利进行。在手术进行的全程麻醉科医生都要密切关注每一步手术操作刺激给患者所有监测指标带来的变化,不断调整各类麻醉药物及心血管等药物用量使患者各器官系统功能监测指标浮动在正常范围。

　　除了上述监测,术中麻醉科医生还要定时采集患者不同部位血液进行成分分析,动态了解患者术中每一时刻动脉、静脉或混合静脉血液中所含各类血细胞及不同气体离子浓度、心肌梗死和心衰指标、凝血功能和肺功能,评估并计算患者失血量、输注液体 / 血液制品 / 钾钠钙等生命必须离子的补充量;诊断并处理患者术中各类心律失常、急性心肌梗死、急性心力衰竭、严重呼吸道痉挛(包括气管痉挛、喉痉挛等）、急性呼吸衰竭、过敏性休克、出血性休克等突发事件及对急重症患者进行抢救。

 ## 4. 如何实现麻醉苏醒及患者安全转运

手术结束后，麻醉科医生要在手术室或麻醉恢复室内为患者做麻醉复苏和术后镇痛治疗，直到患者意识清醒、可以正常交流，全身肌肉活动正常，手术切口没有明显疼痛，各器官系统监护指标正常。

最终麻醉科医生与手术室护士、外科医生一起将患者从手术室平安送回病房。此时麻醉科医生在患者转运及患者过床中负责患者生命体征监测和急救处理，最后与病房主管患者的医生做好患者交接工作，交代患者术中特殊情况及患者离开手术室前最终各项实验室检查结果、输液及输血量等。

术后访视也是临床麻醉工作中很重要的一部分。在患者麻醉手术后第一天，麻醉科医生需要再次对患者进行床旁访视、问诊和治疗麻醉相关副作用：如半身麻醉后严重头痛、全身麻醉气管插管后声音嘶哑及咽喉疼痛、恶心呕吐、认知能力下降等；并结合患者术后疼痛的程度调整术后镇痛方案。

以上列举的也只是麻醉科医生日常工作的一部分。除此之外，他们还要全年无休地每天 24 小时负责整个医院的急重症患者抢救协助气管导管放置、产妇无痛分娩及随时会接入手术室的急诊手术患者抢救及麻醉。对于麻醉科医生来说，彻夜不眠工作的夜班已是家常便饭，第二天下夜班睡一觉后，又要继续投入新的工作。

5. 为什么麻醉手术当中麻醉科医生始终守在你身旁

老一辈的麻醉科医生常说一句话"只有小手术,没有小麻醉",讲的就是麻醉科医生需要对患者时刻进行密切监护的重要性。而要理解这句话,我们就首先要从麻醉的本质说起。

麻醉方式从大的框架来说主要分为全身麻醉和局部麻醉。

通常意义上的全身麻醉是指术前用麻醉药物诱导患者进入麻醉状态,使大脑皮质兴奋性降低、失去痛觉和意识并维持可以满足相应手术要求的肌肉松弛程度,从而进行手术。这里就涉及了全身麻醉药物中的三大类麻醉药物:麻醉性镇痛药物、镇静催眠药物、肌肉松弛药物。

与我们生活中常用的镇痛药物不同,麻醉性镇痛药物因其作用在大脑皮质的阿片受体而有着更为强大的镇痛功能,可以使患者在经历开胸、开腹这样大的手术创伤时感觉不到疼痛;但同时由于其对脑干的心肺中枢也会产生明显抑制作用,使得用药达到一定剂量后患者便会出现呼吸心跳变慢及血压下降,当此种抑制到达一定程度不被发现处理的话患者将会出现休克、呼吸衰竭及死亡;而对于本身就有缺血性心脑血管疾病的患者来说抑制早期即会诱发心脏及脑部缺血梗死、危及生命。因此麻醉性镇痛药在用药过程中麻醉科医生需要对患者的心率、血压、心电图及呼吸功能进行密切监测,必要时给予升高心率血压的药物及呼吸机辅助呼吸通气治疗。

镇静催眠药物可以显著降低大脑皮质兴奋性、使患者进入无意识的类睡眠状态,这一点在全身麻醉中尤为重要。患者在手术过程的很多时候由于肌肉松弛药物的作用不能活动身体和表达意愿,当镇静催眠药物给予不足时,患者会很大概率发生术中知晓,患者会感受到手术中的每一个步骤或伴有疼痛及无法活动的恐惧,常常会导致术后很长时间发生创伤后应激综合征,影响到精神状况和正常生活;而相反,过多的镇静催眠药物应用会造成患者在麻醉过程中发生大脑皮质过度抑制、甚至影响到正常生命体征维持或造成术后认知功能下降、学习能力和记忆力减低等,尤其对于脑功能下降的脑血管疾病患者及高龄老人,认知功能障碍还与远期存活率有显著关系。因此术中麻醉科医生需要对患者的脑电活动进行分析监测,不断调整药量使患者镇静深度在安全范围内。除此之外,患者在镇静催眠状态下咽喉及舌部肌肉松弛可能发生上呼吸道梗阻和缺氧情况,若此种情况未被及时发现可能会使患者长期脑缺氧成为植物状态甚至死亡;而胃贲门的松弛可诱发内容物反流至咽部或口腔、并在患者无意识状况下随呼吸运动进入呼吸道和肺造成呼吸道梗阻、吸入性肺炎,严重者影响肺功能和全身供氧,甚至死亡。因此在全身麻醉前麻醉科医生均会告知患者禁食禁饮 6~8 小时,并在应用镇静催眠药的过程中监测呼吸功能和血氧饱和度,必要时给予患者供氧治疗和呼吸支持。

6. 为什么应用肌肉松弛药必须进行机械通气

顾名思义,肌肉松弛药物可以阻断神经对肌肉的支配从而使患者全身肌肉松弛,这一作用可为外科操作提供更广阔清晰的操作视野和更大的操作空间、有效降低外科操作难度。而当患者全身肌肉松弛后,由于呼吸肌不再运动从而导致呼吸停止;加之如前所述麻醉性镇痛药物和镇静催眠药物均会抑制呼吸或导致呼吸道梗阻、引发反流误吸,因此麻醉科医生在全身麻醉的最开始就需要在患者呼吸道中置入一个可以将患者呼吸道与麻醉呼吸机相连接的相对不漏气的中间装置,用机器带动患者呼吸并可同时给予不同浓度吸入麻醉药物维持麻醉状态。这个装置可以是直接置入气管的气管导管、也可以是置入支气管的双腔气管导管和仅置入咽喉部的喉罩。在呼吸机控制或辅助患者呼吸的过程中,需要对患者呼出气体和血液中的氧气及二氧化碳含量进行监测,从而调节各项呼吸参数;此时由于患者整个呼吸过程都由麻醉机控制,因此呼吸通路的任何一环出现问题都可以导致患者呼吸停止、缺氧死亡,其中包括气管导管移位漏气、导管与呼吸机接头断开、呼吸机电源断开及氧气源断开等。这就需要麻醉科医生寸步不离地守在患者身边,当任何一环节出现问题及时发现并处理,守护患者生命安全。当手术结束、患者苏醒时,也需要麻醉科医生通过对患者的呼吸幅度频率的监测、血液氧气二氧化碳含量检测、肌肉松弛程度恢复指标来明确患者自主呼吸恢复状况良好,避免拔除气管导管后患者呼吸功能衰竭、缺氧窒息。

由此可见,全身麻醉中的任一环节均紧密维系着患者的生命安全,整个麻醉过程直至患者返回病房的途中均需要麻醉科医生时刻维持高度的责任心和警惕度、加强对患者的监护以及良好的处理突发事件的能力,很多麻醉意外均发生在进行小手术的全身麻醉中而麻醉科医生放松警惕时。

7. 非全身麻醉还需要麻醉科医生的严密监护吗

答案当然也是肯定的。广义上的局部麻醉又细分为椎管麻醉、神经阻滞麻醉和皮下浸润麻醉等,所用到的局部麻醉药物机制均为直接作用于脊髓或神经从而阻断神经传导、达到抑制皮肤组织感觉和肌肉运动功能的作用。

其中椎管麻醉包括硬膜外腔麻醉及蛛网膜下腔麻醉，又俗称半身麻醉，通俗地讲是指麻醉科医生从脊椎缝隙间将局麻药物注射到脊髓及神经根表面，使得注射部位支配的感觉、运动神经功能被阻断的麻醉方法。因为此种麻醉方法并未抑制患者脑皮质兴奋性，因此患者在整个手术中意识是清醒的。此种麻醉方法虽然不像全身麻醉那样需要建立机械呼吸通路并对患者的呼吸运动进行控制、时刻监测呼吸功能，减少了很多机械通气过程的气管及肺部并发症，但其对麻醉科医生的麻醉穿刺技术和针对不同患者局麻药物药量的把握要求较高，当药量过大或穿刺技术不佳有可能会导致广泛的脊髓平面阻滞甚至影响患者心肺功能，严重时造成"全脊麻"，此时患者全身血管广泛扩张、心跳过速或过缓、血压下降，如未及时监测生命体征并做出相应药物处理严重时可致患者发生低血压休克，甚至呼吸衰竭及心搏骤停。因此在进行椎管麻醉时麻醉科医生也需要寸步不离地守在患者身边，监测患者心电图、血氧饱和度、血压及患者的意识状态变化，询问患者麻醉范围、是否有心慌憋气头晕等症状，发现问题及时给予对症升压、减慢心率治疗，必要时给予扩张心脏供血动脉及强心药物、气管插管辅助呼吸抢救，避免麻醉意外发生。

神经阻滞麻醉是麻醉科医生在神经刺激仪或超声仪器辅助下，找到需要阻滞的神经干和神经丛、并将局麻药物注射在其周围、从而使其支配的皮肤肌肉组织感觉运动功能被阻断的麻醉方法。此种麻醉方法对患者各器官系统功能影响较小，但因为需要的局麻药物用量较多，因此需要警惕过量的局麻药物经组织内的血管迅速吸收入血、从而造成局麻药物中毒反应。此时患者中毒初期会出现烦躁、口角发麻、口干等症状，若未及时发现和处理，后期可能发展为意识丧失、心肌抑制、呼吸心搏骤停，危及生命。

综上所述，由于所有麻醉方法及麻醉药物均为抑制人体的痛觉、意识及运动功能从而使其可以顺利接受手术带来的伤害性刺激,但这些被抑制的功能却恰恰是人体得以感知危险并调整自身各器官功能以应对危险的保护性机制。换句话说,麻醉状态是患者的自身保护性机制和部分维持生命体征的功能被废除的状态,麻醉科医生将患者带进这个状态并有责任通过对患者的各项监测替患者感知危险、并利用药物调整患者各项生命指标回到正常范围,因此说麻醉科医生是患者整个手术麻醉期间的生命守护人。

8. 麻醉手术当中都监护哪些内容

如前所述,时刻密切监测患者麻醉手术中各器官功能状态并给予相应处理使患者各项指标浮动在正常范围、进而确保患者可以平稳度过围术期是每个麻醉科医生工作中极为重要的一部分,具体的监测内容如:麻醉科医生要对患者基本生命体征做常规监测,主要包括心率、血压、心电图、脉搏血氧饱和度、呼吸、瞳孔及体温等。

9. 为什么进行心率及血压监测

维持患者适当范围内的心率和血压是保证机体各部分组织器官在麻醉手术中能够得到正常供血的基本条件。

绝大部分的麻醉药物都有扩张血管、减慢心率的作用,因此过深的麻醉常常引发心动过缓和低血压,如未及时发现和处理会导致患者发生重要脏器如脑组织及肾脏组织的缺血坏死,特别是在一些可以显著减慢心率的手术操作过程中,如牵拉肠道、脑膜、气管时,如未注意监测并提升心率,患者极有可能会发生心搏骤停;而过浅的麻醉又可以因患者无法耐受手术刺激而引发心动过速和血压飙升,此时患者心脏耗氧量大大增加,如未及时加深麻醉,对于心脏供血血管存在狭窄的患者就极易诱发心肌缺血甚至急性心肌梗死,危及生命,同时,过高的血压也会刺激脑及肾脏供血小动脉发生痉挛变细、同样可以造成脑及肾脏缺血,对于本身合并脑动脉局部畸形的患者还有诱发脑出血的风险。

而对于本身合并特殊疾病和进行特殊手术的患者,其心率血压的控制范围又不尽相同。例如合并肥厚型心肌病的患者,需要维持术中心率正常偏高,否则会有心肌梗死的风险;而对于二尖瓣狭窄的患者,又要维持相对较缓的心率,避免心脏搏出血量骤减和肺动脉压力骤升诱发心脏衰竭;对于既往有脑缺血梗死的颈动脉粥样硬化狭窄患者,在手术解除供血动脉狭窄前,要维持正常较高水平血压保证脑组织供血避免新发脑缺血梗死,而在解除血管狭窄后又需要将血压控制在正常较低水平,避免因脑供血突然大幅增加而带来的大脑原发梗死区的再灌注损伤。

调控患者心率血压的药物统称为血管活性药物,不同的血管活性药物有着各自千差万别的作用机制,同一类作用机制的血管活性药物之间由于合并多种更细分类的作用机制且比例不同而又有各自独特作用,这就需要麻醉科医生对每一种药物的药理特性、适应证了如指掌,从而可以从容地诊断和应对麻醉中患者因各种原因出现的血压心率波动,如果对术中患者情况判断失误、用药错误可能导致相反的效果从而延误甚至加重患者病情。

10. 为什么进行心电图监测

心电图可以实时监测并早期发现患者各类型心律失常、心肌缺血及发生的心脏部位和缺血程度,指导麻醉科医生对患者进行针对性抗心律失常治疗、改善心肌供血治疗并调控血压,避免延误治疗导致患者病情进展发生严重心律失常、心肌梗死和心搏骤停。

11. 为什么进行脉搏氧饱和度监测

脉搏氧饱和度监测是利用光谱学方法监测患者血液里氧气含量的方法,也是麻醉科医生最为关注的几项指标之一,此数值大体代表了患者血液中的氧气含量,正常范围内的血氧饱和度很大程度上提示患者各脏器氧供应正常,也综合说明患者具备较为正常的心肺功能。

低于正常下限的血氧饱和度数值常常提示患者呼吸功能下降导致机体缺氧,全身麻醉期间提示机械控制呼吸参数设置不足或呼吸管路出现问题,如若此种情况未被及时发现很容易导致患者短时间内植物状态和死亡。

由于患者在全身麻醉下临床缺氧的体征如精神状态的改变、心血管不稳定性和发绀等都可能因麻醉状态而被掩饰、难以被发现,脉搏氧饱和度则可以帮助麻醉科医生及早发现患者缺氧情况并及时做出处理,避免灾难性后果。

需要注意的是,在一些特殊情况下脉搏血氧饱和度数值并不能正确反映机体供氧状态,还需要抽取动脉血液进行血液氧气含量的检测,比如当患者在低体温和休克时,由于指尖供血减少导致脉搏血氧饱和度偏低但血液中氧气含量正常,严重贫血时患者血液中氧含量不足但脉搏血氧饱和度可能正常。指甲油也会影响脉搏氧饱和度准确性,误导麻醉科医生判断病情,应该在手术麻醉前去除。

12. 为什么进行体温监测

体温的保护和监测在麻醉手术中也十分重要。首先,由于手术室 24 小时层流净化的空气流动要保证无菌环境并保证手术仪器工作时可以有良好散热,且手术医生及手术护士在手术中需要加穿一层无菌手术衣,较低的温度可以为他们提供舒适的工作温度并防止汗液滴落污染手术伤口,因此手术室内温度普遍低于25℃,这就使得患者术中易发生低体温。加之患者在术中因为手术部位皮肤的裸露散热、伤口散热,同时麻醉药物扩张患者血管增加散热等因素,使得患者体温下降越发明显,而过低的体温除了可以诱发心律失常,还可以导致凝血功能异常、血压降低、全麻后苏醒延迟、寒战增加肌肉耗氧从而引发重要脏器缺氧,因此密切的体温监测以及适度的保温措施如升温毯、热风机治疗等非常重要。

13. 为什么进行术中特殊监测

以上提到的监护措施是麻醉监测中最基本也是所有接受麻醉的患者都必须进行的监测,而对于本身合并重要脏器疾病及接受大型手术及重要部位手术的患者,需要更为严密、精确的监测手段来帮助麻醉科医生及时评估各重要脏器功能状态从而正确诊断和用药,因为这些疑难危重患者本身脏器功能已经十分脆弱,无法像正常机体器官一样经受打击,往往当各项生命指标发生一点点偏移而未受到正确处理时,就会迅速引发无法挽救的器官功能衰竭,危及患者生命,而这些情况从开始发生异常到衰竭的时间往往十分短暂,因此灵敏、准确的监测手段必不可少。

其中常常需要特殊监测的危重患者主要包括术前合并心脑血管狭窄并有过心肌及脑组织缺血梗死的患者、合并心脏结构异常且有心脏功能不全表现的患者、合并慢性支气管炎肺气肿存在呼吸功能不全的患者、合并肝炎肝硬化或肾病综合征存在肝肾功能不全的患者,各种急重症昏迷的急诊手术患者及接受开胸开腹等心脏大血管手术、肝肾移植手术、开颅脑深部巨大肿瘤的患者等。

14. 为什么进行有创动脉压力监测

有创动脉压力监测是在患者腕部或足部动脉中置入一个测压的细软套管，从而可以实时监测患者血压的监测手段。

袖带血压计往往存在测压间隔，且每次测量也要花费 20~30 秒时间，尤其对于休克等患者血压过低时还会出现测量失败等情况，无法满足病情变化迅速的危重患者监测，而动脉血压监测方法较好地弥补了这一不足。其不但可以监测患者血压的动态变化，还可以根据动脉波形变化来判断分析心肌的收缩能力和血容量水平，同时便于采集动脉血液进行相关化验分析。

15. 为什么进行中心静脉压监测

中心静脉压是指从患者颈部、锁骨下及大腿内大静脉处将长为十几到三十几厘米的测压软管置入进上、下腔静脉，并测得的上、下腔静脉进入右心房处的压力。

上下腔静脉分别负责收集人体上半身和下半身的静脉血液并回输回心脏，此处的压力值结合患者其他血流动力学指标可以帮助麻醉科医生评估患者身体内参与循环的血液量是否充足以及心脏的泵血功能是否正常。

完成此项操作需要麻醉科医生熟知心脏大静脉的解剖位置及走行、了解各处静脉压力波形特点、并具备丰富操作经验，避免误伤大动脉和肺部造成颈部血肿、气胸、血气胸等并发症，如若出现需要及时救治。

当患者由于输液量不足、手术出血等因素导致血液量不足时，中心静脉压低于正常范围,患者可表现为心率过快、血压下降,此时需要增加输液量并按照血红蛋白检查和凝血功能检查结果给予患者适量输血、必要时给予收缩血管药物维持血压;当患者因为输液、输血量过多或心脏泵血功能下降时,中心静脉压高于正常范围,若合并心脏泵血功能下降则患者常出现血压下降、皮肤水肿,此时需要结合心脏泵血功能指标予以鉴别,减慢输液速度,必要时给予患者利尿脱水及强心药物治疗。

16. 为什么进行肺动脉导管监测

肺动脉导管(pulmonary artery catheter,PAC)又称为 Swan-Ganz 导管,是指从颈部、锁骨下及大腿内大静脉处将测压软管置入心脏右心房后,进而随着心脏搏动和血流方向将导管送进右心室、肺动脉直至肺毛细血管并撑开导管尖端气囊固定在该处,从而得以连续测量肺动脉楔压(PAWP),并采集此处血液测量分析混合静脉血氧饱和度(SvO_2)的监测方法。

此项监测常用于危重患者及很大可能引起器官功能障碍或死亡发生的高危患者并接受由于血流动力学改变会引起心脏、血管、肾脏、肝脏、肺脏或中枢神经系统损害危险性增加的外科手术中,是心脏病和休克患者麻醉手术中病情进展监测、诊断治疗、病情观察和用药疗效考核的较为准确的方法之一。

此项监测可以通过测定心脏各部位血氧饱和度,判断心腔或大血管间是否存在分流和畸形以及严重程度;同时可以通过连续监测右心及肺动脉各部的压力从而更加准确地判定心内容量并计算心内分流量、全身血管/肺血管阻力、氧转运量和氧消耗量,进而及时精确地评估患者心肺功能状态以及全身的氧供需平衡状态,从而指导更为精准的输液输血量以及血管活性药物的合理使用、优化心肺功能及全身的氧供需平衡、降低器官衰竭的发生率。

但是此项操作更加考验操作者的专业知识及操作经验,需麻醉科医生熟知心脏各部分结构及各处压力波形特点,不正确的操作容易导致放置失败、增加患者并发症、错误解读监测获得的参数,导致处理错误,甚至延误抢救,危及患者生命。

17. 为什么进行动脉压力波形心排出量监测

动脉压力波形心排出量监测法(arterial pressure-based cardiac output,APCO)通过将一个独特的传感器连接患者动脉测压导管后,由计算机根据压力值和动脉波形较精确的推算一系列心脏及血管功能指标如心排血量(cardiac output,CO)、连续心排指数(CCIE)、每搏输出量(stroke volume,SV)、每搏量变异度(SVV)、外周血管阻力(SVR)及外周血管阻力指数(SVRI)等的监测手段。

APCO会综合患者的年龄、性别及体表面积等情况,得到的监测的结果更加准确和个体化,对于病情各异的心脏手术患者、即使在术中心血管功能出现较大波动时仍可提供与PAC具有等同的可靠性和一致性的监测结果,很大程度地帮助麻醉科医生做出诊疗决策。

18. 为什么进行术中经食管超声心动图监测

术中经食管超声心动图检查(perioperative trans-esophageal echocardiography,PTEE)是在全身麻醉中通过可以置入患者食管内的超声探头显示心脏和大血管的结构和血流图像、从而对患者心脏各个部位的结构及运动状态实时进行监测的手段。此项监测可以帮助麻醉科医生直观地观察心肌收缩及舒张功能、心脏瓣膜狭窄及反流情况及心腔内血液容量等,从而协助麻醉科医生进行液体输注及血管活性药物应用,并协助心外科医生在术中评估心脏手术效果。

19. 为什么进行呼气末二氧化碳监测

呼气末二氧化碳监测是指通过一个气体采样管实时收集患者在麻醉手术中的呼出气体、并对其中二氧化碳浓度进行动态监测的监测手段,在合适的患者自主呼吸或呼吸机控制呼吸时,呼气末二氧化碳监测数值浮动在正常范围且呈现规律的矩形波形。

由于人机体的各项正常生命活动均需要适合范围的酸碱度,而体内 CO_2 含量在很大程度上控制了机体酸碱度水平,因此当呼气末二氧化碳监测数值下降至正常范围以下提示通气过度,需减少呼吸机的呼吸次数及每次呼吸的通气量避免患者发生碱中毒;当呼气末二氧化碳监测数值上升至正常范围以上常常提示通气不足而需增加呼吸机的呼吸次数及每次呼吸的通气量避免患者发生机体缺氧及酸中毒。

同时呼气末二氧化碳监测波形的异常也可以帮助麻醉科医生识别患者气管及肺部阻塞性通气功能障碍情况,结合其他呼吸功能监测如气道压力、潮气量(每次呼吸容量)、肺顺应性(肺容量与气道压力比值)、动脉血气分析结果(动脉血酸碱度、氧气及二氧化碳含量)等数值,帮助麻醉科医生诊断并调整最佳的呼吸模式及呼吸参数,在保护肺组织的同时优化肺功能;同时还可以预警麻醉中通气管路打折、断开等突发状况。

20. 为什么监测血容量及离子浓度

麻醉科医生在维护患者术中机体内正常的生命活动时,除了要关注极为重要的心血管功能、肺功能外,还有一个极为重要的方面,即维持患者体内适合容积的水分、离子浓度及酸碱度。偏离正常范围的人体水分容积、离子浓度和酸碱度都会严重影响患者重要脏器功能状态甚至生命安全。随着麻醉学的不断发展,麻醉科医生不是再靠经验估计患者需要补充的输液和离子量,而是依据各种监测指标,更为精确地决定输液量、输液种类,并精细调整患者所需的钾钠钙等重要离子及酸碱度。

如前所述,患者血压及中心静脉压力可以在一定程度上大致反映机体内液体容量是否充足,而 SVV 则是以心肺交互作用为基本原理,综合计算了循环系统和呼吸运动对血流动力学的影响值,因而可以为麻醉科医生提供更为精确的、实时的容量评估,并可以及时、准确地反映液体治疗情况,从而使及时评估围术期患者扩容治疗的血流动力学反应成为可能。

动脉血气监测是麻醉科医生在围术期对患者动脉血中的血红蛋白含量、氧气及二氧化碳含量、钾钠钙等离子含量以及酸碱度进行测定的监测手段。动态监测上述指标可用以指导麻醉科医生术中为患者输血、调整呼吸机参数进行通气和呼吸治疗、补充重要离子及调节酸碱度。

21. 为什么进行血栓弹力图监测

血栓弹力图监测通过描记患者血样的凝血动态过程曲线进而分析和监测患者术中凝血功能。

机体血液中的凝血物质主要包括凝血因子、纤维蛋白原和血小板,它们相互激活、共同作用完成凝血过程,当患者在手术中经历大量失血凝血物质丢失或者本身合并某一种或几种凝血物质减少时,就可以出现凝血功能低下、伤口流血不止,此时就需要麻醉科医生为患者补充相应缺乏的凝血物质,但补充过量的凝血物质反而会导致患者出现高凝状态并可能罹患血栓类疾病。

血栓弹力图测得的各项指标分别针对每种凝血因子的功能,可以有效指导麻醉科医生有的放矢地为患者进行凝血功能改善治疗。

22. 为什么进行尿量监测

尿量是反映肾脏供血状况的有效指标,同时也反映了人体其他部位的微循环灌注。但围术期麻醉手术因素刺激导致患者抗利尿激素分泌增加,影响排尿,所以围术期尿量监测并不能及时反映血容量变化。但术中麻醉科医生需维持患者尿量在每小时每公斤体重 1 毫升以上,必要时增加输液量、扩张肾脏供血小动脉治疗及应用利尿药物,增加肾脏血流及尿液排出,避免围术期急性肾衰竭。

23. 为什么进行肌松监测

肌松监测是利用电流脉冲刺激患者运动神经并对引发的肌肉收缩情况进行分析的监测手段。

术中肌松监测可以指导麻醉科医生肌松药物用量、从而能够为手术及麻醉操作提供完善的肌肉松弛;术后肌松监测则可以帮助麻醉科医生判断患者机体内是否仍有肌松药物残余作用,必要时需给予患者拮抗药物帮助患者恢复肌肉运动功能,从而避免拔除气管导管后的呼吸肌及咽喉肌肉无力、进而发生缺氧、体内二氧化碳无法排出而导致严重酸中毒、胃内容物反流后因无法吞咽加之误入气管后咳嗽无力导致呼吸道梗阻、昏迷甚至死亡。

24. 为什么进行麻醉深度监测

随着现代麻醉学的发展,人们逐渐发现全身麻醉时过深的麻醉深度可能与术后认知功能障碍之间有密不可分的联系,患者在术后很长时间里都会发生可逆及不可逆的学习能力、记忆力及注意力下降,而术后认知功能障碍又与患者生存质量和生存时间显著相关;过浅的麻醉深度可能引发术中知晓的发生,而术中知晓是一项严重的全麻并发症,会对患者造成严重的心理和精神障碍,甚至影响正常生活。

如前所述,全身麻醉包括镇静遗忘、痛觉消失、肌肉松弛三个部分,术中知晓意味着患者在全麻过程中意识恢复,而肌松、镇痛作用或可存在,此时患者可以听见周边环境的声音,但是无法控制肢体的任何运动,同时伴或者不伴有对疼痛的感知,术后患者能回忆术中发生的事情及痛苦的经历。因而近年来麻醉科医生对于患者麻醉深度的监测越来越重视。

目前大部分医院麻醉科医生常用的麻醉深度监测手段为脑电双频指数监测,其原理是通过紧密粘在患者额头的电极片收集、记录并分析患者的脑电活动,从而分析皮质觉醒程度。当脑电双频指数值偏离正常范围时需要麻醉科医生及时调整镇静催眠类麻醉药物药量,防止相关并发症发生。

除此之外,麻醉科医生对患者的术中监测还包括血液中心肌梗死及心力衰竭标志物的检测、纤维支气管镜检查支气管导管位置等。每一项监测都包含了麻醉科医生对患者将生命交予自己守护的感恩与责任,他们带着对生命的敬畏和对自己专业的热忱,为患者围术期中每一分钟的生命安全坚守在自己的岗位,从无懈怠。

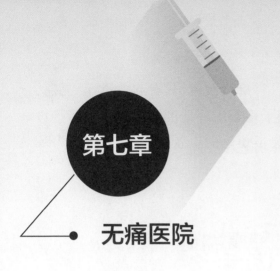

第七章

无痛医院

麻醉发明之前，手术相当于一种酷刑；麻醉发明以后，科学战胜了疼痛。随着麻醉药物和技术的发展，麻醉科医生在完成手术麻醉的同时，逐渐走出手术室开展无痛诊疗，力求消除医院里每个角落的疼痛。无痛诊疗的地点常在手术室外，范围包括介入治疗室、门诊胃肠镜室、产房、病房、日间手术室等。无痛诊疗有和手术室内麻醉的相同之处，比如术前评估、麻醉设备要求、麻醉安全质控标准、常用麻醉技术方法等，也有很多区别于手术室内麻醉的特点，下面我们就来逐一了解。

【各种检查治疗的麻醉方法】

1. 什么是无痛检查

各种内镜检查，如支气管镜、胃镜、结肠镜、纤维胆管镜，各种介入检查，如心血管及脑血管介入检查等通常在局麻下完成，患者会有不适感，紧张甚至恐惧的情绪，以及痛苦的回忆等。无痛检查就是麻醉科医生通过麻醉药物使患者在没有痛苦，没有恐惧的条件下实施各种检查及治疗的一种麻醉技术,具有起效迅速,无痛,术后恢复快等特点,极大提高了检查的舒适度。因此对于那些对疼痛耐受差,精神高度紧张,恐惧焦虑的患者,无痛检查不失为一项理想的方式。

2. 如何评估患者的健康状况

患者通常需前往麻醉门诊进行麻醉前评估,包括全身状况、合并症、重要器官功能等。通常根据 ASA 分级进行评估,ASA 分级是美国麻醉医师协会于麻醉前根据患者体质状况和对手术危险性进行分类,共将患者分为六级。一、二级患者麻醉和手术耐受力良好,麻醉经过平稳。三级患者麻醉有一定危险,麻醉前准备要充分,对麻醉期间可能发生的并发症要采取有效措施,积极预防。四级患者麻醉危险性极大,即使术前准备充分,围手术期死亡率仍很高。五级为濒死患者,麻醉和手术都异常危险,不宜行择期手术。

ASA 分级四级及以上、重要器官功能障碍(如近 3 个月心肌梗死或脑梗死)、严重的传导阻滞、恶性心律失常、重要器官功能失代偿(如心力衰竭)、哮喘持续状态、严重肺部感染或上呼吸道感染等,通常不适合实施无痛检查。符合无痛检查标准的患者会在麻醉门诊签署麻醉知情同意书及被告知麻醉注意事项。

3. 无痛检查前需要禁食水多长时间

依据目前最新加速康复外科理念,无痛检查前禁食水依照如下标准进行:

手术麻醉建议禁食时间	
食物种类	最短禁食时间(h)
清饮料	2
母乳	4
婴儿配方奶粉	6
牛奶等液体乳制品	6
淀粉类固体食物	6
油炸、脂肪及肉类食物	可能需要更长时间，一般≥8

需要强调的是：清饮料应限制在 5 毫升 / 千克；上述标准仅适用于健康患者，若患者实施无痛胃肠镜检查，除上述标准外，尚需遵循更严格的禁饮食标准（详询专科医生）；若患者存在上消化道梗阻、胃排空障碍、胃 - 食管反流等，则应延长禁食禁饮时间，必要时进行胃肠减压。

4. 无痛检查常用的麻醉方法有哪些

麻醉科医生会依据操作的时间长短、复杂程度、患者的健康情况选择个体化的麻醉方法，常用的麻醉方法有：

（1）中度镇静：淡漠但有意识，对语言和触觉刺激有反应，可降低恐惧心理，配合完成检查。

（2）深度镇静 / 麻醉：嗜睡或无意识但保留自主呼吸的浅麻醉。

（3）气管插管全身麻醉：适用于操作时间长、有潜在误吸风险及可能影响肺部气体交换的手术。

若无痛检查采取中度镇静方式，可知晓整个检查过程，若采取后两种麻醉方式，一般不会知晓检查过程。

5. 无痛检查是否绝对安全

任何麻醉操作无法实现绝对安全,均可能出现各种意外情况:

(1)反流误吸:平常生活中,我们的身体有特定的保护机制,可以确保食物和空气各行其道,而不会发生食物进入肺内的情况;在麻醉状态下这种保护机制受到削弱甚至消失,食物就有可能进入肺内,医学上称之为反流误吸。胃肠道功能障碍的患者可能增加反流误吸的风险。

(2)上呼吸道梗阻:如果您在平常睡眠过程中打鼾很严重,甚至有憋醒的经历,那么无痛检查过程中,同样可能出现这种情况,医学上称为上呼吸道梗阻。

(3)呼吸抑制:日常生活中,在大脑"总司令"的精准调控下,我们的呼吸均匀而有律,但无痛检查过程中,由于通过各种麻醉药使人体进入深度睡眠状态,"总司令"工作就会受到干扰,因而呼吸功能就可能失去控制而逐渐减弱甚至消失,医学上称之为呼吸抑制。采用无气管插管的麻醉方法时,要特别警惕呼吸抑制的发生。

(4)循环系统并发症:循环系统的基本构成要素是泵(即心脏)和各级管道(即血管),正常状态下,两者相互协调,相互配合,确保身体各个部位获得充足的血液供应。各种检查操作和各类麻醉药物不可避免地会干扰两者的功能,进而出现各种异常情况,比如心律失常,血管的异常扩张引起血压低等,医学上统称为循环系统并发症。有心血管疾病接受介入检查的患者对麻醉药物比较敏感,容易发生循环系统并发症。

无痛检查后多长时间可以正常工作

术后至少 24 小时不能驾驶车辆,不能操作电动工具或做出重要决定。无痛检查后 24 小时内可能会感到头痛、头昏、恶心、呕吐等,若超过 24 小时未能缓解,需要及时联系就诊医生或医院直接就诊。

【无痛术后换药】

术后为了保证伤口洁净、促进伤口愈合需要反复换药。一般的术后换药疼痛程度比较轻微,不需要特殊处理。但是也有一些比较棘手的术后换药,表现在疼痛剧烈或者患者难以配合,这时候如果有麻醉科医生的帮助,会在很大程度上减轻患者的痛苦。

 如何进行肛肠类疾病术后无痛换药

肛肠类疾病是多发病,常见的比如混合痔、肛裂、肛瘘、肛周脓肿等,手术治疗是常见的治疗方法,术后创面多采取开放处理。由于手术创伤刺激及肠道内细菌作用,使肛肠病术后创面易水肿、感染,术后肛门疼痛明显,甚至引起肛门狭窄需要手法扩肛的时候更是疼痛难忍。临床上通常可以采用提前口服或肌内注射阿片类药物和 / 或非甾体抗炎药;当伤口面积大,或炎症反应重可能导致较剧烈的疼痛时,可使用静脉麻醉药(如丙泊酚)复合阿片类药物实施保留自主呼吸的静脉麻醉或使用笑气吸入麻醉;区域神经阻滞或局部应用局麻药气雾剂或者胶浆也可以用于术后换药的疼痛管理,同时辅助心理干预和调整呼吸等多种方式,可缓解肛肠病患者术后换药的疼痛。

8. 如何进行小儿烧伤整形术后无痛换药

　　这类手术伤口缝线多,尤其是小儿头面部精细部位的植皮手术,医生的操作空间小,患儿又不能配合治疗,常常哭闹扭动,很可能导致医生操作失误,误伤眼睛等重要器官。换药、拆线这些简单的操作,对患者和家属,医生而言,都变成了一种磨难,这时候患儿需要在病房应用水合氯醛基础麻醉,另外酌情复合镇痛药完成换药;面积较大、复杂的创面换药甚至需要在手术室内吸入或静脉全麻下完成,可以置入声门上气道喉罩维持患儿的自主呼吸;如果是成人患者,大面积的烧伤换药或者复杂的植皮换药,也可以在静脉麻醉药复合镇痛药或区域神经阻滞的帮助下顺利完成。

9. 如何进行普外科大手术术后无痛换药

　　这种手术时间非常长,术后创面巨大,引流管非常多。术后换药间隔短,甚至需要每日换药,清除坏死组织,帮助伤口愈合。可以说,术后换药是不亚于手术的重要治疗步骤。这些患者往往中老年多见,呈现恶病质,加之本身存在基础疾病,身体往往非常虚弱,难以承受疼痛刺激。通常这类患者,麻醉科医生在术后会给予48小时的多模式镇痛方案,常见神经阻滞配合自控静脉镇痛泵,或者硬膜外镇痛泵。如果仍然疼痛难忍,可以单次应用镇痛药物(阿片类药物或非甾体抗炎药)补救,或由麻醉科医生实施保留自主呼吸的静脉全麻镇痛方案。

10. 如何在末梢神经分布丰富的部位实施无痛换药

浅表部位术后换药时的疼痛感,主要是由于皮肤上游离神经末梢的痛觉感受器被激活导致的。因此,有些神经末梢分布丰富的区域,比如生殖器附近的皮肤往往比较敏感。小儿包皮环切术治疗包皮过长和包茎,由于小儿阴茎短小,并且疼痛敏感。所以术后换药和伤口包扎都会造成小儿不合作。为了减轻患儿不适,缩短伤口愈合时间,可以选择局部应用局麻药胶浆来缓解。另外,老百姓常说"十指连心",手足部位也是末梢神经丰富,容易疼痛明显的部位,可以在局部局麻药浸润或者区域神经阻滞的帮助下,完成复杂的术后换药。

11. 镇痛或全身麻醉下换药,会对伤口愈合产生影响吗

当然不会,伤口愈合的速度主要与损伤的部位、程度和范围,患者营养状态,血糖控制是否良好等相关。而无论何种途径给予的镇痛治疗,都是为了增加患者的配合能力,更好更及时地处理伤口,预防感染,保证伤口的正常愈合。

疼痛作为一种主观感受,造成患者心理和身体功能的不适感,患者甚至无法配合诊疗。随着日间手术的开展增多,以及快速康复外科理念的推广,术后镇痛得到了足够的重视。术后换药的镇痛治疗包含在其内,并在人性化的医疗理念下逐渐开展起来。具体的镇痛方案,根据术后换药部位的范围和疼痛评分程度,患者的

心理承受能力和全身合并症的耐受程度综合评定。原则是在保证患者能配合,并且不影响医生对伤口观察的前提下,尽量优先使用短效药物,优先选择无创操作,优先选择区域麻醉;对实在无法配合的小儿和精神不合作患者,以及复杂的术后换药,必要时可选择全身麻醉方式,但应充分权衡患者的风险与受益。

【关节置换术后无痛功能锻炼】

12. 什么是关节置换术

膝关节、髋关节(我们熟知的"大胯骨")作为身体的承重关节,最容易耗损和发生病变,随着年龄的增长可发展为骨关节炎引起关节肿痛,困扰着大多数 60 岁以上的老年人,严重影响了他们的生活质量。除外骨关节炎,外伤导致关节部位不可修复的骨折,如一些高龄、超高龄老人会遭遇失足摔伤致股骨颈骨折、股骨头坏死等,导致髋关节活动障碍。人工髋关节置换术(包括人工股骨头置换)和人工膝关节置换术为治疗髋膝关节终末期疾病和外伤提供了高效的重建方法,可以缓解关节疾病的疼痛和改善关节活动功能,使长期卧床的患者重新站起来,改善生活质量。

13. 为什么要进行功能锻炼

然而,关节置换术并不都是"药到病除"。部分患者术后效果并不满意,出现关节活动范围小、慢性疼痛、肢体功能不全等问题。功能锻炼被越来越多的证据证明是影响关节置换手术效果的一个可控因素。术后越早开始功能锻炼,关节功能康复效果越好,因此在一些发达国家甚至提倡术后第一天即下地活动,早期、最好术后第1天开始循序渐进的肌肉力量训练、关节活动训练、负重行走训练。

14. 为什么说疼痛是妨碍功能锻炼的主要原因

术后急性期因手术切口、组织损伤、局部的血肿、水肿等造成的疼痛,使患者拒绝碰触,更别提需要肌肉活动的功能锻炼了。当急性疼痛减轻后,患者也错过了开始功能锻炼的最佳时期,失去了获得更好的关节功能的机会。而且,急性期的疼痛处理不好,进一步导致了疼痛的中枢敏化,使患者对疼痛更敏感,甚至产生慢性疼痛,不仅影响关节功能,还使患者情绪压抑、心理压力大。所以,医患双方应该共同努力,创造一个无痛的功能锻炼条件。

15. 如何做到无痛

无痛不是绝对没有疼痛,而是将疼痛评分控制到可以配合功能锻炼的程度。文献报道的关节置换术后疼痛的评分在8分左右(VAS评分0~10分,0分为无痛,10分疼痛程度最剧烈),疼痛管理的目标是将疼痛评分控制到3分以下。随着大数据分析和快速康复外科的发展,一些医疗机构已经开始建立无痛康复病房、制订个性化的疼痛管理方案。目前关节置换术后的疼痛管理策略,主要包括术前宣教、手术麻醉方法选择、常规术后镇痛、合理的护理管理等。

(1)术前宣教:术前宣教会向患者介绍关节置换术的相关常识,帮助患者了解早期功能锻炼的目的和重要性,以及如何积极配合医护人员的锻炼指导。同时,学会使用VAS评分正确评估术后疼痛程度、学习自控镇痛装置的使用方法,能够在轻度疼痛的条件下进行康复锻炼。

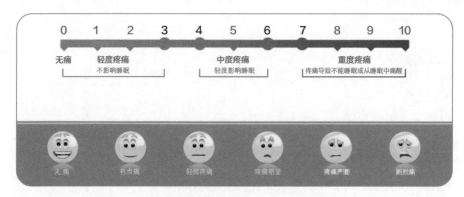

视觉模拟疼痛评分(VAS评分)

(2)术中麻醉方法:如果手术单纯采用全身麻醉,那么在全麻苏醒镇痛药物作用消退后患者就会感知疼痛。如果复合一些区域麻醉方法(可参见第五章),可通过只阻断局部的神经支配达到无痛的目的。膝关节置换可采用股神经阻滞或者收肌管阻滞、髋关节置换可以采用腰丛阻滞或髂筋膜阻滞来达到局部无痛的目的;同时使用作用时间长的局麻药物如布比卡因、罗哌卡因等,术后镇痛作用可以长达10余小时。这些局麻药更神奇之处在于合适的浓度(较低浓度)时只阻滞感觉神经的传入,对运动神经纤维很少产生影响,也就是实现无痛但不影响肢体活动。

另外一个具有重要意义的麻醉方法是关节腔周围局麻药物浸润,这个是需要手术医生在术中完成的。某些长效麻醉药物,术中浸润给药一次,镇痛时间甚至可长达72小时,而且对运动功能的影响比神经阻滞更小,对早期康复锻炼来说可能优于神经阻滞。

(3)常规术后镇痛:所有关节置换术后都应采用多模式的镇痛方法,多模式的含义既包括了从不同的原理阻断疼痛,也包括采用不同种类的药物,这么做的目的是增强镇痛效果还避免单一方法或单一用药的大剂量药物副作用,取长补短。术后早期(24小时内)采用连续神经阻滞(局麻药)复合静脉自控镇痛(含吗啡或其他阿片类药物)以及口服药(解热镇痛药)。当需要进行主动康复训练或负重训练时,因为担心对运动神经的影响而导致摔倒,一般停用神经阻滞,根据疼痛评分给予不同阶梯的镇痛药物,轻度疼痛仅用解热镇痛药物,中度疼痛解热镇痛药 + 弱阿片类药物,重度疼痛解热镇痛药 + 强阿片类药物。在肌肉锻炼前还可以给予补救药物。经过这样的疼痛管理,可以将全髋或全膝置换术后的疼痛评分控制到 3 分以下,并且可以按计划完成功能锻炼的要求。

(4)优质的护理:术后关节不稳定,患肢的体位需要严格控制,给予限制体位的鞋子、腿间关节下垫软枕等,可以增加肢体的舒适度、避免不必要的神经皮肤压迫,有利于减轻疼痛。另外局部间断的冷敷法有助于减轻水肿、缓解疼痛。

16. 无痛功能锻炼有什么弊端

首先,一味追求完全无痛对人体可能产生不利影响,因为疼痛在一定程度上可以说是机体的一个保护信号。在无痛的情况下,容易忽略关节置换术后的体位禁忌,是术后发生脱位和畸形的主要原因,因此无痛功能锻炼一定要在严密的监护下进行,锻炼方法一定要严格按照专业人员的指导,循序渐进。

其次,使用连续神经阻滞镇痛的患者,存在运动神经阻滞的可能性,这种情况增加了院内跌倒的风险,因此使用这种镇痛方法的患者必须有护理人员或家属搀扶保护下进行。神经阻滞也可能由于穿刺针刺入神经或局麻药浓度过高导致神经损伤,甚至发生不可逆的躯体感觉和 / 或运动异常。

最后,"是药三分毒",多模式镇痛所使用的药物可能出现因人而异的药物不良反应,比如使用鸦片类药物后头晕、恶心、呕吐,反而会延迟患者下床活动的时间和进食时间,部分患者使用解热镇痛药后也会出现消化道的不良反应,这些反应都会影响无痛功能锻炼的效果。

【日间手术麻醉】

17. 什么是日间手术

顾名思义,日间手术就是在一天 24 小时内(一日之间)完成入院、手术、出院流程的手术。日间手术不包括门诊手术,通常不需要在医院过夜,对于病情需要延期住院的患者,住院最长时间不超过 48 小时。

先来了解下日间手术的发展史和现状吧! 它起源于 20 世纪初的英国,但之后发展较慢,直到 20 世纪中叶,长时间卧床的危险和短期住院的经济优势开始被人们认识,日间手术才得以兴起。目前在美、英等国,日间手术已经在择期手术(手术迟早,不影响治疗效果)中占有相当大的比例。在我国,日间手术以港澳台地区开展较好,2007 年我国内地第一家日间手术中心在上海建成。但直到目前,我国内地真正的专业日间手术中心依然很少,根本原因在于医务人员数量的相对不足。

18. 日间手术具有哪些优点

刚刚已经提到,日间手术住院时间短、费用相对低,除此之外,还有哪些优点呢? 一方面通过减少组织创伤、促进恢复;另一方面给予有效的术后镇痛,恰当的术后注意事项告知和术后支持,患者虽然不在医院,但实际上也能获得高质量的医疗服务。所以,不必担心术后恢复的问题。

19. 哪些外科手术种类适合日间手术

既然日间手术有这么多优点,那么是不是所有的手术都能进行日间手术呢?答案是否定的。总的原则是选择对机体生理功能干扰小、手术风险相对较小、手术时间短(一般不超过 3 小时)、预计出血量少和术后并发症少、术后疼痛程度轻及恶心呕吐发生率低的手术。也就是说,预计对机体创伤大、风险高的手术,就不能进行日间手术,因为术后需要严密的监测和进一步治疗,反之,对机体影响小的手术,才适合进行日间手术。

2015 年,中国日间手术合作联盟在前期研究和调研的基础上,正式推出了 56 个适用于日间手术的病种,包括消化系统 15 个、骨科 10 个、男性生殖 7 个、眼科 6 个、耳鼻喉科 5 个、泌尿系统 5 个、内分泌 4 个、妇科 2 个、口腔 2 个。

20. 哪些患者适合日间手术

虽然可以实施日间手术的手术种类很多,但并非所有人都适合。一般来说,日间手术的患者应符合以下条件:

(1)身体状况按美国麻醉协会标准选择 I ~ II 级患者(ASA I 级:体格健康,发育营养良好,各器官功能正常;ASA II 级:除外科疾病外,有轻度并存病,功能代偿健全),无明显心、肺疾病;但目前也有观点认为只要并存疾病稳定在 3 个月以上,在密切监测下;ASA III 级(并存病情严重,体力活动受限,但尚能应付日常活动)患者,也可以接受日间手术,比如高血压患者,如果平时口服降压药能使血压维持于正常水平,则可以进行日间手术,但如果血压控制不佳,甚至近期出现过脑出血,则不能进行日间手术。

(2)一般建议选择 1 岁以上至 65 岁以下的患者。但是,年龄本身不单纯作为日间手术的限定因素,65 岁以上的高龄患者能否进行日间手术,应结合手术大小、部位、患者自身情况、麻醉方式、合并症严重程度和控制情况综合判断。

(3)预计患者术中及麻醉状态下生理功能变化小。

(4)预计患者术后呼吸道梗阻、剧烈疼痛及严重恶心呕吐等并发症发生率低。

而有系统性疾病且全身状况不稳定,估计术中出血多、上呼吸道感染未愈或哮喘发作、持续状态的患者,就不适合进行日间手术,因为患者的安全永远是第一位的!

21. 怎样进行日间手术术前评估

充分的术前评估是保障患者安全必不可少的措施。原则上日间手术患者术前需到麻醉门诊就诊,由麻醉科医生综合病史、体格检查及辅助检查,对患者全身情况进行细致"扫描",麻醉科医生就像守门人一样,紧紧守卫着患者通往手术之门的最后一道关卡。

22. 手术及麻醉科医生术前应当告知患者哪些内容

恐惧来源于未知,此乃人之常情。因此,通过术前宣教降低患者恐惧尤为必要。患者需被告知手术日将经历什么,有效适宜的心理准备可以降低患者术前焦虑、恐惧感,提高治疗的依从性。通过术前宣教应让患者完全理解将来进行的手术和麻醉过程,并愿意接受手术,能够理解口头或书面的关于日间手术过程的信息,能够完全遵守术前和术后的指示包括禁食、药物治疗或暂停药物、术后其他治疗及随访计划。另外,宣教同时应让患者家属、监护人了解手术的全部过程并且同意在家护理患者,完全理解给予的指导,并能够协助对术后症状的准确观察。

术前宣教的方式多为传统的医院内面对面的交流,但随着日间手术中心工作量的增大,传统的宣教方式将力不从心,而创新运用网络、新兴社交媒体技术与患者进行积极互动,可以达到事半功倍的效果,比如目前几乎人人都在使用的"微信",可以通过扫码关注相关信息,也不失为一种高效便捷的手段。

23. 日间手术麻醉方式有哪些

麻醉方式的选择需考虑手术和患者两方面因素,应选择既能满足手术需求,又有利于患者术后快速恢复的麻醉方式。

(1)全身麻醉:选择起效快、作用时间短的药物,使诱导和苏醒迅速、平稳,目前是患者、外科医师、麻醉科医生普遍选择的技术。

(2)局部麻醉:总的原则为局麻药浓度和时间能满足手术需要即可,目的是尽可能缩短患者住院时间。

(3)监护下麻醉看护:维持患者在一定的麻醉深度,维持循环和呼吸功能稳定。

24. 日间手术后麻醉怎么恢复

麻醉恢复分为三个阶段。

第一阶段：从麻醉药物停止使用到保护性反射及运动功能恢复。此阶段通常在麻醉恢复室中进行，监测患者意识、活动、呼吸、心电图、血压、氧合状态等，直至达到离开麻醉恢复室的标准。

第二阶段：由麻醉恢复室转入日间手术病房或普通病房进行，直至达到离院标准时结束。此阶段应继续观察患者各项生理功能恢复及外科情况。

第三阶段：患者离院后，在家中完全恢复。

25. 日间手术术后恢复的主要问题是什么

首先是疼痛问题。和住院手术不同，日间手术推荐采用以口服、局部镇痛为主多模式镇痛方法，包括切口局部浸润和区域阻滞，联合使用非甾体抗炎药，必要时辅助小剂量的阿片类药物。

术后恶心呕吐是延长日间手术患者住院时间的第二大因素，仅次于疼痛。影响术后恶心呕吐的因素很多，目前认为与患者自身相关的因素中女性、术后使用阿片类镇痛药者、非吸烟者、有术后恶心呕吐史或晕动病、年龄（成人 <50 岁）是主要的危险因素。对于无明显禁忌证的患者，术中预防性使用地塞米松和司琼类抗吐药，并尽量避免使用阿片类镇痛药物，可以有效地减少恶心呕吐的发生。

26. 日间手术的患者离开医院的标准是什么

由于日间手术及麻醉的特殊性，应严格掌握日间手术及麻醉后的离院标准。一般认为日间手术患者需达到下列标准方可出院：

（1）按麻醉后离院评分标准判定患者能否离院。

（2）患者必须有能负责任的成人陪护，并有确切的联系电话。

（3）麻醉科医生和手术医师共同评估患者是否可以出院，并告知术后回家期间注意事项，提供给患者日间手术中心联系电话以备急需。

若患者达不到离院标准，可考虑转入普通住院病房。

27. 日间手术麻醉怎样记录和随访

患者出院后 24 小时内应常规进行术后随访，以电话随访为主；24 小时后如患者病情需要，应延长术后随访时间。及时了解患者是否出现麻醉和手术相关的并发症（如伤口疼痛、出血、感染、意识改变、恶心呕吐、头晕，全麻后声嘶、呛咳、椎管内麻醉后腰背痛、头痛、尿潴留等），并提供处理意见，情况严重者建议尽快到医院就诊，以免延误病情。

第八章

无痛产科和分娩镇痛技术

1. 什么是分娩镇痛技术

分娩镇痛是临床产科医学中的学术词汇，通常称为"无痛分娩"。一般来讲，"无痛"只是一种理想化的状态，在分娩中实现的难度较大，人们往往是通过各种方法使分娩时的疼痛减轻。

椎管内分娩镇痛技术，是目前被公认为最有效且应用最广泛的分娩镇痛方式，主要包括硬膜外镇痛、蛛网膜下腔镇痛和蛛网膜下腔 - 硬膜外联合镇痛等镇痛技术，使用局部麻醉药在身体的特定区域产生感觉阻滞和不同程度的运动阻滞。同时，因椎管内分娩镇痛技术可达到最有效镇痛，且对母体和胎儿几乎无镇静作用，已成为国内外公认的最安全有效的选择。其中产妇自控硬膜外镇痛是近年发展起来的镇痛给药方式，其将连续输注给药与自控硬膜外给药相结合，实现了个体化给药，提高镇痛效果的同时减少了局部麻醉药物的使用量，降低了药物过量的风险。

2. 分娩时的产痛到底有多疼

目前临床上常用的量化疼痛程度的方法是视觉模拟评分法（VAS）和数字评价量表（NRS）。前者是在一个 10 厘米长的标尺上，两端分别标明 "0" 和 "10" 的字样。"0" 代表无痛，"10" 代表最剧烈的疼痛。让产妇根据自己以往的经验对当前所感受疼痛的程度，在标尺上指出相应位置，起点至记号点的距离，即为评分值。后者是用 0~10 这 11 个数字表示疼痛程度，0 表示无痛，10 表示剧痛。患者根据个人疼痛感受选择一个数字表示疼痛的程度。

普遍认为，分娩时最厉害的疼痛可达到 8~9 级，甚至有产妇认为可达到 10 级疼痛。

3. 分娩时疼痛的原因是什么

分娩的过程其实就是把宝宝从妈妈的子宫和生殖道中娩出的过程。因此，在分娩过程中需有推动宝宝前进的动力，否则宝宝是无法娩出的。这一动力，主要就是妈妈子宫在激素刺激下，由不规律逐渐形成的规律的强烈子宫收缩，同时子宫内压力骤增，挤压和推动宝宝胎头下降。分娩时的疼痛就是源于剧烈的子宫收缩、子宫颈扩张、胎头对阴道和会阴部的挤压和撕裂伤。

分娩过程分为四个产程：

第一产程：又称宫口扩张期。这一过程对于初产妇来说需要 11~12 小时，经产妇需 6~8 小时。第一产程主要是内脏（子宫为主）痛，是因子宫平滑肌等收缩、宫颈扩张和下段的退缩引起的，表现下腹部痛、背痛、肠痛，后期因产道的伸展和扩张，还出现直肠、下骶部、肛门,甚至大腿部疼痛。这一阶段产妇可以运用调整呼吸、分散注意力、改变体位、按摩子宫来减轻疼痛,也可以借助于医学分娩镇痛的方法来减轻疼痛。这个产程是最痛的一个过程。

第二产程:又称胎儿娩出期。初产妇需 1~2 小时的时间,经产妇通常数分钟即可完成,但也有长达 1 小时者。当胎头扩张阴道口时,产妇会有刺痛感,随之而来的是麻木感,这是因为阴道组织扩张得很薄时,阻滞了神经的传导所造成的。第二产程主要表现阴道和会阴痛,是由于阴道和会阴的扩张或器械的助产所致。

第三产程:又称胎盘娩出期。需 5~15 分钟,不应超过 30 分钟。胎儿娩出后,仍会有宫缩促使胎盘娩出,只是这时的宫缩相对来说是无疼痛的。随后,医生会替产妇收拾整洁,如外阴有裂口,则会做局部的缝合。第三产程主要是子宫收缩和会阴创面的疼痛。子宫收缩痛在胎盘娩出后仍为 20% 产妇存在,但绝大多数不需要处理,经 2~3 天后自行缓解;创面的疼痛可能用局部物理治疗,如激光、红外线照射,一般不需要药物治疗。

第四产程:产后 1~2 小时,助产士在观察产妇生命体征及宫缩情况正常,出血正常,后送回病房休息。

4. 产痛对产妇和宝宝有影响吗

硬膜外分娩镇痛对胎儿的影响有以下两种途径:①药物透过胎盘直接影响胎儿。目前使用的椎管内分娩镇痛药物到达胎儿体内的剂量极其有限,不会导致胎儿体内积聚,以及新生儿呼吸抑制等发生。②通过母体效应(产时发热、分娩镇痛使用后低血压、强直宫缩)间接影响胎儿。分娩镇痛快速显效后,产妇体内的肾上腺素(可兴奋交感神经)水平降低,交感神经对子宫平滑肌的舒张作用受到抑制,产妇出现低血压和强直宫缩,影响胎盘血供,进而出现一过性的胎心改变,通常表现为胎心减慢或变异减速。

分娩疼痛既是一种生理反应,也是一种心理反应。分娩时的疼痛是机体对刺激的一种心理反应,引起反应的刺激是子宫收缩。对于正常宫缩引起的阵发性疼痛临产产妇不能忍受,不同程度地存在紧张、焦虑和烦躁不安。这种精神心理状态可明显影响产力,导致一系列神经内分泌变化,如交感肾上腺髓质系统和下丘脑垂体肾上腺皮质系统的活性增加,使血中皮质醇和儿茶酚胺水平增高,从而影响子宫的正常收缩。

当交感神经高度兴奋时,可致儿茶酚胺大量释放进入血液,它可使母体代谢及氧的消耗明显增加,还可致子宫的血流减少,胎儿的供氧也相应减少。产妇因为宫缩疼痛出现深快呼吸,可导致过度通气,如果产程时间延长,产妇体内酸性物质堆积,将导致代谢性酸中毒,直接影响胎儿的血氧供给,使胎儿发生酸中毒。

分娩镇痛实施过程中正确使用的麻醉药物是不会对胎儿和产妇的身体健康造成不利影响的。分娩镇痛的实施是以维护母亲和胎儿安全为最高原则,分娩镇痛时用药剂量极低,只是剖宫产手术的 1/20~1/10,因此进入母体血液、通过胎盘的概率微乎其微,对胎儿不会造成不良影响,更不会影响婴儿的大脑健康。有非常详尽的研究证实,硬膜外镇痛对产妇和胎儿是安全的。相反,产妇严重疼痛时,体内会释放一种叫儿茶酚胺的物质,它会减少胎盘的血供,胎儿的血供和氧供都可能受到影响。实施分娩镇痛可极大减少产妇体内儿茶酚胺的释放。

硬膜外分娩镇痛的不良反应是由阻断疼痛反射的生理作用或使用的分娩镇痛药物的直接作用引起的。常见不良反应包括低血压、恶心、呕吐、尿潴留、发热等。主要并发症包括局部麻醉药中毒、镇痛不足、硬脊膜穿刺后头痛、硬膜外出血与血肿、腰背痛、感染、高位椎管内阻滞、呼吸抑制以及硬膜外导管误入蛛网膜下腔。考虑到产科的特殊性(母体和胎儿),硬膜外分娩镇痛的药物选择需满足下列条件：①保证产妇镇痛效果满意，并尽量减少运动阻滞，不影响产妇分娩用力；②避免产妇低血压；③减少胎盘的药物透过率；减少导管误入血管的全身毒性反应或导管误入蛛网膜下腔引起的全脊麻。

5. 减轻产痛的方法有哪些

目前，国际医学界广泛使用的分娩镇痛方式为硬膜外镇痛。这一技术与剖宫产麻醉的操作方法完全相同，都是硬膜外麻醉方式，但用药浓度不及前者的十分之一，并可根据产程的进展情况调节药量和用药时间，使产妇在骨盆腔肌肉放松、产痛减轻，头脑清醒，活动正常，较为轻松地完成分娩过程。

1842—1846 年，乙醚麻醉被用于缓解分娩疼痛。后来，氯仿麻醉被用于分娩镇痛，并获成功。1880 年，笑气被用于分娩镇痛。1885 年，分娩镇痛被首次在教科书中阐述。1901 年，腰麻被用于分娩镇痛。1906 年，吗啡被用于产科分娩镇痛。1909 年，骶麻被用于分娩镇痛。1920 年，低位硬膜外麻醉被用于分娩镇痛。1939 年，哌替啶被成功合成，次年被用于分娩镇痛。1979 年，硬膜外麻醉被提出是分娩镇痛最有效的方法。1988 年，硬膜外患者自控镇痛技术被用于分娩镇痛。20 世纪 80 年代后期，分娩镇痛技术开始在众多西方国家被作为产科工作常规普遍推广。产妇到医院生孩子一般由两位医生接待：一位是产科大夫，保障母子平安；一位是麻醉大夫，负责减轻产妇分娩时痛苦。到 20 世纪 90 年代末，英国产妇的无痛分娩率已高达 90% 以上，美国已超过 80%，加拿大、法国等国家的无痛分娩率也已达到或超过 50%。我国不少医院也从 80 年代末开始进行硬膜外麻醉的临床试验，取得了不错的效果。2000 年后，国内一些致力于开展分娩镇痛的医院率先规模化开展分娩镇痛服务,并逐步向全国推广该技术。

分娩镇痛一般分为非药物性镇痛方法和药物性镇痛方法两大类。

(1)非药物性镇痛方法:主要有精神预防性无痛分娩(即"导乐")、针刺麻醉镇痛法、经皮神经电刺激法等。

1)导乐:导乐是指在产妇分娩的全过程中,由一位富有爱心,态度和蔼,善解人意,精通妇产科知识的女性始终陪伴在产妇身边,给产妇以持续的心理、生理及感情上的支持,并采用适宜技术,帮助产妇渡过生产难关。

导乐能够有效缓解产妇的紧张、焦躁等不良情绪,使产妇增强信心,导乐通过采取一定的技术(使用分娩镇痛仪等)能够减轻产妇分娩时的痛苦;此外有研究表明,导乐能够有效地降低产妇产后抑郁的发生。但是,由于每个医院提供的服务不同,而且业内对于导乐也没有统一的标准,因此其效果是不好评估的。

2)针刺麻醉镇痛法:简单来讲,就是用针灸的方法刺激产妇的某些穴位,达到减轻分娩痛苦的效果。针刺麻醉对分娩镇痛有一定的作用,但是其缺陷就是由于个体差异大,对于不同产妇的效果也是不同的,并不能完全达到临床疼痛的要求。

3)经皮神经电刺激法:这种镇痛方法是利用一种低频脉冲镇痛仪,对产妇的脊柱两侧进行电流刺激,从而起到分散疼痛的感觉,使分娩疼痛减轻。

(2)药物性镇痛方法主要有:笑气吸入法、肌内注射镇痛药物法、硬膜外阻滞镇痛法等。

1)笑气:即氧化亚氮,是一种无色带甜味的气体,在宫缩来临前30秒吸入笑气,能够抑制宫缩产生的疼痛。但是,笑气吸入法的镇痛效果并不是太理想,而且,某些产妇在吸入笑气后并不能起到镇痛的效果,反而会感到头晕。

2)肌内注射镇痛药物法:常见的镇痛药物有哌替啶和地西泮,

它们都具有较强的镇静和镇痛的作用,但是,在使用的过程中对医生的经验要求较高,因为用药过早会使镇痛效果不理想,用药过晚则可能出现新生儿呼吸抑制的问题。

3)硬膜外阻滞镇痛法:硬膜外镇痛就是我们平时所说的无痛分娩技术,原理是通过硬膜外腔阻断支配子宫的感觉神经,从而达到镇痛的效果。硬膜外阻滞镇痛是迄今为止所有分娩镇痛方法中镇痛效果最确切的方法,而且不影响子宫的收缩,产妇也一直处于清醒的状态。当然,它也有一些缺点,一些有阴道分娩禁忌证、硬膜外麻醉禁忌证、凝血功能异常的产妇是不能使用这种镇痛方法的。

6. 所有的产妇都可以采用椎管镇痛的方法来减轻产痛吗

医院产检的孕妇都应该到麻醉门诊来进行一个围生期的风险评估,评估顺产当中能不能使用分娩镇痛及剖宫产手术麻醉的风险。绝大多数产妇均可使用硬膜外分娩镇痛,例如特别怕痛的初产妇;精神紧张的产妇;患有妊娠高血压疾病、早产、无法配合屏气的产妇。但并不是所有的产妇都可以使用分娩镇痛方法的,下面情况属于禁忌证。

(1)产妇不能配合进行穿刺(如精神病患者精神病发作期、严重神经官能症等)。

(2)对局部麻醉药及阿片类药物过敏。

(3)全身化脓性或者脓性感染者,穿刺点有感染、肿瘤等不适合做硬膜外穿刺的产妇。

(4)中枢神经系统疾患(脑膜脑炎、脊髓灰质炎、颅内压增高及严重头痛者)。

(5)脊柱病变或严重脊柱畸形(畸形部位在腰部者)、隐性脊柱裂、椎间盘滑脱、椎管狭窄史、椎管肿瘤、脊柱外伤手术史。

(6)严重肥胖,穿刺点无法标清者。

(7)凝血功能异常,及长期口服抗凝药者。

(8)血常规:血小板(PLT)<80×10⁹/L。

(9)原发性或继发性宫缩乏力和产程进展缓慢。

(10)有阴道分娩禁忌证。

(11)低血容量或低血压。

7. 硬膜外镇痛果真可以一点儿都不疼吗

确切地说,分娩镇痛的无痛也不是绝对"无痛",不管用什么方法都很难做到绝对不痛,只是设法减轻疼痛,让疼痛变得容易忍受。分娩镇痛通过硬膜外麻醉,阻断支配子宫的感觉神经,减少疼痛,但由于麻醉剂用量很小,产妇仍然能感觉到宫缩的存在。产程可能会因为使用了麻醉剂有所延长,但是可以通过注射缩宫素加强宫缩,加快产程。产痛是分娩过程中的生理现象,正常人是具备承受这种疼痛的能力的。然而,若产妇的精神状态处于紧张、恐惧、焦虑、信心不足之中时,就会增加产妇对疼痛的敏感度,因此,产妇需要学习有关分娩的知识,做好精神上的准备。

8. 什么时候可以申请以及如何申请分娩镇痛

美国麻醉医师学会、产科麻醉和围生期学会联合发布的产科麻醉实践指南建议使用最低浓度的局部麻醉药,以提供有效的母体镇痛,并使不良影响减到最小。

2017年,美国妇产科医师学会发表的产科镇痛和麻醉实践指南提出,产妇临产后要求镇痛就可以实施操作,而宫口扩张程度不应作为其实施的指征。

因此,产妇入院时就可向护士或者主管医师提出无痛分娩要求,申请越早提出越好,以便产房医护人员尽早与麻醉科医生联系,安排最佳时间进行。当产妇宫口开1~2厘米时就可以进行分娩镇痛的操作了。首先产妇在产床上摆好体位,侧卧位、低头屈膝、双手抱膝。麻醉科医生要在腰椎部位进行一个有创操作,放置一根软管在患者体内,连接体外的电子泵,当产痛出现时,产妇就可以根据自身疼痛强度自行给药了。

9. 硬膜外镇痛会影响分娩的过程吗

目前,临床常用的硬膜外分娩镇痛用药方案为低浓度局部麻醉药物和脂溶性阿片类药物的组合。

在第一产程,局部麻醉药被认为对子宫肌的收缩力有直接抑制作用。有研究显示,硬膜外分娩镇痛通过抑制宫缩、减慢宫颈扩张速度、影响胎头内旋转,从而延长第一产程。近年来,随着椎管内分娩镇痛用药方案的改进,研究发现局部麻醉药对运动神经元的阻滞效应的程度取决于其浓度。临床研究发现,低浓度的局部麻醉药用于椎管内分娩镇痛不会延长产程。然而各个临床研究使用的用药方案、剂量和操作方式(如置管时间、给药方式等)均不同,因此在评估椎管内分娩镇痛对第一产程时长的影响时,仍需综合考虑。

在第二产程,硬膜外分娩镇痛会减轻胎头对盆底的压迫感,从而影响产妇在第二产程的主动用力而延长产程。多个医疗中心的临床研究发现,使用硬膜外分娩镇痛产妇的第二产程时间较未使用者延长。目前,临床上开始使用运动阻滞作用更小的罗哌卡因作为局部麻醉药。因此,硬膜外分娩镇痛使用局部麻醉药的浓度和药物种类均对第二产程进展有影响,平衡产妇镇痛满意度和对产程最小影响的用药方案,需进一步行高质量、大样本的临床随机对照研究。需指出的是,无论第二产程是否延长,产妇都会在助产士的严密监护下,胎儿在连续的胎心监护下进行分娩,如有异常情况出现,均会及时得到诊治。

关于硬膜外分娩镇痛是否提高剖宫产率的争论始终存在。由于临床上很难开展前瞻性随机对照试验,因此许多证据都是基于回顾性研究,得到的结论也不一致。最近的临床研究结果显示,硬膜外分娩镇痛不会增加剖宫产率。

分娩镇痛的使用是否会增加阴道助产率亦存在争议。有研究显示,为使产妇得到良好的镇痛满意度,运动神经元会受到阻滞,使产妇对胎头挤压产道的感受减弱,影响其配合宫缩用力,因此导致其第二产程腹压使用不当,使得阴道助产率升高。随着不同的药物使用方案和药物浓度在临床的广泛应用,研究发现分娩镇痛使用的局部麻醉药浓度与阴道助产率呈正相关,换句话说,就是药物浓度越高,阴道助产的概率越高。因此,选择运动阻滞作用小的局部麻醉药如罗哌卡因,或使用低浓度的局部麻醉药进行分娩镇痛,不会增加阴道助产率。因此,在宫口将近开全的时候需要减少药量,必要时需联合使用缩宫素维持有效宫缩,加速产程进展。

10. 硬膜外镇痛会伤害宝宝吗

实施分娩镇痛以维护母亲和胎儿的安全为最高原则,由于分娩镇痛所使用的药物浓度和剂量远低于剖宫产手术麻醉的量(剖宫产手术的麻醉药量对婴儿也无伤害),经由胎盘吸收的药物量微乎其微,因此对胎儿并没有多少影响。此外,实施分娩镇痛前,医生会对产妇进行认真检查,最终才确定产妇是否适合做分娩镇痛。对于适合分娩镇痛的产妇,都会由专业麻醉科医生操作,发生损伤脊椎神经的可能性极少。在分娩过程中,是否需要改做剖宫产,决定于产妇本身和胎儿的情况。当然正常分娩过程中也会有一定概率转为剖宫产的。

应该说分娩镇痛的主要作用是减少自然生产的疼痛,减少产妇疼痛所带来的不良生理反应。同时分娩镇痛还可以降低剖宫产的概率。如果产痛得到缓解,意识保持清醒的产妇,对生产过程的完全参与感,以及在生产过程中因疼痛明显缓解而带来的愉悦心情,成为了顺利生产的先决条件。假如一旦需要改做剖宫产,因为已经在硬膜外腔置入了导管,可以立即注入局麻药,缩短了剖宫产的麻醉准备时间,原来用于分娩镇痛的镇痛泵和镇痛液还可以继续用作术后镇痛,也减少了剖宫产麻醉和术后镇痛的费用。

担心药物影响哺乳也是很多孕妈不敢用分娩镇痛的原因,同样的道理,由于用药剂量很小,通过胎盘很少,药物很快会代谢完,对哺乳没有任何影响。虽然实施剖宫产所用的药物剂量要比分娩镇痛大近 5~10 倍,但是同样对哺乳的影响微乎其微。

11. 硬膜外镇痛能一直持续到宝宝出生吗

这个问题答案是肯定的,麻醉科医生可根据产妇的常规产程的长短,将镇痛泵中药物总量配制到满足最长的产程要求,同时,根据不同产妇产程进展情况、对疼痛的耐受程度设置不同的镇痛模式和参数,保证产妇全产程安全有效的镇痛。

12. 硬膜外镇痛的产妇万一要改做剖宫产手术该怎么办

　　自然分娩是否改成剖宫产，与是否进行分娩镇痛没有必然的联系，它取决于胎儿头盆是否相称，是否存在异常胎方位，脐带绕颈和胎儿宫内窘迫等产科因素。有些因素只能在分娩过程中逐渐显现出来。分娩镇痛不能保证一定可以自然生产。产妇在分娩过程如果出现难以预料的紧急情况需要转为剖宫产术，不用再进行麻醉穿刺，只需继续将麻醉药经硬膜外导管注入硬膜外腔即可，但需提高局麻药的浓度和剂量以满足手术麻醉的要求。因此，行硬膜外分娩镇痛的产妇可及时转入手术室实施剖宫产手术，而免去了再次椎管穿刺的过程，大大缩短了术前准备时间。

第九章

正确看待麻醉并发症

【麻醉并发症与手术并发症】

1. 麻醉并发症与手术并发症有什么区别

外科手术并发症是由外科手术引起的、不希望发生的组织损伤或病态反应。麻醉并发症是指由麻醉引起的、不希望发生的组织损伤或病态反应。在临床工作中，患者多在麻醉状态下进行手术，但麻醉并发症和手术并发症却是完全不同的两个概念，它们的主要区别就在于引起该并发症的原因。由手术操作引起的并发症称为手术并发症，而由麻醉因素引起的并发症则称为麻醉并发症。麻醉状态本身是介于清醒与昏迷之间的一种中间状态，在这种状态下，机体对外界的反应呈过度增强或显著抑制，机体自主调节机制部分或全部丧失，自我保护功能严重受损，很容易因各种原因而引发麻醉并发症。

基本麻醉过程中有哪些临床上常见的麻醉并发症

（1）患者入室后输液就有可能会发生输液反应，输液反应主要表现是发热，一般减慢输液速度或者停止输液就可以消除。如果术中失血过多，给患者输血的时候也会引起类似的输血反应。

（2）药物过敏：有些患者对麻醉药物产生过敏反应，一般是一过性，严重时可能引起过敏性休克。

（3）麻醉过深或过浅：患者对麻醉药物的反应是不同的，即使是相同的药物剂量，有些患者可能出现麻醉过深，有些患者可能出现麻醉过浅，麻醉过深主要表现为血压心率的明显下降以及术后苏醒延迟而麻醉过浅主要表现为术中知晓，即患者术后能够回忆起术中的部分事情，对患者的心理造成很大负面影响。

（4）喉痉挛或支气管痉挛：主要见于麻醉拔管时期，多见于呼吸系统炎症或过敏性疾病的患者。

（5）诱发严重并发症：包括心肌梗死、心律失常、心搏骤停等。

（6）与术中操作相关的并发症：气管插管造成的牙齿下颌关节的损伤，有创监测引起的并发症，体位相关的并发症等。

（7）特殊的麻醉并发症：恶性高热，这是一种罕见的并发症主要是与遗传因素有关，病程十分凶险，死亡率很高。

 椎管内麻醉的主要并发症有哪些

椎管内麻醉主要包括硬膜外间隙阻滞，蛛网膜下间隙阻滞，这两者的区别主要在于阻滞的间隙不同,硬膜外间隙阻滞主要阻滞的区域是硬膜外间隙,而蛛网膜下间隙阻滞主要阻滞的区域是蛛网膜下隙,当然也有两者同时使用,就是所谓的"腰硬联合",椎管内麻醉主要适用于腹部以及下肢的手术。椎管内麻醉的主要并发症包括:

(1)局麻药中毒反应:这主要发生在一次性注入药物过多过快或者给药时误入血管所致。

(2)感染:如果操作违反无菌原则,有可能引起操作部位感染甚至是硬膜外脓肿。

(3)全脊髓麻醉:我们知道这两种麻醉方法阻滞的部位是不同的,使用的药物剂量差别也很大,如果将硬膜外的药量给入蛛网膜下隙就会引起全脊麻,主要表现为呼吸困难,血压下降,意识模糊,这种情况在临床中是需要紧急抢救的。

(4)神经损伤:主要是由穿刺针及硬膜外导管所致,有典型的触电感或者痛感。

(5)导管拔出困难或者折断:主要原因是穿刺针折断导管,临床中处理原则主要是尽力取出。

4. 局部神经阻滞的并发症有哪些

局部神经阻滞主要是指将局麻药注射到外周神经干附近,通过阻断神经冲动的传导,使该神经所支配的区域麻醉,一般可以单独应用或者作为辅助手段,这主要取决于手术的需要,以及患者合作的程度,主要的并发症包括感染,局麻药中毒神经损伤等。

5. 麻醉并发症的影响因素有哪些

　　麻醉并发症到底与哪些因素有关呢？怎样才能避免或者将并发症的风险降至最低呢？一般来说,麻醉并发症与多种因素有关,可以形象地将这些影响因素归类为"你、我、他"三个方面。

　　(1)患者("你"):患者自身的情况比如病情的严重程度,病变性质,主要脏器功能状况,潜在疾病以及患者对治疗、操作和各种处理措施的反应性等均可影响麻醉的安全性。

　　(2)麻醉科医生("我"):在麻醉意外和并发症的预防和处理中,麻醉科医生起着决定性的作用,医师本人临床经验、操作技巧、理论知识、工作作风和态度(责任意识)、精神与情绪(心理因素)、应变能力等均能明显影响对病情的观察和判断水平、处理措施准确程度及时效性。

　　(3)周围环境("他"):包括人员、物品及周围环境条件三方面的影响。

　　1)人员:手术是一项综合工程,各岗位密切、协调配合将使手术在更为安全的条件下进行。这种协调性主要取决于工作人员的整体素质,以及技术操作的规范程度。

　　2)物品:手术过程中有大量的物品(包括仪器设备、药品、消耗性材料)参与,其性能的优劣或是否使用得当,也将明显影响手术的安全进行。

　　3)环境条件:手术进行场所的监测设备、救治和应急条件也常成为麻醉意外的隐患。此外,医疗护理规章制度、人员配备、医护质量管理措施和控制模式等也发挥着重要的作用。

6. 如何减少麻醉并发症的发生

从以上几方面可以看出,麻醉安全受到多方面条件的制约,与麻醉相关的任何因素或环节出现问题都可能直接影响麻醉的质量及患者的安全。那么如何从以上三方面减少麻醉并发症的发生呢?

(1)患者方面("你"):应当注意,为满足手术的需要,通常在术前访视时,有关你当前的生理条件、实验室检查的数据和既往伴随疾病的全部信息,包括平时经常服用的药品、详细的服用次数和剂量必须提交给麻醉科医生,这样预先的检查评估,可以使麻醉科医生对你有一个初步的了解,有助于麻醉科医生选择适当的麻醉方案,并探讨各种方案潜在的风险以及其他相关的问题。

(2)医师方面("我"):①术前充分了解病情是保证麻醉安全的最基本条件,只有做到对病情的熟悉和正确判断,才能使麻醉实施"心中有数""有的放矢"和"因人施麻";②麻醉期间要充分利用仪器设备的监测指标和功能,最大限度地严密监测各项生命体征的变化;③注重医患关系,尊重服务对象,加强沟通和理解;④善于积累和总结临床经验。

(3)周围环境("他"):强调麻醉的安全与质量时不应忽视周围环境等外部条件的影响。①要树立对患者高度负责的观念,完善监测条件;②要充分了解并熟练使用周围各种仪器设备,尤其对更新的设施应及时培训,对监测设备的功能既要充分利用,又要克服依赖现象,正确、及时地判断当前麻醉状况;③不论手术大小,要注重各岗位之间、专科之间的协调配合能力的训练,以便及时、准确地应对和处理各种紧急情况;④要从医院管理思路方面加强认识,改善麻醉和手术条件,补充必要的技术力量。

7. 如何正确看待麻醉的并发症

　　实际上,绝大多数麻醉并发症是可逆和可预防的,但有些并发症也是难以避免的。即使经验丰富、细心敬业的麻醉科医生谨慎地按照操作规程进行操作,也不能完全避免麻醉并发症的发生。麻醉对疼痛的治疗作用,以及对患者生命功能的保证作用,其积极意义远远大于麻醉本身可能产生的不利影响。今天,我们不能想象没有手术治疗疾病的生活会怎样,同样不可想象的是,没有麻醉的手术将会怎样。某些手术操作本身对患者就是致命的影响,没有麻醉科医生在手术当中对患者的生命功能进行维持,其后果是不可想象的,也正由于麻醉学在维持患者生命功能的理论和技术上的不断发展,才使得外科在诸如心胸、中枢神经系统等以往被认为是生命禁区的领域中的手术治疗得以开展,医学对更深层次的领域进行探索,就会对麻醉提出更高的要求,而在解决问题之后,麻醉在保障患者生命安全的基础之上,外科将对威胁生命的疾病进一步进行治疗,这样,两个学科得以共同发展。也正是因为多学科的协作,人们越来越多地体会到现代医学发展给人类健康带来的益处。

【麻醉药对大脑的影响】

8. 麻醉对人类认知功能有什么影响

　　尽管全麻机制至今未得以全部阐明,但随着对研究的深入,全麻药物对手术患者认知功能的影响日益受到重视,并成为全麻机制探索中的重要一环。近年来全麻药物对人和动物学习记忆功能影响的研究成为学界关注的焦点之一。

　　大脑中直接主管记忆的是皮质的边缘系统,其中杏仁核、海马与记忆有密切关系,海马外周的颞叶也参与记忆。记忆主要分为外显记忆和内隐记忆两种类型。临床麻醉中,一定的麻醉深度消除了患者对术中事件的清楚记忆,但可能并没有完全消除其内隐记忆。术中不良事件的内隐记忆,可导致患者诸如睡眠障碍、焦虑、噩梦等心理和行为的伤害。这些不良的内隐记忆是否会对患者的认知功能产生负面影响,目前还没有这方面的研究报道。短期记忆的神经基础仅仅是一种电流变化,长期记忆则需上升为生物化学变化和形态学变化,形成新的神经回路。目前的研究提示,全麻药物可能对人中枢神经元新回路的形成有长时间影响。

　　麻醉对认知功能的影响,现在普遍的认知是对于大多数 4~60 岁的人来说,麻醉药对大脑是不会有影响的。对于胎儿以及小于 4 岁的婴幼儿或者大于 60 岁的人来说,麻醉药物对大脑的影响还需要进一步观察研究。

9. 麻醉对胎儿及婴幼儿的大脑有什么影响

　　从胎儿的大脑发育来说,中枢神经系统发育经历神经细胞增殖分化、迁移、突触生长、神经元凋亡等一系列复杂过程。一旦这个过程受到干扰,就会影响正常神经网络的形成。

　　研究显示,出生前后期以及出生后早期的神经发育更易受到药物和环境的影响。婴幼儿阶段是神经系统发育的敏感期和高峰期,某些动物实验发现,部分全身麻醉药物可以促使中枢部分神经元凋亡,对动物成年后的学习记忆功能产生损害,尤其在快突触发生时期,临床剂量和持续时间的麻醉药物会引起神经元凋亡和长时程学习障碍，对大脑的学习、记忆、认知功能及行为表现能力产生一定影响。

在人类研究中，1945 年有人发现神经认知功能损害和手术麻醉有关联，近期的研究表明，接受麻醉的年龄越小，更易于损害神经认知功能的发展，在人类的易损期是出生后 3~6 个月，但短时间内 30~60 分钟的麻醉不至于影响长期的学习能力，即使在易损期也是如此。关于麻醉药物和小儿认知功能的临床研究较少，多数研究仅仅是术后短期的认知评估，或仅仅是个案报道，目前还没有报道低于 6 个月的婴儿的实验研究。由于在儿童发育过程中的很多易变因素，要估计这两者之间的关系是非常困难的，目前的结论也主要来自动物实验。这里存在的问题是：发生在动物实验研究中的现象是否同样发生于人身上，是否永久，是否可逆，仍不清楚。举例来说：接受全麻的婴幼儿通常有早产史或围生期受到有害事件影响，例如在重症监护室长时间使用镇静剂或抗痉挛药物、宫内窒息等，怎样来分辨是这些因素还是全麻药物对其以后的认知功能产生了影响？此外，除非儿童表现出了可以观察到的神经行为异常，否则很难引起家长或医生的注意来考虑儿童过去的围生期全麻史是否与此有联系。

现在的研究结果倾向于认为 4 岁前使用麻醉药、使用一种以上的麻醉药、长时间暴露是导致学习功能减退的重要因素，其中 2 岁以前暴露风险更大，但这些研究均存在一个问题，既不能区分手术和麻醉各自本身的影响，也不能排除需要手术的患儿更容易发生学习功能减退的可能。同时这种对认知功能的影响，除了对学习和记忆有影响外，还是否会影响情绪、语言等其他认知功能，均有待进一步研究。在还没有确定人类胎儿和新生儿没有麻醉的神经毒性之前，能够做到的就是：当决定是否需要外科手术时权衡利弊；避免可能神经毒性强的麻醉药物的使用；尽可能限制手术的持续时间。

10. 麻醉对老年患者的大脑有什么影响

曾经听到有的患者说过这样一句话："老人不能做麻醉,做了会得痴呆。"这里所说的"痴呆"其实是医学上的术后认知衰退,主要包括术后谵妄和术后认知功能障碍。首先要分辨2个概念,"脑老化"和"神经退行性疾病"。"脑老化"是指脑生长、发育、成熟到衰亡过程中的后一阶段,是一种正常的生物老化现象,而"神经退行性疾病"主要包括阿尔茨海默病,是神经元的退行性病变和凋亡,并最终导致个体死亡。通俗来讲,"脑老化"一种是生理性的正常现象,"神经退行性疾病"是病理性的不正常的现象。而平时所说的术后谵妄或者术后认知功能障碍都属于后者。

11. 什么是术后谵妄

来看一个病例:

小陈的奶奶今年 75 岁,在一次手术出院后出现了高热并诱发了肺炎,老人家被送到医院。医生积极地采取了措施。可是,自从住进医院后,小陈发现奶奶对家人的来访总是不理不睬的,无精打采,睡眼蒙眬,甚至有时候似乎不太认识家里人。开始的时候,家人认为可能是奶奶生病,身体比较虚弱,需要休息和静养,便也不太在意。可是奶奶的这个情况似乎有点"变本加厉",尤其是护士反映老人家晚上特别活跃,不配合挂水,也不让护士给其他患者挂水,接连好几个晚上都称看到过世的老伴来找她了。

其实,像小陈奶奶这样总在晚上出现的睡眠紊乱、行为失控,甚至看到一些奇怪的景象或听到奇怪的声音等,在老年人身体状况很差的时候是会出现的。这也就是平常所说的谵妄,由于一般在晚上比较严重,当然,除了睡眠紊乱外,谵妄还有很多其他表现,比如"意识不清",如白天总是不理不睬、睡眼蒙眬的样子;看到或听到一些奇奇怪怪的东西或声音;变得不认识家里人、不知道时间、不知道身在何方等;说话、做事不能控制;出现心情变化等不同于平时的现象。

12. 术后谵妄为什么多发于老年人

因为老年人神经系统呈退行性改变,在从青年至老年的过程中,脑的重量减轻,体积缩小,神经元进行性减少,出现一定程度的脑萎缩。在人的一生中,神经元的死亡耗损速率相对于中枢神经系统神经元的总量来说,这个耗损量不大,但神经元的死亡、丧失是有选择性的,具有高度特殊功能的神经元,特别是与合成神经递质有关的神经元,会遭受最大限度地耗损,虽然老年人的中枢神经系统的可塑性仍然存在,但这种重建和代偿能力较儿童和青年人缓慢且不完全,故术后谵妄多发于老年人。

13. 有哪些原因可能导致术后谵妄

目前能够肯定的就是影响术后谵妄发生的因素是多方面的,而非某种单一因素独立作用的结果。我们知道,大脑是麻醉药物和麻醉辅助药物主要的靶器官,麻醉过程中会引起疼痛感觉的消失,因此,麻醉药物的使用是老年人谵妄发生的一个很常见的原因,但是引起患者谵妄的原因究竟是麻醉还是其他原因,目前还不得而知,因为手术本身也是有可能引起谵妄的,具体来说,目前的研究认为,所有麻醉前用药的延迟性作用均可能影响术后认知和精神活动。

14. 如何正确认识麻醉对老年人大脑的影响

老化脑在结构和生理方面的变化提示,老化脑中枢神经系统功能的储备大大减少,现在推测这是导致老龄患者在接受全麻后更容易发生术后认知功能障碍的重要原因。目前研究所观察到的大部分老龄外科手术患者所发生的术后认知功能障碍是一个可逆的过程,只有 1% 的认知功能障碍是持续性认知功能障碍,可持续到术后 1~2 年。

长期以来认为全麻药物对脑的作用会随着药物在体内的代谢而逐步消除,脑的功能也会恢复到术前的状态,但随着全麻机制研究的深入和循证医学的发展,越来越多的证据表明这一观点是错误的。全身麻醉可引起脑长期甚至是永久性的神经元形态学和神经生物学上的改变,尤其是在脑最脆弱和易受影响的发育初期和老年期。目前这一领域的研究经验还很缺乏,研究的方法和手段还很少。相信随着全麻机制研究的深入,这一领域会迎来突破性的发现,同时它也会为最终清晰地阐述全麻机制起到重大的作用。

【术中知晓】

15. 什么是术中知晓

严格意义上来说,术中知晓的定义是:全麻的患者在手术过程中出现了有意识的状态,并且在术后可以回忆起术中发生的与手术有关的事件。

1845 年，Horace 公开进行的首次 N_2O 麻醉中，患者对疼痛的描述是：皮肤好像撕开一个洞，这其实就是最早的术中知晓。对于术中知晓，多数患者的描述是，与看到、感觉到和闻到某些东西相比，常常是记得声音和对话(30%~90%)，有部分患者的感受是知道手术的经过而并不感到疼痛，很大一部分患者(高达 40%)能记起有疼痛的感觉。较为普遍的感受是，可以听到手术室的声音，有麻痹感，瞬间感到焦虑，恐惧、无助和无力，并且这种感觉是其他不良作用都无法相比的。一系列调查访问表明，清醒本身并不会使患者最痛苦，使患者最痛苦的是不能运动或交流的类似于"清醒麻痹"的感觉。实际上，即使患者不感到疼痛，完全失去控制力对患者来说感觉已经很糟糕了，大多数(70%~90%)醒来不能动的患者都会感到惊恐和焦虑，而一半的患者还会感到无助和无力，有的患者甚至描述这种状态感觉有点像"被活埋"，尤其当这种感觉还伴随着疼痛的时候，这种精神创伤将到达顶点，一小部分(15%)的患者有窒息、濒死或相信他们永远也醒不过来的感受。大约 2/3 的患者反映，他们在经历术中知晓后，对麻醉的态度有了改变，高达70% 的有回忆的知晓患者对麻醉过程感到惧怕和焦虑，自述远离医院和医生能避免回忆起受创伤的事件，同时伴随明显的不愉快的后遗症，包括睡眠障碍，反复噩梦，白天焦虑和悲伤，如果这种症状持续 1 个月，并严重影响患者的感觉行为和功能时，就可能出现创伤后应激障碍(posttraumatic stress disorder，PTSD)。

16. 为什么会发生术中知晓

术中知晓的原因多见于：

（1）麻醉诱导期患者出现严重低血压而减浅麻醉，导致手

术开始时麻醉过浅,或休克时为了维持循环功能,过于维持浅麻醉;

(2)麻醉药物配伍不当,多见于体外循环手术中过于追求快通道麻醉,大量使用镇痛药而全麻药用量过少,麻醉深度不够或过早减浅麻醉导致缝皮时患者苏醒。

简要概括下来就是,术中知晓多见于麻醉过浅或者麻醉药物使用不合理。

17. 什么样的手术或患者比较容易发生术中知晓

导致术中知晓的危险因素包括:

(1)既往有知晓发生史。

(2)大量服用或者滥用药物。

(3)如慢性疼痛患者使用大剂量阿片类药物史。

(4)认定或者已知有困难气道。

(5)危重患者如 ASA 评分 4~5 级。

(6)特定的手术比如胸腹部手术、心脏手术、眼科手术。

(7)麻醉维持期间使用肌松药。

18. 术中知晓的发生率大概有多少

国外的报道在 0.1%~0.2%,高危人群(心脏手术、产科手术、急诊手术和休克患者手术)可高达 1% 以上,国内术中知晓的调查显示,术中知晓的发生率为 0.4%。

19. 怎样预防性减少术中知晓的发生

　　合理选择麻醉方法和药物配伍,个体之间对麻醉药物的需要量明显不同,麻醉过程一共需要满足四个要素,避免单纯使用大剂量镇痛药,及时有效地纠正休克为足够的麻醉深度创造条件,根据手术进程维持麻醉平衡,避免过早终止麻醉同时合理选用适宜的麻醉深度监测避免术中意外苏醒。

20. 如何才能将术中知晓的不舒服感觉降至最低

　　手术之前患者和麻醉科医生详细沟通,麻醉科医生会告知患者,使用全麻药物之后,会暂时失去运动能力,这样即使患者偶然从麻醉中醒来发现不能自主运动、说话和呼吸,因为术前很耐心地交流了相关事宜,所以不会特别害怕和恐慌。实际上,就像上面提及的,术中回忆和感到疼痛的概率很小。

21. 如何判断是否发生了术中知晓

　　如果你怀疑自己术后有术中知晓,可以和你的麻醉科医生沟通,他一般会从以下5个方面来询问相关的问题,并帮助你判断是否出现了术中知晓:①你入睡前所记得的最后一件事情是什么? ②你醒来时所记得的第一件事是什么? ③这两者之间你还记得什么? ④在手术中你做过梦吗? ⑤有关这次手术,你感觉最差的是什么?

22. 如果发生了术中知晓怎么办

如果确实发生了术中知晓,治疗一般包含以下两个方面:①心理治疗:一旦发生术中知晓,对患者的心理伤害很大,应及时行心理疏导等治疗;②药物治疗:安定类药物有助于减轻心理损伤。

23. 术中知晓最严重的后果是什么

术中知晓由于对手术过程存在不同程度的记忆,这种意外的体验对患者来说是一种强烈的应激源,因此术中知晓对患者可以造成轻重不一的精神伤害或心理障碍,最主要的就是创伤后应激综合征,其表现有焦虑,不安,失眠,重复噩梦或濒死感,会导致术后患者生活上的严重障碍,如交际困难,失去工作,甚至丧失独立生活的能力,更有的因心理受到极大创伤,而发展成为犯罪分子危及社会。

在回答了以上的种种问题之后,很多患者对术中知晓似乎都存在一种普遍的恐慌。全麻状态意味着意识的丧失,无论术后有无回忆,术中知晓均可能发生,因此术中知晓实际上是全身麻醉中出现的一种严重的并发症。这里请不要担心,术中知晓的发生率较低,以及出于理解患者的担心和对麻醉工作的负责,对于每一例麻醉,麻醉师都会用心将此种并发症的风险降至最低。

【麻醉可能引起的神经系统并发症】

麻醉可能引起的神经系统并发症主要有两类:第一类是苏醒延迟与昏迷,第二类是躁动、抽搐和惊厥。

24. 苏醒延迟与昏迷的原因有哪些

顾名思义,苏醒延迟是麻醉结束后苏醒时间超过正常人,一般来说,麻醉结束后 2 小时,意识仍然不恢复就可以称为苏醒延迟。苏醒延迟的原因主要有以下 5 类:

(1)麻醉药物过量。使用麻醉药物之后会使患者进入一个麻醉的状态,因此当麻醉药物使用过量的时候,从麻醉状态恢复到自然状态的时间肯定是增加的,这就导致了苏醒延迟。

(2)药物应用不当。部分麻醉药之间是有一定的协同作用的,比如说使用 A 药能够减少 B 药的使用,如果不注意药物之间的相互作用,可能间接引起了药物的过量,导致苏醒延迟。同时还要注意药物的半衰期,有的药物半衰期特别长,这意味着这个药从体内排出所需的时间比较长,因此,不合理地使用长半衰期的药物势必也会引起苏醒延迟。

(3)肌松药的蓄积作用和麻醉镇痛药抑制呼吸。目前临床上大量使用的一类肌松药就是非去极化肌松药,它们的一个特点就是有一定的蓄积作用,这表现在手术结束后,药物半衰期已过,但患者仍然没有呼吸或呼吸无力,不能睁眼,麻醉性镇痛药也有呼吸抑制的作用,因此不合理的药物的选择或者不合理的药物配伍也会引起苏醒延迟。

(4)麻醉中低血压或低氧血症。当患者血压 <60 毫米汞柱时表现为烦躁不安,<50 毫米汞柱时可以出现意识障碍,因此术中低血压的患者术后更易发生苏醒延迟,类似的,如果患者术中有慢性缺氧,可导致脑组织缺氧而出现意识障碍,容易发生术后苏醒延迟。

(5)代谢功能紊乱。从日常经验中知道,低血糖会引起昏迷,糖尿病酮症酸中毒也会引起昏迷,同理,如果术中出现代谢功能的紊乱,比如低血糖,糖尿病酮症酸中毒等也会引起术后苏醒延迟。

25. 昏迷的原因有哪些

昏迷是因大脑功能紊乱而长时间失去知觉,是最严重的意识障碍,昏迷的原因主要有以下4类:

(1)麻醉药等中枢抑制药物中毒:上面已经提到,术中麻醉药使用过量会引起苏醒延迟,如果过量的程度比较重,引起药物中毒,那么很有可能会引起昏迷;

(2)麻醉手术中严重缺氧,二氧化碳蓄积:术中严重缺氧,二氧化碳蓄积会导致脑组织缺氧,引起意识障碍。

(3)多器官功能衰竭:多器官衰竭会引起大脑功能的紊乱,大脑功能障碍最显著的临床特点包括意识障碍,因此多器官功能衰竭会引起昏迷等一系列大脑功能障碍的表现。

(4)脑水肿、颅内高压等:脑水肿、颅内高压都是大脑功能障碍的常见原因,容易引起昏迷等表现。脑水肿与脑缺氧可以互为因果、恶性循环。脑缺氧可以导致脑水肿、脑水肿后大脑容积增大,而颅腔内的容积是固定的,代偿作用有限,导致颅内静脉受压,血液静脉回流受阻,进一步加重脑水肿。随后脑动脉也受压,于是脑血流量下降,脑灌注压下降,加剧大脑缺血缺氧。

26. 如何区别苏醒延迟与昏迷

麻醉手术后可以根据患者的不同反应表现予以区别:①清醒状态:患者能自动睁眼,准确回答问题,按照指示做出准确的反应动作;②半清醒状态:患者处于麻醉睡眠状态,对呼唤或疼痛刺激有反应,对提问的回答含糊不确切;③昏迷状态:患者昏睡,对言语及局部刺激无反应。

27. 苏醒延迟与昏迷如何处理

针对麻醉后苏醒延迟与昏迷,在临床工作中主要从以下几个方面处理:

(1)维持呼吸道通畅和血流动力学稳定是基本原则。

(2)病因处理。根据手术期间的病情变化,分析发生的原因,对症处理。如抗休克治疗,纠正缺氧,维持水电解质平衡。

(3)麻醉药过量或者麻醉过深,镇静镇痛等药物的影响,可以在维持患者正常呼吸循环的基础上,促进患者自然清醒,也可以根据需要,应用某些拮抗剂。麻醉性镇痛药所致的苏醒延迟,可以用拮抗剂治疗。

28. 产生躁动、抽搐、惊厥的原因有哪些

躁动、抽搐、惊厥主要发生在麻醉恢复期。常见于以下6种情况:

(1)癫痫患者:癫痫患者的发作有很多种,一般典型的全身发作就是患者突然大喊一声,跌倒在地,然后发生全身肌肉抽搐,此后转入昏睡或者躁动不安,因此癫痫患者麻醉后可能会有躁动及抽搐的表现。

(2)室温过高:机体散热受到影响,这种情况一般多见于儿童,常见到儿童因高热引起惊厥,这主要是由于儿童的神经系统尚未发育完全,容易受到体温升高的刺激。

(3)某些药物的影响:某些药物过量,如阿托品等,会使神经元

的兴奋性增高而发生抽搐等。

(4)水电解质紊乱：如低钙会引起抽搐，而低钙也是水电解质紊乱的一种。

(5)中枢神经系统疾病：如脑水肿、脑缺氧。脑水肿后导致颅内压升高，对大脑某些部分压迫，可以引起肌张力增高，脑缺氧可以刺激大脑皮质，导致抽搐样发作。

(6)二氧化碳蓄积：二氧化碳蓄积会使血管扩张，脑血流量增多，脑压升高，导致肌张力增高。

29. 躁动、抽搐、惊厥有哪些临床表现

躁动、抽搐、惊厥的主要表现有以下几种：

(1)高热，体温在40℃以上。

(2)肌肉抽搐，严重时僵直。

(3)躁动，全身惊厥。

(4)心动过速或其他心律失常。

(5)呼吸深快。

(6)高钾，代谢性酸中毒。

30. 躁动、抽搐、惊厥如何处理

针对躁动、抽搐、惊厥，临床上主要有以下处理措施：

(1)麻醉前合并高热、感染的患者，应采取降温措施，积极降温。

(2)纠正酸中毒以及其他水电解质紊乱。

(3)适当选择麻醉药物，控制用量，防止发生药物过量中毒。

(4)手术间通风换气降温。

（5）针对病因对症治疗：比如高热时，体表降温；低钙时，补充钙；适当应用镇静镇痛药；控制抽搐，惊厥；吸氧，维持正常通气；输血补液，维持循环功能。

【预防麻醉手术并发症】

对于"手术并发症"，其实并不陌生，前面已经定义为是指由手术引起的、不希望发生的组织损伤或病态反应。为减少手术并发症的发生，下面主要介绍手术并发症的预防措施。主要从肺栓塞、脑卒中、止血与抗凝和器官功能保护四个方面来讲。

31. 预防肺栓塞

肺栓塞是临床常见但容易被忽视的疾病，常被称为"沉寂的杀手"，来看一个例子：

不久前，苏先生因股骨头坏死做了关节置换，手术非常成功，大家说他从此可以健步如飞了。谁知出院当天，他突感呼吸困难，一头栽倒在地，医生诊断为静脉血栓脱落导致的肺栓塞。

肺栓塞是术后猝死的重要病因，而深静脉血栓又是形成肺栓塞的主要原因。当深静脉血栓脱落，栓子随着血流转移到别处，如果堵塞肺动脉及其分支，就会造成患者循环功能、呼吸功能障碍，甚至危及生命。

32. 什么是肺栓塞

通俗来说，"肺栓塞"指肺动脉被血栓或其他物质阻塞，因为栓子阻塞肺动脉，肺血管的血流急剧减少，肺血管阻力增高，右心向肺血管射血量降低，引起左心排血量减少，于是血压下降，缺氧、晕厥甚至猝死。引起肺栓塞最主要的原因就是栓子形成，因此任何能引起血液黏滞度增高，引起栓子形成风险增大的原因都有可能形成肺栓塞。肺栓塞属于一种常见急症，它可以在很短的时间内夺去患者的生命，肺栓塞的预后主要与栓子的大小，栓塞的位置直接相关，但是它也是可防可治的，关键在于早期使用抗凝治疗以及及时地诊断治疗。

33. 肺栓塞好发于哪些人

肺栓塞常见于手术、住院、久坐、久站等人群，或者可以理解为"不动的患者好发肺栓塞"。

34. 如何辨别肺栓塞

肺栓塞是一个突发疾病，患者表现不尽相同，一般来说，肺栓塞发生后的典型表现是：呼吸困难、胸痛、咯血和晕厥。在栓子的形成过程中患者可能什么表现都没有，但是一旦栓子脱落并栓塞到关键部位就会引起严重的病变甚至引起死亡。因此，如果出现不明原因的胸闷、气促、咯血或突发晕厥时，应尽快去医院就诊，为及时治疗争取时间。

35. 如何预防肺栓塞

早期识别危险因素和早期预防是防止肺栓塞发生的关键，在一般人群中加强健康教育,在高危人群中加强对栓子形成的预防观念是非常重要的。

(1)对于危险人群来说,改变生活方式很重要,如戒烟、适当运动、控制体重、保持心情舒畅,饮食方面应注意减少胆固醇的摄入,多吃蔬菜水果,适量饮茶。

(2)避免下肢长时间不动,包括长途旅行,长时间打麻将、玩游戏、伏案工作等。应避免久坐、久站,坐或站一段时间后最好走一走,让下肢肌肉收缩和放松,促进血液循环,长途旅行者最好穿上弹力袜,躺下或坐下时可以有意识地把脚抬高一会儿,促进静脉回流,平时注意多按摩下肢。

(3)如果需要长时间乘车,建议多饮水,一方面可以稀释血液,另一方面借上厕所之机多活动下肢,有条件的还可以做一做旅行休闲操。

(4)如果曾有过静脉血栓栓塞史(腿疼,下肢无力,压痛,皮肤发绀或者皮下静脉曲张,双下肢出现不对称肿胀),最好定期去医院检查。

(5)孕产妇需要保持一定的运动量,不要久卧床。

(6)对于长期服避孕药的妇女,应注意服药时间不宜太长,可以采用间歇服药法,40岁以上不宜采用药物避孕。

(7)如果需要的话,可以采用药物(如肝素、华法林等)预防措施,尤其对于先天缺乏某些抗凝因子的易栓症患者,更需要终身口服抗凝剂来预防。

36. 什么是脑卒中

脑卒中俗称"中风",是由向大脑输送血液的血管引起的一种急性疾病,通常发生在向大脑输送氧气和其他营养物质的血管破裂的时候,或发生在血管被血凝块或其他颗粒物质阻塞的时候。如果神经细胞缺乏足够的氧气供给,几分钟内就会死亡,接着,受这些神经细胞控制的身体功能也会失去作用,由于死亡的大脑细胞无法替换,因此脑卒中造成的后果通常是永久的。

卒中包括出血性卒中和缺血性卒中,其中出血性卒中大概占40%,缺血性卒中大概占60%。这也就是说,在脑卒中的分类中,出血性脑卒中占40%,缺血性脑卒中占60%。

37. 脑卒中的发病机制是什么

缺血性脑卒中主要是由于局部脑组织因血液循环障碍,缺血、缺氧而发生软化坏死。缺血的原因主要有两种:一是供应脑部血液的动脉出现粥样硬化或血栓形成,使血管管腔狭窄甚至闭塞,导致局部急性脑供血不足而发病;二是因异常物体(固体、液体、气体)沿血液循环进入脑动脉或供应脑血液循环的颈部动脉,造成血流阻断或血流量骤减而产生相应支配区域的脑组织软化坏死。出血性脑卒中分为两种亚型:颅内出血和蛛网膜下出血,出血量决定了脑卒中的严重程度。

38. 脑卒中的危险因素有哪些

脑卒中危险因素主要包括平常熟知的"三高"(高血压、高血糖、高血脂)、心脏病、吸烟、酗酒、肥胖、年龄、性别(男性的发病率高于女性)等。

39. 脑卒中的症状有哪些

脑卒中产生的症状各不相同,取决于脑卒中的类型以及受影响的大脑区域和大脑组织的受损程度。其中身体症状取决于两个大脑半球中的哪一个受损:右脑的脑卒中将影响身体的左半边,左脑的脑卒中将影响身体的右半边。具体症状有以下 4 种:①头晕、头痛、恶心、呕吐、反应迟钝;②肢体活动不利、突然跌倒;③言语笨拙、表述不清;④流口水、回答不切题等。卒中患者一般都有后遗症如口眼歪斜、言语不利、半身不遂。

40. 怎样预防围术期脑卒中

早期识别危险因素和早期预防是防止脑卒中发生的关键,在一般人群中加强健康教育,养成良好的生活习惯是非常重要的。其预防措施主要有:

(1)重视卒中的先兆征象:如头晕、头痛、肢体麻木、昏沉嗜睡、性格反常时,就应采取治疗措施,避免卒中的发生。

(2)平稳控制血压:高血压一方面可以促进动脉硬化的进程,另一方面是对已有动脉硬化的血管壁施加压力,所以无论是对出血性脑卒中还是缺血性脑卒中来说,高血压都是主要的危险因素。有 80% 以上的脑出血患者都是由于高血压或动脉硬化导致脑血管破裂的。而血压偏低也会发生脑卒中,血压过低的情况下,血流速度明显变慢,引起缺血性卒中。

(3)调整饮食结构:减少盐分摄入;减少油脂摄入;改善血脂异常;减少饮酒;适当多吃一些水果或新鲜蔬菜。

（4）坚持体育锻炼和体力活动：坚持体育锻炼和体力活动能促进胆固醇分解从而降低血脂，降低血小板的凝集性，并能解除精神紧张和疲劳。

（5）重视心理治疗，保持心情愉悦。

41. 围术期凝血和抗凝存在什么矛盾

先来看一个病例：

今年 78 岁的方老有多年冠心病史，四个多月前突发急性心肌梗死在某医院接受了心脏导管介入术，医生在他梗死的冠状动脉内植入了两个支架，不久方老就康复出院，较顺利地逃过了一劫。不巧的是，半个多月前的一次身体检查显示方老的左肾上长了一个 6 厘米 ×5 厘米 ×6 厘米大小的肿瘤，专家建议尽快手术切除。可是，患者已经 78 岁了，又有心脏病，手术的风险很大，而且，老人还接受过支架植入，这更是外科手术的禁忌。因为，当患者血管内植入了支架，为了防止支架植入部分的血管再狭窄，需要终身服用抗凝血的药物，而大量的抗凝血药物会导致外科手术时及术后大出血。反过来，如果停服抗凝血药物，按正常手术给予患者止血剂，又随时可能导致患者的心血管发生梗死。这个矛盾让专家头疼不已。这也是在临床过程中经常遇到的一种情况。

不过，很多治疗都是有利有弊，如何取舍需要根据病情入手。抗凝是"双刃剑"，对于用药，患者的愿望是"有效和安全，哪个都不能少"，患者的这个愿望，目前还难以实现，尤其是抗凝药物，本身不太听指挥，不仅合理剂量难以一次找准，也不能想停就停，需要严格在医生指导下用药。抗凝药用量不足，起不到抗凝作用，导致脑卒中和心肌梗死风险增大；服用过量，又会出现牙龈出血、鼻出血、血尿、黑便、胃溃疡、月经量多或时间延长等，严重出血还需要输血和外科治疗。尽管抗凝不慎可能引起出血等危险后果,但总体而言,抗凝获益更大。实践证实,房颤、高血压、糖尿病、心绞痛、急性冠脉综合征、60 岁以上心脏瓣膜置换术后患者以及许多外科手术前后,都应积极抗凝,防止血栓形成或复发。但要警惕,痴呆、慢性肾衰竭、贫血、严重慢性酒精依赖且转氨酶高于正常上限值 3 倍、大便隐血阳性的隐匿性出血、颅内出血病史、头部外伤后和长期用非甾体抗炎药等患者,则不宜接受抗凝治疗。作为外科,手术是避免不了的,一般大型手术,术后都会有出血与凝血的问题,用药也不外乎止血药、抗凝药。用止血药的顾虑:血栓形成、脑梗、肺栓塞、深静脉血栓等。用抗凝药的顾虑:伤口出血多,皮下血肿,深部出血。

42. 如何使用止血药和抗凝药

重新回顾一下刚开始的那个病例,看看医生到底是怎样处理的呢?

医生决定为患者重新搭配抗血凝药物,从而为患者争取一个手术的"时间窗",所谓争取手术时间窗,就是术前改用短效抗血凝药物,然后进行手术,以保证患者在手术过程中可能发生出血的高风险期内,血液凝固性能较好,不至于发生大出血,同时,严密监视患者的心功能情况,随时准备患者因心血管梗死进行抢救。

经过精心准备,一个星期前,方老被推进了手术室,正如事前预料,术中患者出血尚能控制,为防止术后可能发生的大出血,术中专家为患者进行了仔细地结扎和缝合。术中、术后第 1 天、术后第 2 天,患者都顺利地过来了,没有发生大出血,也没有出现心肌梗死的前兆。术后第 3 天,监测发现患者血压下降,同时患者也反映胸前区疼痛,心脏科专家认为需要恢复使用抗血凝药物,否则患者随时会发生心肌梗死的风险。经过紧急处理,患者心脏的问题解决了,但大量抗血凝药物的使用,立即引起了创面及皮下组织出血,所幸的是,这时距离手术已经两天,创面已经有所恢复,而且所有创面都经过专家的认真处理,出血只是毛细血管渗血,因此,经过输血以及适当调整药物剂量,出血并没有引起大麻烦,并慢慢得到控制。术后病理结果显示,方老患的是左肾透明细胞癌,所以说尽早手术是非常有必要的,目前方老已顺利康复出院。

从这个例子可以看出,患者术后止血药与抗凝药的使用是非常讲究的,在哪个时间点用哪类药,用多久,多长时间监测都是临床上应该关注的问题,止血药物的使用相对简单。

43. 抗凝药物包括哪些

(1)肝素——抗凝先锋,包括肝素与低分子量肝素等,它们直接发挥抗凝作用,在体内外均有抗凝作用。

1)普通肝素:多用于预防较高风险的住院患者发生静脉血栓,以及卒中和心脏手术的抗凝治疗。疗效比较确切,起效比较迅速,静脉注射可即刻发挥抗凝作用。应用时应注意是否存在抗凝禁忌证,剂量宜个体化。主要不良反应是出血,需要定期监测,可能造成出血并发症增加,重者可致胃肠道甚至颅内出血。

2)低分子量肝素:优势是使用比较方便,具有皮下注射吸收完全、不良反应小和一般不需要监测凝血指标等优点,出血并发症比普通肝素少,妊娠期妇女亦可使用。主要不良反应有出血,注射部位瘀点、瘀斑,血小板减少等,一般不需特殊处理,严重者可用鱼精蛋白对抗。

(2)华法林:是房颤、心脏换瓣手术等抗凝治疗中最为常用的药物,它的抗凝作用受遗传和环境因素影响很大,剂量过大易出血,剂量过小又没作用,需要经常抽血进行监测,最大的特点是使用时需要监测国际标准化比率 INR。华法林最常见的不良反应是出血,如皮肤出血、鼻出血、牙龈出血、胃肠道出血等,重者可以有脑出血。老年人对华法林较敏感,可能产生过度反应,也要慎用。

既然是抗凝药,如果使用不当,必然造成血液凝固障碍,进而引发出血的危险,这也是很多患者心中的隐忧。其实,口服华法林引起脑出血概率非常低,出血事件与 INR 增高及年龄增高有关,75 岁以上老年患者出血发生率稍有增加。对于血栓高危患者,应综合评估服药后获益(减少栓塞)和风险(严重出血)的比例,应当清楚的是,血栓栓塞和出血事件(脑出血除外)的重要性并不相同,轻、中度出血对患者造成的伤害总体上小于血栓栓塞。

华法林的需要剂量存在较大个体差异,为了达到理想的抗凝效果,并最大限度地降低出血可能,患者应定期到医院监测 INR,根据医生意见调整用药。如需新增或停用某种药物,或生活饮食习惯发生改变时,都应增加监测 INR 的次数,及时调整华法林的给药剂量或是调整生活习惯,以避免不必要的出血或血栓形成,达到满意抗凝效果。

第十章

心脏手术和心脏病患者非心脏手术的麻醉

1. 什么是心脏手术

　　心脏的主要功能是为血液流动提供动力,由左心房、左心室、右心房、右心室四个腔组成。左右心房之间和左右心室之间均由间隔隔开,心房与心室之间有瓣膜,这些瓣膜使血液只能单向流动,而不能倒流。心脏本身也需要足够的营养和能源,供给心脏营养的血管系统即冠状动脉。

2. 心脏手术包含哪些手术种类

　　一些心脏疾病可以通过心内科介入技术治疗,但是对于先天性心脏病矫治、心脏瓣膜修补 / 置换、冠心病冠状动脉搭桥等复杂手术来说,心脏外科手术仍然是主要治疗方法。

　　先天性心脏病,指在胚胎发育时期由于心脏及大血管的形成障碍或发育异常而引起的解剖结构异常,或出生后应自动关闭的通道未能闭合。大多数患者需手术治疗矫正心脏畸形。

心脏瓣膜在心脏永不停止的血液循环活动中扮演的角色相当于门卫，阻止血液回流于刚刚离开的心房（房室瓣）或心室（半月瓣）。瓣膜功能异常则需要外科手术修复或者更换。冠状动脉搭桥术，是在冠状动脉狭窄的近端和远端之间建立一条通道，使血液绕过狭窄处。一端与冠状动脉狭窄远端吻合，一端与升主动脉吻合，也可同时在一根静脉上开几个侧孔分别与几支冠状动脉侧侧吻合，这就是所谓的序贯搭桥或蛇形桥。

血液由心脏泵出，首先进入主动脉。主动脉根部病理性扩张会形成主动脉瘤；主动脉血管壁病变出现裂口，血流沿裂口冲击在血管真腔旁边形成假腔（夹层）。血液冲击流入，动脉瘤或假腔会像打气球一样不断增大，如不及时处理，可能会导致血管破裂而致命。手术主要是把撕裂的血管切除，再将合适的人工血管与剩余的相对正常的血管缝合起来。

另外，对于各种治疗无效的终末期心脏病患者，可以通过心脏移植挽救生命和改善生活质量。

3. 心脏手术麻醉中需要进行哪些监测

心脏手术时间长、风险高，部分手术需要体外循环支持，心电图、脉搏氧饱和度等常规监测，不足以全面评估患者生命体征和指导麻醉管理。

清醒建立有创动脉压力监测是心脏手术患者的常规监护之一，以便对动脉灌注压力、手术相关容量变化以及动脉血气持续实时评估。桡动脉是最常用的穿刺部位，也可能根据实际需要选择股动脉、肱动脉、尺动脉、足背动脉和腋动脉。

手术期间中心静脉压力监测和中心静脉通道非常重要。除了进行中心静脉压力监测,中心静脉导管还为容量替代、药物治疗以及置入其他有创性监测器械(如肺动脉漂浮导管)提供通道,目前最常选择的是颈内静脉穿刺。

经食管超声心动图检查(trans-esophageal echocardiography,TEE)将食管探头从食管插入到心脏后方的左心房附近,从心脏后面观察心脏内部病变,可以排除肺脏气体对检查心脏的影响,有助于很好地完成术中诊断。TEE 不仅可以看见心脏结构,评估心脏收缩和舒张功能,而且可以测量血流速度,在瓣膜置换等心脏直视手术中还常规用于监测心内气泡。另外,胸主动脉实时成像功能非常有助于主动脉内球囊反搏(intra-aortic balloon pump,IABP)的准确安放,对于心室辅助装置的植入也非常重要。

留置尿管监测尿量,温度监测探头(例如经鼻置入鼻咽温度探头)监测术中患者体温,都是心脏麻醉的常规监测内容。

此外,术中可能根据需要监测患者组织氧饱和度,有助于指导脏器保护;监测脑电双频指数(bispectral index),有助于精确调节麻醉深度。

4. 心脏手术中需要进行哪些麻醉管理

对于绝大多数患者,将要进行心脏手术会带来焦虑情绪,而且在麻醉诱导之前进行静脉和动脉穿刺置管会导致疼痛,这些会引起心动过速和高血压。为预防这种情况,我们会提前向患者介绍可能使用的麻醉方法和各种操作,也会在患者到达手术间前给予适当镇静或抗焦虑药物。

心脏外科手术患者需要接受全身麻醉,并在意识消失后经口置入气管插管或喉罩控制呼吸。根据手术和术后镇痛需求,可能会辅助椎管内麻醉或神经阻滞。

在麻醉诱导和维持期间，综合考虑药物对血压、心率、心排出量的影响。通常使用阿片类药物和镇静催眠药物（依托咪酯、丙泊酚）和肌肉松弛剂（如泮库溴铵）进行麻醉诱导。对于倾向于早期拔管的"快通道"麻醉技术，吸入麻醉药通常作为首选麻醉维持药物。

麻醉管理的重点在于维持患者血流动力学以及内环境稳定。摆放体位、备皮、获取大隐静脉等操作刺激小，因此低血容量和心脏功能差的患者在这个阶段可能发生低血压；而切皮、劈胸骨以及获取乳内动脉都是刺激很强的操作，这些操作会导致高血压、心动过速、心律失常。麻醉科医生会事先准备好心血管活性药以处理血流动力学波动，包括：去氧肾上腺素、麻黄碱、氯化钙、肾上腺素、阿托品、艾司洛尔、硝酸甘油等。

5. 什么是心肺转流术

非体外循环心脏手术，如动脉导管未闭结扎术、缩窄性心包炎剥脱术、体—肺循环分流术及部分冠状动脉搭桥术等，均可不用体外循环。

但对于某些心脏疾病手术，当进行手术时，需要切断心脏对身体的血液供应，为外科医生提供一个静止、无血的手术视野。所以需要把患者的血液引流至人工心肺机，替代心、肺及部分肾的功能。心肺转流术（cardiopulmonary bypass，CPB）是体外循环（extracorporeal circulation，ECC）的一种方式，其他的 ECC 技术包括：左心辅助、心肺支持、体外膜氧合。CPB 所需的泵、管道、监测设备简单来说，就是满足当静脉血回流至右心房时通过 CPB 的静脉管道被引至静脉储血罐。动脉泵的功能相当于人工心脏：将血液从储血罐抽出，推动血液通过变温器、人工肺（氧合器）及动脉滤器,再通过动脉管道进入患者动脉系统。附加泵和管道设备用于吸引术中出血、心脏减压(引流)以及心脏停搏液的灌注。

完成心脏修复,并调整心肺功能后,逐步将体外循环机内血液还入体内。当血容量负荷达到理想水平,同时心肌收缩力足够的时候,可以彻底撤离 CPB。

6. 什么是快通道麻醉苏醒

随着心脏外科、麻醉、CPB 技术进展,心脏手术后早期拔除气管内导管(快通道心脏麻醉)成为可能,部分患者甚至可以手术结束即在手术间内拔除气管插管(超快通道心脏麻醉)。早期拔管除简化护理、节省费用、减轻患者的不适外,更重要的是减少或避免留置气管插管和机械通气可能引起的损伤和肺部并发症。

但实施快通道心脏麻醉的前提是必须首先保证患者安全、维护血流动力学及内环境的稳定。如果患者有下列情况则应放弃快通道心脏麻醉:①术前射血分数 <25%;②需用 LABP 等辅助循环;③心肌梗死进展期;④伴有左束支传导阻滞或频发室性期前收缩。对于准备进行超快通道心脏麻醉的患者尚需要除外:①体外循环时间 >2.5 小时;②血流动力学不稳定;③活动性出血;④病态肥胖;⑤重度肺动脉高压;⑥充血性心力衰竭;⑦急症手术。这些患者术后的前 1~3 天可能需要在重症监护室(ICU)内进行全天候的心脏功能监测。

7. 什么是心脏病患者的非心脏手术

有心脏疾病的患者,同时出现其他需要接受手术治疗的疾病,就会出现心脏病患者不做心脏手术，而接受非心脏手术治疗。随着外科手术技术的发展，临床上心脏病患者非心脏手术的适应证愈来愈广，手术种类以腹部、泌尿、骨科手术居多，近期有心肌梗死或不稳定型心绞痛的患者如果需要行急诊手术，风险则更高。认识并理解围术期心血管风险因素，配合完善术前检查和准备，对降低患者施行非心脏手术并发症的发生和病死率具有重要意义。

8. 心脏病患者非心脏手术前需要进行哪些风险评估

　　心脏病患者术前都会担心，我能做手术吗？风险大吗？对于冠心病患者，我们会结合手术的紧急性、心脏病的病情是否稳定、手术风险等级、临床心功能等因素进行综合评估。若急诊手术，救命要紧，心脏评估只能屈居次要地位。如果患者属于"重症"：不稳定型心绞痛、失代偿心衰、严重心律失常和瓣膜病变，能否手术和风险大小需要进一步评估。

　　主要心血管不良事件（major adverse cardiovascular events，MACE）发生率可以估计非心脏手术的心脏风险，主要包括三个终点事件：心血管死亡、心肌梗死和卒中。美国心脏病学会/美国心脏协会（ACC/AHA）指南根据 MACE 发生率将非心脏手术的心脏风险划分为三级：①高风险（MACE>5%）：主动脉及主要大血管手术、外周血管手术；②中风险（MACE>1%~5%）：颈动脉内膜剥离术、头颈外科手术、腹腔内和胸腔内手术、矫形手术、前列腺手术；③低风险（MACE<1%）：门诊手术、内镜手术、浅表手术、白内障手术、乳腺手术。比如，对于低风险的手术（眼科手术），即使合并多种危险因素，患者的 MACE 风险仍然较低；而对行大血管手术的患者，即使合并较少的危险因素也可能使 MACE 的风险升高。

　　另外,患者体能状态是围术期心血管事件风险评估的重要内容,常借助代谢当量(metabolic equivalent,MET)进行 FC 的评估。若达到 4METs(能爬 1~2 层楼),就认为可以耐受手术。

　　最后,以下 6 条临床风险因素可用于快速识别高危患者:①缺血性心脏病;②充血性心衰;③术前应用胰岛素治疗糖尿病;④ Scr>2 毫克 / 分升;⑤脑血管疾病;⑥高危手术。如果有以上 6 条中的 3 条以上,则属于高危患者,围术期心脏事件发生率大大增加。

9. 心脏病患者非心脏手术中麻醉管理需要关注哪些问题

　　心脏病患者的麻醉管理重点是预防、监测及治疗心肌缺血,最大限度地提高心肌氧供及降低心肌氧耗是血流动力学调整的目标。

　　保持心率在较低及正常范围内(50~80 次 / 分),维持血压在基础值 ±20% 范围内可有效维持冠状动脉的灌注(平均动脉压 75~95 毫米汞柱)。

　　维持正常以上的血红蛋白氧饱和度(脉搏血氧仪监测)、动脉血氧分压(动脉血气监测)、血红蛋白含量(≥ 80 克 / 升),将最大限度地提高冠状动脉血氧含量。

　　动脉穿刺置管实时监测血压、深静脉穿刺置管监测中心静脉及肺动脉压力等有创监测手段,有助于评估术中液体负荷,降低心肌耗氧。

　　术中经食管超声心动图(TEE)监测能够鉴别低血容量、心室功能异常、心包积液及心包压塞、瓣膜狭窄或反流、肺动脉栓塞及左室流出道梗阻。

10. 心脏病患者非心脏手术后的镇痛如何处理

大多数非心脏手术患者的心血管事件发生在术后,需要持续监测心电图及血压,及时发现并处理心肌缺血、心律失常和低血压,防止心肌梗死等严重并发症。有效的术后镇痛可消除应激及其相关不良的血流动力学波动。没有手术禁忌证的可合作患者,接受腹部大手术或胸外科大手术时,可以通过硬膜外麻醉进行超前镇痛,也可蛛网膜下腔予以长效阿片类药物(如吗啡或氢化吗啡)以提供 12 至 24 小时的术后镇痛。神经阻滞对于疼痛的管理也非常有效。围术期疼痛管理的其他技术还包括患者自控镇痛,患者可在一定程度上根据疼痛程度自行给药。

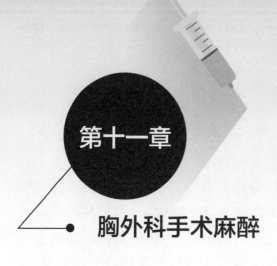

第十一章

胸外科手术麻醉

1. 胸外科手术都包括哪些

要回答这个问题，首先要知道胸部都有哪些器官，都会得什么病。我们所说的胸外科是指诊断治疗胸腔内器官疾病的科室。乳房也在胸部，但是现代外科已经将乳腺疾病单独分出乳腺外科专业，不在本章讨论范围。由肋骨、胸骨、胸椎包裹保护着的胸腔内除了心脏大血管，还包括肺脏、食管和纵隔。普通胸外科手术一般不包括心脏和大血管手术，主要指气管和支气管、肺、食管、纵隔的手术，因此大多数手术都是中到大型手术，但也有小型手术，如肋骨骨折固定术、自发性气胸的闭式引流等。正是因为心脏大血管都在胸腔内，手术时如果稍有闪失，碰破这些大血管将会造成瞬间几百甚至上千毫升的大出血，所以说大多数胸外科手术属于高风险手术。同样，胸外科手术的麻醉属于高风险的麻醉。

接着，我们了解一下胸腔内的主要器官：气管和肺。

气管、支气管和肺是呼吸系统的主要器官，是人体进行气体交换的主要场所。气管就像一棵大树的根，越往末端分支越多、越细。主气管上与喉连接,起自第 6 颈椎水平,在胸骨角水平分为左右侧支气管,分叉处称为隆突。成年人气管长度约 12 厘米,直径约 2.0 厘米,右主支气管长 2.5 厘米,往下分为三支,分别与上、中、下三个肺叶相连,左主支气管长约 5 厘米,往下分为两支,分别与上、下两个肺叶相连。主支气管往下越分越细,分为叶支气管、段支气管、亚段支气管,支气管最后的小枝称小叶细支气管,穿入独立的肺小叶中。气管支气管是呼吸气体进出人体的通道,而肺脏是气体交换的场所。肺脏在密闭的胸膜腔内,胸膜腔内的压力低于大气压,随着呼吸肌群的运动,胸廓规律地扩张和缩小,肺也随之扩张和缩小,继而完成呼吸运动。

很早以前的胸外科手术主要是治疗肺脏的炎症,比如肺结核、肺脓肿、支气管扩张等,随着新型抗生素的研发,这些疾病的发病率显著降低,这些炎症性疾病已经不再是手术的主要适应证,取而代之的是人类的“三大杀手”之一——癌症。治疗这些疾病的主要手术方式是肺切除术。早期的肺叶切除术是大开胸手术,就是沿着一侧肋间剖开胸腔,有的手术还要切除一根肋骨。

2. 胸外科手术麻醉如何实施

了解了肺的解剖就不难理解为什么肺脏手术的麻醉复杂了。在自主呼吸的情况下,胸腔打开后正常的胸腔负压消失,肺脏受到大气的压力作用和重力作用会逐渐萎缩。在自主吸气时,开放侧的肺内气体随着压力梯度进入到正常一侧肺内;而在呼气时正常侧肺内的气体又通过支气管进入到开放侧肺内,这就是所谓的反常呼吸。而反常呼吸造成纵隔左右摆动,导致气体交换不足、大血管内回心血量发生变化,从而影响全身器官的供血和供氧。因此,需要全麻控制纵隔摆动,尽可能减少对全身脏器血供和氧供的影响。在前面章节里已经介绍了，普通的全身麻醉需要使用肌松药、气管插管以及机械通气。机械通气是正压通气，这又造成了开放侧肺随着机械通气逐渐膨胀，像越吹越大的气球。充满胸腔的肺脏让外科医生无从下手。胸外科麻醉的特殊性就是既能让开放侧的肺"瘪"下来，为胸外科医生提供充足的操作空间和良好的手术视野；又能通过机械通气满足机体的气体交换。这一特殊的麻醉技术称为肺隔离，也称为单肺通气技术。

肺隔离技术最早出现在 20 世纪 30 年代，是通过将单腔气管导管插入一侧支气管实现的。但是这种方法的缺点在于，不能将患侧支气管内的分泌物引流出来，容易流到健侧造成感染；另外，在手术结束时不能将萎陷的肺脏再充气。1949 年，Carlens 和Bjork 设计出一种双腔支气管导管（以下简称"双腔管"），这一发明成为胸外科麻醉的里程碑，也为胸外科的发展提供了可能。虽然随着材料技术的进步，双腔管已经从最早的橡胶导管发展为现在的一次性 PVC 导管，但是直至今日，双腔管仍然是胸外科麻醉单肺隔离的主要手段和"金标准"。顾名思义，双腔管有两个管腔，分为左右两种双腔管，一侧较长，插入左侧或右侧主支气管内；另一侧较短，留在主气管内。双腔管有两个套囊，一个是透明色的气管套囊（俗称"大套囊"），另一个为蓝色的支气管套囊（俗称"小套囊"）。左右主支气管的解剖结构不同，右侧主支气管较短，而且右上支气管的开口离隆突非常近，个体差异也很大，有的甚至平隆突，也就是在主气管末端有左主支气管、右上支气管、右中间干支气管三个开口，因此，右侧双腔管支气管套囊上设计了一个侧孔，避免小套囊完全阻塞右上支气管开口。一般选择非手术侧双腔管，如左侧肺部手术选择右侧双腔管，右肺部手术则选择左侧双腔管，由于右肺上支气管开口处距离隆突较近且存在变异，因此右侧双腔管更难对位。导管的粗细根据患者支气管的实际情况选择。管腔较粗的双腔管可以降低单肺通气时的气道压力，同时也增加气管插管难度和气道损伤的风险。

3. 双腔管插管怎么判断和调整

　　双腔支气管导管比普通气管导管粗,插管过程中需要麻醉科医生旋转导管进入声门,待大套囊进入声门后再把导管往回旋转。双腔管插得好不好是胸外科手术是否能够顺利进行的基础,关键在于麻醉科医生既要对气道的解剖有充分的了解,还要有相当丰富的双腔管插管经验。新手和不经常做胸外科麻醉的医生往往插反的概率要大些,当然还有解剖变异的因素。那么,怎么判断是不是插反了? 最直接的方法就是听诊,当双腔管插好后,左侧通气时左侧没有呼吸音而右侧有,就是插反了,需要重新调整。经验丰富的麻醉科医生可以通过不同的旋转角度来调整双腔管的位置,但是也有失手的时候。这时就需要一个胸外科麻醉必备的神器——支气管软镜。胸外科麻醉使用的支气管软镜的特点就是"细",需要直径在 3.5 毫米以下的软镜才能顺利通过双腔管内。支气管软镜引导双腔管插管的方法有两种,方法一:将双腔管先插入到主气管内,然后将软镜通过双腔管支气管侧管腔下到隆突处,再进入到目标主支气管内,最后将双腔管沿着软镜下滑,插入到目标支气管;方法二:将双腔管先插入到主气管内,将软镜通过双腔管气管侧管腔下到隆突处,将双腔管下滑,在软镜直视下将小套囊侧插入目标支气管。

　　双腔管是否插反只是位置判断的一方面,还有另一方面就是双腔管的深浅,这个问题同样非常重要。举个例子:一个右开胸手术病例,左侧通气很好,开胸后肺没有"瘪"。有经验的胸外科麻醉科医生不用任何工具就知道,管子插浅了。是因为左侧双腔管的小套囊卡在隆突处,膨胀的小套囊堵住了右主支气管,所以右侧的肺不能萎陷。再举个例子,同样的手术,右侧肺萎陷很理想,但是气道压很高,而且血氧饱和度越来越低。这就是左侧双腔管插得过深了,小套囊堵住了左上肺开口,也就是左侧只有左肺下叶在通气。右侧双腔管就更复杂了,如果导管过深还会出现气道压增高或漏气的现象,就是不能达到机械通气设定的潮气量,这种情况血氧饱和度也会下降,原因就是右侧双腔管的小套囊有一个侧孔,插入过深时侧孔没有对准右上叶开口。

4. 双腔管有什么优缺点

双腔管从发明到现在,其肺隔离"金标准"的地位一直无法被取代,足以说明双腔管的优点众多。最主要的优点包括:①肺隔离确切可靠;②开胸侧肺萎陷或再膨胀方便迅速;③便于支气管内分泌物的引流;④操作简单易行。

双腔管的缺点也很明显:①导管较粗,没有小号导管(最小F28),不适合小儿胸外科手术;②不适合困难气道患者使用;③不适合主气道梗阻(如气管肿瘤)患者使用;④重症患者术后如要机械通气需更换单腔气管导管。使用双腔管可能发生的并发症包括:①导管过粗导致气道损伤;②单肺通气造成的低氧血症。

5. 其他肺隔离的方法还有哪些

支气管阻塞导管(也称为"支气管阻塞器")作为双腔管的补充,近30年逐渐开始推广应用。是一根很细的导管,末端有一个套囊,通过单腔导管,在支气管软镜的引导下置入目标支气管内,套囊充气达到肺隔离效果。主要包括四种类型的产品:① Arndt

支气管阻塞导管。② Coopdech 支气管阻塞导管。③ Cohen Flexitip 支气管阻塞导管。④ E-Z 阻塞导管。以上四种阻塞导管共有的特点：①可以配合 ID7.0 以上的单腔管使用；②适用于困难气道患者；③术后转入 ICU 行机械通气患者不用更换导管。缺点是：①需要支气管软镜引导；②肺萎陷速度缓慢；③不能吸引阻塞侧支气管内的分泌物；④过小的单腔管无法同时容纳阻塞器和支气管软镜。

　　单腔双囊导管（Univent 导管）是另外一种阻塞导管，是将支气管阻塞导管与单腔管结合在一起，阻塞导管可自由伸缩且前端成角。其最大的优点就是有 ID3.5 的导管，可以用于小儿肺隔离手术的麻醉。

　　最新的肺隔离产品引入了可视化技术：可视化双腔管和可视化单腔管＋阻塞器。可视化双腔管是将一个微型摄像头嵌入双腔管气管端开口处，外接显示器，可以直观地观察隆突的位置，以便动态调整双腔管的深度；可视单腔管也是将一个微型摄像头嵌入单腔管气管端开口处，外接显示器，可以直观地观察隆突的位置，直视下置入阻塞导管，动态调整方向和位置。最大优点就是可以不用支气管软镜，实时监视导管的位置，确保肺隔离的效果。

6. 如何进行单肺通气

　　前边章节已经叙述了全身麻醉过程中如何进行机械通气，主要是麻醉机把固定的潮气量通过一定压力打入到患者肺脏，维持气体交换。肺隔离后，将使用健侧肺通气，专业术语称为：单肺通气。在单肺通气开始时，非通气测肺逐渐萎陷，但此时该侧的肺内还有大量的静脉血没有进行气体交换，这些混杂着静脉血的血液最终汇集到左心房，从左心室泵入全身，专业上称为"分流"。分流导致动脉血肿含氧血红蛋白减少，造成血氧饱和度一过性降低。但是人体神奇的地方就在于强大的自我调节能力，肺循环的血管上有许多氧感受器（如：钾离子通道、钙离子、血管内内皮细胞等），当血管感受到缺氧时，会自动收缩，让低氧的肺泡血流减少，使较多的血液转移至通气较好的肺。这种调节机制称为"缺氧性肺血管收缩"。随着非通气侧肺逐渐萎陷，这一侧的肺血管也在逐渐收缩，分流就会逐渐减少。这一过程需要几分钟时间，而此前体内储存的氧足以抵消这几分钟的分流，因此，不会造成严重的低氧血症。但是，仍有 10% 左右的患者在单肺通气术中会存在低氧血症，需要紧急处理。首先，要通过听诊、支气管软镜等方法判断双腔管的位置是否发生移位；其次，通过吸痰清理气道分泌物；调整呼吸参数（比如提高氧浓度等）；非通气侧肺 5~10 厘米水柱的持续正压通气；个别存在顽固性低氧血症的病例需要间断双肺通气。

7. 在单肺通气时能否使用加大潮气量的方法治疗低氧血症

肺脏有着很大的储备功能，正常成人的肺活量男性平均 3.5 升，女性平均 2.5 升，双肺机械通气时设置的潮气量（VT）一般在 8~12 毫升 / 千克，将同样的潮气量用在单肺通气中虽然不会把肺泡吹坏，但长期大潮气量通气也会造成肺泡的损伤。我们把肺泡简单地比喻成气球，新的气球因为弹性好，吹起来很费力，如果放了气多吹几次就不费力了，而且越吹越大，很容易爆裂。肺泡在反复大潮气量高气道压的吸入、呼出过程中膨胀和塌陷交替发生，受到"气压伤"和"容量伤"，受到的破坏力称为"剪切力"，剪切力损伤了肺泡的表面结构，造成肺泡通透性增加，导致炎症细胞浸润，这一过程将延续至术后，被称为"急性肺损伤"，严重的可以进展为"急性呼吸窘迫综合征"。据统计胸外科术后急性肺损伤的发生率不到 10%，但是一旦发生病死率将达到 40%。严重地影响了术后患者的恢复。患者可能的危险因素包括：年龄、性别、ASA 分级；术前低肺功能；术前存在肺损伤（外伤 / 感染 / 放化疗）；酗酒等。

8. 如何避免发生肺损伤

20 世纪 90 年代在应用机械通气治疗急性呼吸窘迫综合征（acute respiratory distress syndrome，ARDS）时，ICU 的专家提出了"保护性肺通气策略"，主要方法就是在机械通气时使用小潮气量加呼气末正压（PEEP）。小的潮气量不至于使肺泡过度膨胀，适当的 PEEP 可以使呼气末的肺泡处于开放状态。这样就避免了剪切力对肺泡造成的损伤。麻醉学家将这一方法引入到胸外科麻醉单肺通气中，显著降低了急性肺损伤的发生。

具体方法包括：

（1）小潮气量：VT 设置在 6~8 毫升 / 千克体重。

（2）适当的 PEEP：6~8 厘米水柱，PEEP 过小无效，远端的肺泡会逐渐萎陷不张，PEEP 过大会引起血流动力学波动。

（3）定期肺泡复张。

（4）压力控制通气模式优于容量控制通气。

（5）适当降低吸入氧浓度，高浓度氧气容易被吸收，造成吸收性局部肺不张。综上所述，保护性通气策略可以尽可能降低单肺通气引起的肺损伤程度，加速患者康复。

9. 胸外科手术的术前评估和准备包括哪些内容

胸外科手术的部位邻近支持生命活动重要的胸腔器官，包括心脏和肺脏,涉及全身的供血和供氧,甚至需要术中切除肺脏,影响手术后的呼吸功能和全身供氧。因此,术前需要详细评估患者的心肺功能和全身情况,包括血红蛋白、血电解质和肝肾功能等常规检查,心脏疾病和相关治疗史,心电图和心脏超声等心脏方面的评估和检查。肺功能的评估首先需了解患者有否哮喘、慢性支气管炎、肺气肿等病史和治疗情况;有否咳嗽、咳痰及呼吸急促等症状,可否自行缓解;有否桶状胸、发绀、异常呼吸音等体格检查异常。在术前的检查方面,首先要考虑肺功能检查,后者可以提供肺脏的整体功能状态,有助于判断肺部疾病的严重程度和术后并发症的发生率,并指导手术方式的选择。肺功能检查中,先让患者吸足空气,然后将吸入的气体用力快速呼出,观察的主要指标包括:肺内的容积(包括潮气量、肺活量、肺总量等)、肺的通气功能(包括用力肺活量、一秒用力肺活量、最大呼气流速等)、肺的弥散功能(一氧化碳弥散量等)。常见的肺功能异常包括:限制性通气功能障碍,由于肌肉病变、胸廓病变等导致的肺膨胀受限;阻塞性通气功能障碍,由于哮喘、长期吸烟者等导致的肺内气体流速下降;弥散功能障碍,指氧或二氧化碳在肺泡和血液间的交换能力下降。血气分析也是重要的检查内容,可提供血液的供氧情况,反映患者的肺功能状态和全身情况。长期吸烟、有慢性支气管炎病史的患者心肺功能储备较差,术前需要进行肺功能检查和血气分析,并结合心脏功能检查和全身情况的检查,综合评价术前的心肺功能状态。结合脑、肝、肾等其他重要脏器的功能,可以对患者进行麻醉风险的分级(1~5 级),3 级以上患者的围手术期风险较高,这位患者已经表现出心肺功能不良的症状,麻醉风险分级在 3~4 级,虽不能说存在胸外科手术的绝对禁忌,但围术期出现各类并发症的概率较高。

术前准备方面,胸外科手术患者需改善全身营养状况,控制感染,尤其是肺部感染。合并高血压、糖尿病、冠心病的患者需在术前进行专科医生的诊疗,调整治疗药物,提高手术期间患者的稳定性。吸烟患者术前应尽早戒烟,戒烟 2 天可改善血液供氧,戒烟 2 周可改善肺的通气,戒烟 8 周可以降低术后肺部并发症。术前进行腹式深呼吸和有效咳嗽排痰的训练,能够改善肺功能;给予排痰和平喘药物的治疗,均可以降低手术的并发症。术后是否存在拔管困难,与手术是否涉及肺脏的切除,以及切除的范围有关,对于必须行手术治疗且肺功能差的患者,可以考虑实施微创手术,以精准切除病变组织,尽可能保护肺功能。但是,无论做何准备,对于肺功能差,手术需切除范围大的患者,术后均存在需要较长时间呼吸机支持治疗的风险。

10. 微创肺手术能局麻吗

肺的微创手术指的是应用胸腔镜辅助完成的手术,与开胸手术比较,胸腔镜肺切除术切口小,仅需做 1~3 个直径 1.5 厘米的胸壁小孔;对身体造成的损伤小,术后恢复快。但是胸腔镜手术同样需要单肺通气,甚至对肺萎陷的程度要求更高。现在有少数医院胸外科在开展不插管胸腔镜手术。所谓不插管也不是不麻醉,是麻醉诱导后给患者插入喉罩,保留自主呼吸的全麻,加上硬膜外阻滞或椎旁阻滞等镇痛的麻醉方法,必要时还要给予辅助呼吸。主要完成肺局部切除术等简单的、持续时间短的手术。本章的前部分已经介绍了,一侧开胸后如果保留自主呼吸会造成纵隔摆动和反常呼吸。对氧合及循环系统的稳定造成很大影响。如果麻醉过浅,患者会因为手术操作刺激引起呛咳,影响手术;如果麻醉过深,患者自主呼吸就会减弱,导致低氧血症和高二氧化碳血症。因此,目前还没有足够的证据证明,微创胸外科手术可采用保留自主呼吸的不插管全麻。

11. 气管肿瘤怎么麻醉

麻醉科医生的"看家本领"就是气管插管,因为掌握了气道就掌握了麻醉安全的主动权。气管手术时,麻醉科医生将失去对气道的管理,患者在术中如何通气是对麻醉科医生的极大挑战,这种手术一定要由经验丰富的胸外科麻醉科医生完成。麻醉前评估是这类手术麻醉成功的关键。首先,要了解肿瘤长在气管的什么部位,肿瘤大小,是否有气道梗阻和呼吸困难等。如果肿瘤位于气管中段,还要看气管导管是否能够通过肿瘤生长的位置。如果肿瘤过大,占据气管内径的 2/3,或者肿瘤外表易出血,插管时导管就不能强行通过,避免造成瘤体脱落或出血,在手术切除肿瘤的时候,要在台上将一根无菌导管插入远端气管内,通过螺纹管连接麻醉机,在气管吻合时,间断通气,直至吻合完成再换成经口插入的气管导管。因为气管切掉一部分,术后要保持低头体位,尽量减少气管吻合口的张力,所以在患者苏醒拔管时要求患者清醒,自主呼吸完全恢复,避免躁动。

12. 纵隔肿瘤怎么手术

纵隔不是一个器官,而是一个解剖部位。在两个肺之间,左右是胸膜,前侧是胸骨,后侧是脊柱,上侧是胸廓入口,下侧是膈肌,围成的一个区域。常用的四分法,前侧胸骨角,后侧第四胸椎下缘,两点连线以上是上纵隔,以下的是下纵隔;下纵隔以心包为界,心包前方就是前纵隔,心包部分是中纵隔,心包后部是后纵隔。纵隔里会长出各种来源的肿瘤,比如:肿大的甲状腺向下长入胸腔,就称为"胸骨后甲状腺肿";胸腺或心包会长囊肿;胚胎发育过程中发生的小错误会留下"畸胎瘤"的祸根;神经源性肿瘤可能从胸椎神经根长出来;小小的胸腺瘤可以让全身肌无力。最麻烦的是这些纵隔肿瘤可能开始发病时没有任何症状,等发现时肿瘤已经非常大了,我们称为"纵隔巨大肿瘤"。纵隔巨大肿瘤不仅手术难做,给麻醉也带来极大挑战。因为胸腔的容积是相对固定的,有限的空间让肿瘤占据后气管、肺脏、心脏、大血管就会受压,造成气道梗阻、肺不张、血液回流及心脏泵功能受到影响。在这种情况下麻醉,最大的难点在于维持生命体征的平稳,同时还要满足术者的需求,比如在氧合很差的条件下单肺通气;或者在血流动力学原本就不平稳时发生了大出血。应对这些棘手的问题,关键还是全面的术前评估和充分的术前准备。

术前评估包括:

(1)要详细了解患者的临床症状,如:是否有呼吸困难、是否能够平卧、睡觉时哪一侧躺着比较舒服(判断肿瘤是否压迫心脏或一侧支气管)。

(2)要进行全面的身体检查,包括双上肢的血压是否一致,上肢及头颈部是否肿胀发黑,胸壁是否有新生的血管,下肢是否水肿等(判断肿瘤是否压迫大血管)。

(3)要有完善的术前检查,如:术前胸部 CT、肺功能、心脏超声、气管镜、血气分析等。

术前准备包括:

(1)高级有创血流动力学监测设备。

(2)困难气道处理设备,包括:可视喉镜、支气管软镜、各型号气管支气管导管等。

(3)各类血管活性药物及抢救药物。

(4)充足的术前备血。

除了以上这些准备工作,最重要的就是麻醉科医生要与主刀医生反复讨论,沟通手术方式和操作细节,做好充分的突发事件紧急预案,这样在术中发生危险时才能做到有条不紊、忙而不乱。

13. 食管癌微创手术为什么要往胸腔里打二氧化碳

我国是食管癌高发国家,对食管癌的治疗水平也是国际领先。最新的食管癌微创手术方式是"胸腹联合腔镜三切口食管癌根治术",通俗地说就是先做右侧胸腔镜游离食管,清理淋巴结;再用腹腔镜分离胃肠,切除食管癌和部分胃;在左颈部进行食管和胃的吻合。其中右侧胸腔镜的操作方法跟普通胸腔镜肺切除不太一样,麻醉时插入单腔气管导管,像腹腔镜气腹一样,把 CO_2 以一定压力注入胸腔,用胸腔内正压把肺"压扁"。这么操作的原因和目的在于:①双腔管较粗,卡在隆突处不便于清理食管旁的淋巴结;②食管周围都是疏松的组织,在一定压力下便于分离;③食管手术不动肺,对肺的萎陷程度要求不高;④单腔管对气管的损伤小。但是这些优点要建立在 CO_2 压力不能太大的基础上,如果 CO_2 压力过大,纵隔将把压力传递至对侧肺,气道压力持续增加,导致低氧血症; CO_2 被组织吸收造成高二氧化碳血症。因此,一般把 CO_2 气胸压力设置在 5~8 毫米汞柱。

14. 胸外科手术后疼不疼

普通开胸手术的切口在 20 厘米以上,胸壁损伤严重,切断了胸壁各层肌肉,而且还要强行撑开肋间 10~20 厘米,术后疼痛剧烈,有的疼痛转为慢性疼痛,甚至持续数年。胸部硬膜外持续镇痛是胸外科手术后疼痛治疗的"金标准",镇痛效果确切,既能减少手术应激反应,又能减少阿片类药物带来的副作用。但是胸部硬膜外持续镇痛也有不足之处,如:术后低血压、尿潴留等,而且胸部硬膜外穿刺存在一定的风险,很可能导致一些并发症。随着胸腔镜技术的普及应用,胸外科手术的切口越来越小,术后疼痛也越来越轻微;另外,围术期超声技术的发展为麻醉科在术后疼痛治疗方面拓展了新的方法。新的观点认为:超声引导下胸椎旁神经阻滞或前锯肌阻滞等技术结合非甾体抗炎药的多模式镇痛能够满足胸腔镜术后镇痛的需求,而且能够显著减少不良反应和并发症。

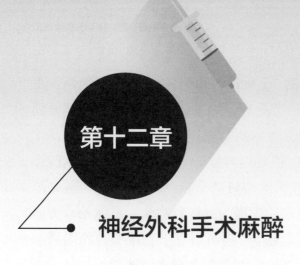

第十二章

神经外科手术麻醉

【术中唤醒】

患者在开颅手术过程中突然被叫醒，一边要接受脑部肿瘤切除术，一边还要配合医生完成各种任务，做数学题、背古诗、辨认图片，完成各种指令动作，更有甚者居然一边弹吉他一边唱歌，这神奇的情景你敢想象吗？下面我们来了解神奇的"术中唤醒"技术。

1. 什么是术中唤醒

术中唤醒主要用于神经外科手术，依托先进的仪器设备和治疗理念，运用唤醒麻醉、电生理监测及功能导航等先进技术，为患者制定个体化精准治疗策略。核心技术是麻醉方式的改变，采用"术中唤醒麻醉"，即在切除病变前让患者从麻醉状态下清醒，利用神经电生理技术精确定位脑重要功能区（如运动、感觉、语言、视觉等功能性区域）并确定病变与功能区的关系。在清醒状态下，让患者配合完成与各功能相关的任务，通过电刺激的方式精确识别和区分大脑重要功能区的位置。最终实现对患者重要功能的有效保护。

2. 为什么要实施术中唤醒

当病变位于重要功能区，手术可能会损伤语言、运动、视觉功能区，造成语言障碍、瘫痪、失明等严重的后遗症。可考虑施行唤醒手术，目的在切除肿瘤前将患者从麻醉状态唤醒，对脑重要功能区及皮质下联系进行定位，在不损伤重要脑组织的情况下进行肿瘤切除。简要概括就是最大限度切除病变的同时实现重要功能（运动、感觉、语言等）的保护，尽可能避免和减少患者术后出现瘫痪、语言障碍等严重的后遗症。

3. 术中唤醒是怎样完成的

麻醉科医生是实施"术中唤醒"的幕后英雄。麻醉科医生一方面要保证患者的安全和无痛，手术中患者要从麻醉状态下清醒，在清醒的过程中消除患者的紧张和焦虑情绪，保证测试顺利完成，配合手术。当肿瘤切除后，再让患者从清醒状态恢复到麻醉状态，让患者无痛度过整个手术过程，为患者提供最舒适的医疗服务。简单概括唤醒麻醉的过程就是"麻醉——清醒——麻醉"三个阶段。

术前访视是术中唤醒成功的第一步，术前会向患者简单讲解手术当日的过程，对患者进行全面了解评估的同时，建立起双方的信任与配合。

麻醉科医生根据手术的不同阶段合理选择麻醉药及用量，选择丙泊酚或七氟烷等短效全身麻醉药复合阿片类镇痛药物进行全身麻醉，利用喉罩（一种通气装置，可以代替气管导管进行呼吸机辅助呼吸)进行气道管理可以保证麻醉深度,在唤醒期可以将喉罩取出,需要时也能快速地再次置入喉罩保证患者的通气,这也从真正意义上实现"麻醉——清醒——麻醉"。

4. 术中唤醒会感觉到疼痛吗

开颅术中,疼痛的感觉主要来自于开颅和关颅的步骤。在颅骨切开和关闭期间麻醉科医生会确保患者处于足够的麻醉深度。此外,麻醉科医生会常规进行头皮神经阻滞,必要时切口进行局部麻醉,可有效防止由于切皮和固定头架造成的剧烈刺激。在唤醒期还会给予适当的镇静、镇痛药物,既确保清醒期间患者不会感到疼痛,又维持患者在唤醒期的舒适,消除患者的紧张、焦虑情绪。

唤醒过程都是一帆风顺的吗?呼吸抑制、高血压、心动过速、恶心呕吐、癫痫发作,这些是一些比较常见的并发症。然而,这些唤醒期间并发症的发生都是有因可循的,麻醉科医生会快速寻找原因,防患未然,对症处理的。

随着麻醉药物和麻醉技术的不断进步,"唤醒麻醉"一定会给患者带来越来越舒适化的个人体验。

【脑深部电极刺激术】

帕金森病病程持续几年、十几年甚至几十年,疾病后期常常出现严重的并发症,影响患者生活甚至导致死亡。近些年来,脑起搏器的出现,或许给这些患者带来了福音。"真神奇啊!当医生把那个东西放在我脑子的时候,我原来颤抖的手脚不颤了,胳膊和腿也不觉得僵硬了。"很多帕金森病患者在脑里植入脑起搏器后都发出这样的惊叹。那么,这个神奇的东西是什么呢?它怎么放进我们的大脑？除了帕金森病，它还能治疗什么病呢？下面就让我们来一一解答。

5. 脑起搏器是什么

脑起搏器，在医学上叫作脑深部电极刺激器（deep brain stimulator，DBS）。它由三个部分组成——放在颅内的一个电极（颅内植入电极），放置在胸部或腹部皮下的一个信号发射器（脉冲发生器，又称为电刺激器）以及它们之间的连接线。信号发射器是电池供电的神经刺激器，在术后（一般为 1 个月左右）由医生通过机器遥控打开并设置好刺激的参数，就可以向我们的大脑发射信号，减轻帕金森病等患者的症状，并控制相关副作用。如果治疗期间，患者病情变化，还可调整刺激参数。

6. 脑起搏器是怎么放进我们的大脑

脑起搏器是通过一种叫作 DBS 植入术的手术放进我们的大脑的。这个手术包括以下两个步骤：第一步，在患者头部安装一个调试头架（就像戴了一个头箍），然后患者去磁共振室进行头部扫描，大致确定好颅内电极放置的位置，然后患者进入手术间，在清醒状态下调试埋置植入电极。这个过程中往往需要患者配合，完成一些动作，并进行一些检查，以确保电极安装在最合适的位置。第二步，埋置脉冲发生器。这个过程比较轻松，麻醉科医生会给患者实施全身麻醉。患者睡一觉，醒来之后手术就做完了。

7. 除了帕金森病, 脑起搏器还能治疗什么病

在神经外科, 有一大类疾病叫作功能神经外科疾病。这类患者脑内没有明确的病灶, 只是常表现为神经系统功能异常。这类疾病除了常见的帕金森病外, 还包括肌张力障碍等运动障碍性疾病、癫痫、抑郁症、强迫症等精神障碍, 甚至包括慢性疼痛。上面这些疾病都可以使用 DBS 手术治疗。

8. 什么是急性脑卒中

急性脑卒中指急性脑局部血液循环障碍, 缺血缺氧所致的局限性脑组织坏死或软化, 引起的新发神经功能障碍, 且症状 / 体征持续 24 小时以上, 通过 CT/MRI 排除脑出血, 即脑内血管阻塞, 就是老百姓常说的脑卒中, 是一类高致残率、高致死率的疾病。

9. 急性脑卒中怎么治疗呢

血管内取栓治疗是当前治疗急性脑卒中的主要且有效的手段。2015 年发表在《新英格兰医学杂志》上的 5 项里程碑式研究显示: 接受血管内治疗的急性脑卒中患者 90 天致残率明显低于只接受静脉溶栓的患者。血管内治疗一般包括动脉溶栓、非支架机械取栓、碎吸取栓及支架机械取栓四种技术。

10. 血管内治疗为什么需要麻醉

当脑卒中的患者在接受血管内治疗的时候,由于缺血造成意识不清、呼吸不好甚至不能配合手术操作,就需要接受麻醉及镇静。不能合作、焦虑的患者,或者神经系统严重损伤,气道保护性反应受损的患者应该采用全身麻醉。前循环卒中、可以合作、气道保护性反射功能完整的患者,可选用局部麻醉联合镇静或者全身麻醉。

11. 哪种麻醉效果更好呢

全身麻醉的优势在于可以使患者制动,减轻治疗中的疼痛感觉并且保护患者气道,其缺点在于气管插管引起的血压波动,可能延长血管再通的时间,术后误吸及肺部感染,并且增加了额外的工作量。局部麻醉或镇静麻醉可以保证患者血流动力学更加平稳,同时因为不使用肌肉松弛剂,在治疗过程中可以对患者的神经功能随时监测,其缺点在于缺乏对气道的保护,在治疗过程中由于疼痛和患者躁动引起的患者体动,增加治疗的风险并延长了治疗的时间。

目前推荐在行血管内取栓治疗的患者中,依据患者个体的危险因素,介入治疗情况及其他临床特点,实行个体化麻醉管理。局麻/清醒镇静及全身麻醉都可以应用急性脑卒中患者的麻醉,关键在于围术期的循环、呼吸等生命体征的管理,对治疗效果影响更大。

第十三章

妇产科手术麻醉

自 1794 年 Jesse Bennett 实施首例盆腔手术至今,妇科手术已有二百多年历史。随着科技的进步,诊断技术和手术方法的不断发展,近年来不仅手术数量明显增多,而且复杂程度不断增加,患者情况多样化,给麻醉提出了更多更高的要求,患者和家属也应了解一些麻醉的相关知识。

1. 经腹腔妇科手术麻醉有何特点

无论采取何种术式,完善的妇科手术麻醉要达到充分镇痛、满意的肌松和抑制牵拉反应,妇科经腹手术麻醉的特点是要求同时阻滞胸段脊神经、腰段脊神经、骶神经和盆腔内自主神经。虽然手术操作局限在盆腔内,但麻醉范围涉及很广,为避免开腹后脏器牵拉反应,麻醉平面上界应达到胸部水平,而子宫下段牵拉反应的阻断要求麻醉平面下界应达到盆腔以下的水平。

2. 经阴道妇科手术麻醉有何特点

椎管内麻醉是经阴道手术的首选麻醉方法,蛛网膜下腔阻滞(即"腰麻")更具优势。局麻药使用量少却可达满意麻醉深度,对循环干扰小,有利于患者术后迅速康复。经阴道手术在截石位下进行,有时还合并头低位,但宜在阻滞平面固定后再安置患者至头低位,避免麻醉平面意外上升,椎管内麻醉一般均能满足手术要求。经阴道手术常伴有大量不显性失血,椎管内麻醉阻滞区域血管又处于扩张状态,麻醉科医生应密切观察及时补充液体,维持体内血容量平衡。术者在术野局部应正确、恰当、充分地注射肾上腺素盐水,以达到止血、术野清晰的目的,增加手术的安全性,缩短手术时间,减少手术并发症的发生。经阴道手术需要盆底组织松弛,过度牵拉或打开腹膜切除子宫时可发生反射性喉痉挛或呃逆,气管内全身麻醉可避免上述有害反射,还可对抗因头低仰卧膀胱截石位对患者呼吸功能的不利影响。经阴道手术的患者多为老年人,心肺功能常受累,长时间处于此种体位的手术最好采用气管内全身麻醉。控制呼吸应调节潮气量和通气频率,提供充足分钟通气量而又不造成过度膈肌移位,以免将腹内脏器推向术野影响手术操作。麻醉科医生应在麻醉术前评估时详细了解老年患者心肺疾患的既往史并予以评估其围术期的安全性,且权衡利弊选择适当的麻醉方式。

3. 经腹腔镜妇科手术麻醉有何特点

腹腔镜技术目前在国内外临床已广泛开展,近年来可在腹腔镜下进行的妇科手术适应证不断扩大。诊断性腹腔镜于 1910 年首先由 Jacobaeus 应用于临床,1937 年被应用于诊断宫外孕,开创了腹腔镜诊断妇科疾病的新纪元。经过几十年的不断发展,现已成为一项诊断与治疗妇科疾病较完善和不可缺少的新技术。腹腔镜手术的特点之一是须在腹腔内注入气体造成人工气腹,而气体本身理化性质及压力对身体各器官可产生不利影响,这是麻醉所面临和需要解决的主要问题。目前临床使用最广泛的是二氧化碳气体,向腹腔内输注二氧化碳形成气腹的速度、压力、组织脏器对二氧化碳气体的吸收以及术中体位改变等因素均可引起患者生理功能较显著的变化,尤其是心血管和呼吸系统。腹腔镜手术体现了局部术野创伤小、出血少、恢复快等特点,但手术时的气腹和头低足高位却会对患者产生较大的生理干扰,合并有心肺疾患的老年患者更应慎重选择手术方式。因腹腔镜手术是近些年在我国发展起来的新技术,因此也给围术期麻醉带来新的挑战,对围术期麻醉提出较高的要求。

4. 妇科手术麻醉方法有哪些

常见的麻醉方式分为椎管内麻醉和全身麻醉两大类,均可应用于妇科手术。

椎管内麻醉是妇科手术的首选麻醉方法,亦是我国最常采用的麻醉方法。椎管内麻醉包括:硬膜外麻醉、腰麻和腰 - 硬联合麻醉。腰 - 硬联合麻醉因其起效快、镇痛完善、肌肉松弛和骶神经阻滞充分等优点,目前已成为妇科经腹手术的常用麻醉方式。

全身麻醉是妇科腹腔镜手术常首选全身麻醉,采用气管插管施行控制呼吸有利于保持呼吸道通畅和维持有效的通气。较短小的腔镜手术可以选择经喉罩建立呼吸通道行控制通气完成手术。

5. 子宫肌瘤手术有哪些特点及要求

子宫肌瘤是由子宫平滑肌、少量结缔组织组成的良性子宫肿瘤，又称子宫平滑肌瘤，是女性生殖器中最常见的良性肿瘤。

手术是目前治疗子宫肌瘤最常用的方法。可根据肿瘤的大小、数目、生长部位、患者对生育的要求，采取相应的术式。

（1）肌瘤剔除术：分腹式和阴式手术两种。主要适用于 45 岁以下尤其是 40 岁以下未婚或有生育要求者；有手术指征但患者坚决要求保留子宫者。

（2）子宫切除术：包括次全子宫切除术和全子宫切除术。

手术的入路主要以经腹和经阴道为主，近年来，随着微创外科的发展，腹腔镜手术日益增多。子宫在盆腔内位置深邃，手术视野狭小，要求术野显露条件良好，肌肉松弛充分。此类手术的体位有时较特殊，常在膀胱截石位或头低臀高仰卧位下进行，需注意对呼吸、循环及血流动力学的影响，并注意长时间压迫外周神经和肌肉损伤而由此引起的并发症。

6. 卵巢肿瘤手术有哪些特点及要求

卵巢肿瘤是妇科常见病，占女性生殖肿瘤的 32%。可发生于任何年龄，但多见于生育期妇女。实性肿瘤较少见，囊性瘤多为良性。手术是良性肿瘤唯一的治疗方法。

（1）卵巢良性肿瘤常用术式

1）卵巢良性肿瘤剔除术：卵巢良性肿瘤剔除术是指将肿瘤从卵巢中剔除，保留正常卵巢组织。

2）患侧附件切除术：患侧附件切除术适用于单侧卵巢良性肿瘤，对侧卵巢正常，或患者年龄较大（45 岁以上），如浆液性乳头状囊腺瘤可行患侧附件切除术。

3）双侧附件切除术：绝经期前后的患一侧或双侧卵巢肿瘤，而患者全身情况不能胜任大范围手术或子宫周围严重炎症，可行此手术。

4）全子宫及附件切除术：发生于近绝经期或绝经期妇女患单侧或双侧卵巢肿瘤，则行全子宫及附件切除术。

头三种术式对麻醉和肌松的要求不如第四种术式要求高，一般的椎管内麻醉均可满足。后一种术式因切除脏器多且位置较深，要求镇痛和肌松完善，单纯硬膜外麻醉时患者往往会有牵拉反应或术者感觉肌松不足，故更推荐选用腰 - 硬联合麻醉或全身麻醉。

（2）卵巢恶性肿瘤：卵巢恶性肿瘤约占全部卵巢肿瘤的 2%~3%，近年发病率有所上升，我国上海 1989 年统计报道，其发病率已超过宫颈癌、子宫内膜癌而占首位。在卵巢癌的各种治疗中最主要的是手术切除，卵巢癌的手术以尽量切除肿瘤为原则，手术范围包括全子宫、双侧附件、盆腔淋巴结、大网膜、阑尾等。必要时对盆腔腹膜、膀胱、肠管浆膜及结肠转移灶也尽可能切除。卵巢癌切除术范围广、创伤大、失血较多，要求镇痛和肌松非常完善，宜选用全身麻醉或全麻联合硬膜外麻醉为佳。围手术期麻醉科医生还肩负着维护患者生理功能稳定和纠正病理状况的重任。

（3）卵巢肿瘤手术的入路：手术的入路主要以经腹为主，近年来，随着微创外科的发展，腹腔镜手术日益增多，尤其在卵巢良性肿瘤的手术。

7. 妇科腹腔镜手术的麻醉有哪些特殊性

（1）麻醉前评估：麻醉前应了解患者病情，评估不同手术、不同体位对患者生理功能的影响。对于高龄、肥胖、高血压、冠心病等患者,术前应充分检查,对并存疾病进行治疗,以调整到最佳状态。对有较严重高血压、心功能不全、阻塞性肺部疾患的患者,经治疗后,对术中气腹的腹压应十分慎重。对较严重的心肺疾病而内科治疗不满意的患者,术中可能难以耐受气腹和二氧化碳吸收所引起的呼吸循环系统的改变,应考虑施行剖腹手术。

(2)麻醉前准备与用药:一般情况下,腹腔镜手术大多需在全麻下完成。麻醉前准备及用药与普通外科、妇科手术要求大致相同。麻醉前应严格禁食禁饮,入手术室前放置胃管与导尿管。术前应用抗酸药和 H_2 受体拮抗剂可提高胃液 pH,减轻误吸的危害。应避免使用可导致奥狄括约肌痉挛的麻醉性镇痛药。麻醉前开放静脉时应选择上肢静脉,因术中腹压增高可影响下腔静脉回流。常规准备心血管活性药物,因腹腔镜手术的气腹和体位对循环系统影响较大,尤其是老年人,合并有高血压疾病患者。

8. 患者需要做好哪些配合工作

妇科手术的麻醉与一般外科手术麻醉有共同之处,患者应对此有所了解,以更好地配合麻醉科医生。

(1)术前禁饮禁食:动物实验已证明饱食和麻醉本身都是呕吐的单一刺激源,如两者结合就易引起呕吐。食物通过化学成分和容量刺激腹部迷走神经,与麻醉对中枢的影响相结合产生催吐作用。

麻醉科医生非常重视术前禁饮禁食的问题,因为呕吐误吸是麻醉严重的并发症之一。

正常成人胃内容物排空时间为 4~6 小时,但患者若紧张、焦虑、疼痛刺激等则胃排空时间明显延长,易发生恶心呕吐。妇科手术多为择期手术,因此,患者应严格执行麻醉前 8~12 小时内禁饮禁食,这里强调不光禁食,还要禁饮一切液体。当然,患者必须口服的片剂药物,可用少量清水送服。卵巢肿瘤蒂扭转多为急诊,有些患者属饱胃情况,术前应放置粗的胃管,通过吸引排除胃内容物。未及时放置胃管者,应如实告知麻醉科医生有关进食水的情况,以利于麻醉科医生选择麻醉药物和麻醉方法,尽量避免呕吐误吸。

(2)脊柱正常的生理弯曲:成人的脊柱不是直的,有正常的生理弯曲,两个前凸:颈椎和腰椎;两个后凸:胸椎和骶椎。

一般穿刺的部位即在前凸最明显的腰 $_{2-3}$ 间隙或腰 $_{3-4}$ 间隙,肥胖、身材矮小的患者,麻醉科医生触摸腰椎间隙困难,增加了穿刺的难度。此时,穿刺体位则凸显重要,患者应积极配合放置体位,侧卧位时(我国进行椎管内穿刺的主要体位),应双手抱膝,下颌尽量贴胸,双大腿尽量贴近腹部,使腰部后弓,形似虾状。下颌尽量贴胸,使腰背部后弓。此种体位的目的就是使腰椎尽量打开,便于麻醉科医生的穿刺。所以穿刺的成功与否,和患者的积极配合密不可分。

因为穿刺是在棘突间进行,通俗地讲,就是在腰椎的骨头缝中间穿刺,所以,患者的主动配合非常重要。侧卧位,使腰背部尽量靠近手术床的一侧,腰背部尽量垂直地面,便于麻醉科医生穿刺。

妇科择期手术宜在月经间期进行,但妇科疾病又常使经期紊乱甚至难以掌握。有些出血性疾病症状,每当经期则使症状加重,因此应灵活机动,抓紧时间进行术前调整。

9. 妇科手术麻醉术后监护治疗室有哪些特殊性

全麻术后、椎管内麻醉平面过广存在呼吸抑制者、术中因大出血循环不稳定者、合并症较重的患者,术后均需送入麻醉术后监护治疗室,自主呼吸尚未恢复者,可用呼吸机支持治疗。自主呼吸恢复,患者完全清醒后可拔除气管导管,待一切恢复正常后,由麻醉术后监护治疗室的护士再护送回病房。在麻醉术后监护治疗室有先进的监护仪及各种设备,有专职的医生、护士进行监护与治疗,确保患者舒适、平稳地恢复和安全。

10. 什么是妇科日间手术

日间手术是指患者以非常规住院方式,接受的择期手术或侵入性检查。又称门诊手术或非住院手术等。麻醉手术后人体伤害小,多数患者4小时内可回家。随着医疗卫生事业迅猛发展和新型短效麻醉药物的问世,国外开展了大量的日间手术,国内日间手术也日益增多。随着经济水平的不断提高,促使了人们就医观念的改变。日间手术现多数是在麻醉科医生的参与下,患者毫无痛苦地接受手术。目前,国内开展的妇科日间手术种类主要以无痛内镜检查、无痛人流手术为主。

11. 妇科日间手术有哪些优势

(1)患者无须住院即完成手术,避免了因等待手术造成的人力和物力浪费,个人、单位、医疗保险公司多方受益。

(2)不住院就避免了与其他患者密切接触,有利于预防院内感染。

(3)麻醉专业医生实施麻醉,患者摆脱了痛苦和恐惧,手术操作更安全和顺利,体现了"以人为本"的服务理念。

(4)先进的医疗设备和高超的医术,使患者手术创伤更小,身体恢复更快。

12. 妇科日间手术有哪些麻醉方法

最常用的麻醉方法为静脉全身麻醉,麻醉手术中患者没有任何知觉,常用麻醉药物有丙泊酚、瑞芬太尼等。日间麻醉的特点是"起效快、代谢快、苏醒完全、患者舒适、副作用小,不对人体造成危害"。对于患者合并有一些慢性疾病,如心脏疾病、高血压、慢性支气管炎和糖尿病等,麻醉科医生术前应认真评估,并在麻醉手术中进行及时和有效处理,以保证患者生命安全。

13. 妇科日间手术有哪些注意事项

(1)为使患者能安全、愉快地接受日间手术和麻醉,应做好以下工作。

(2)麻醉前准备:衣着宽松,穿脱方便,不宜携带贵重物品;平素口服药物手术当日应停用,内镜检查手术还须遵医嘱做好清洁准备。

(3)术前禁食:成年人常规禁食 6~8 小时、禁饮 4 小时,幼儿禁饮 2~3 小时。

(4)麻醉手术后,患者须在陪同人监护下方可离开医院且不能驾驶机动车辆。

14. 妇科日间麻醉手术后有哪些注意事项

(1)遵循医护人员指导。

（2）麻醉完全清醒后，须经医生同意方可在家人照看下回家，有必要时须留院观察。

（3）术后当日不宜进食酒精类饮料，不要随便服用药物。

（4）麻醉苏醒后，麻醉药物可导致患者定向障碍，故不宜驾驶汽车或操作危险机械，更不能作重要决定。

（5）麻醉可引起一定副作用，如咽喉痛，困倦、嗜睡、乏力等，随着患者身体康复和时间推移会迅速好转。

日间手术优点突出，已受到广大患者关注和欢迎，是解决"住院难、看病贵"的有效办法，随着社会的进步，日间手术、日间麻醉前景广阔。

产科麻醉是高风险的专业，一方面是由于妊娠母亲机体发生一系列生理病理变化，各器官功能发生各种不同的改变，因此，必须针对这些改变研究麻醉处理，既要保证母子安全，又要满足手术要求。另一方面，产科多是危急重症手术，或者是合并有心脏病、糖尿病、高血压等，分娩过程中并存疾患易于恶化而威胁母子安全，这要求麻醉科医生不仅要熟练掌握产科的相关知识，全面了解病理产科的内容，而且要求麻醉科医生要全面评估母子情况，做好麻醉前的各项准备和各种急救措施，包括对新生儿的复苏准备工作，确保麻醉安全。剖宫产术是结束妊娠，迎接小宝宝诞生的一种比较普遍的非阴道手术分娩的方式，需要安全、有效的麻醉支持。剖宫产麻醉不仅是麻醉专业也是围产医学的重要内容之一。适宜的麻醉是保证剖宫产顺利进行的前提。

15. 剖宫产术麻醉与其他手术麻醉有什么区别吗

剖宫产术麻醉既要考虑到孕妇的特殊生理改变，又要考虑麻醉方式和麻醉药物对孕产妇和胎儿的影响；分娩过程中孕妇并存疾患如高血压、心脏病、糖尿病、病毒性肝炎等疾病易于恶化，给麻醉管理带来困难。孕产妇也应对此有所了解，以更好地配合麻醉科医生。产科麻醉的基本要求是：必须保证孕妇的安全；对胎儿的抑制最小；麻醉方法力求简单、安全，麻醉效果确切。

16. 剖宫产麻醉的方式都有哪些

（1）局部麻醉：简称"局麻"，我国仍有一些基层医院在局麻下行剖宫产术，局麻尤适用于饱胃产妇和情况异常紧急而来不及实施其他麻醉者。优点：产妇术中神志清醒，对呼吸和循环功能影响小；方法简便易行，由术者操作即可；方法得当、麻醉效果仍较满意。缺点：麻醉效果不完善，宫缩痛仍存在；肌肉松弛欠佳、鼓肠；副损伤大；牵拉反应明显；若遇大出血抢救或需附加其他手术时，单纯局麻无法满足手术的需求，常需静脉给药或改全麻；无法进行椎管内术后镇痛。

（2）椎管内麻醉：剖宫产术的首选麻醉方法，亦是我国最主要采用的麻醉方法，国外剖宫产也已从原多采用的全麻转向椎管内麻醉。椎管内麻醉穿刺部位一般在腰椎 2~3 间隙或腰椎 3~4 间隙。椎管内麻醉包括：连续硬膜外麻醉、腰麻、腰 - 硬联合麻醉和连续腰麻。

1）硬膜外麻醉：将局麻药注射到硬膜外腔的麻醉方法。主要优点：镇痛完全，肌松满意；产妇术中神志清醒，可在第一时间与新生儿进行皮肤接触；麻醉平面易于控制；麻醉平面控制不超过胸₆；可解除宫缩痛而不影响子宫收缩；硬膜外腔隙留置导管可以根据手术需要延长麻醉时间及便于术后镇痛，可以实施全程的无痛技术；不引起全身代谢紊乱和重要脏器的功能障碍；有效降低动、静脉压,尤其适合妊娠合并某些心脏病、肺功能不全和妊娠高血压疾病者;对胎儿无不良影响。硬膜外麻醉从起效到完善大约需等待15~18分钟。

2)腰麻:将局麻药注射到蛛网膜下腔的麻醉方法,也叫脊麻。腰麻与硬膜外麻醉相比,起效迅速,注药毕即产生麻醉作用,与硬膜外麻醉相比,腰麻的镇痛更完善,腹肌更松弛,处理子宫下段亦无任何牵拉反应。过去因腰麻对循环影响较大、麻醉后头痛发生率较高,在剖宫产手术应用有所顾虑。近年来由于麻醉技术的发展和笔尖式腰穿针的应用,腰麻后头痛发生率的明显下降,腰麻的临床应用呈明显增加趋势。腰麻在剖宫产术中的应用突出了其操作简单、成功率高、麻醉起效快、镇痛完全、下腹部肌肉松弛好、局麻药用量少等优点。单纯腰麻维持时间无法延长,视注入的局麻药种类和剂量而定,若遇大出血或困难、长时间手术,麻醉无法维持,只能改全麻。单纯腰麻亦无法进行椎管内术后镇痛。

3)腰-硬联合麻醉:是上述两种麻醉的联合使用。先以腰麻快速实施手术,遇特殊情况可用硬膜外麻醉维持手术,术毕通过硬膜外腔可行术后镇痛。该方法结合了腰麻起效快、麻醉效果确切、肌松完善和硬膜外麻醉的灵活性并便于施行术后镇痛的优点,减少了局麻药用量和骶神经阻滞不全的发生。

4)连续腰麻:是一种将微导管置入蛛网膜下腔实现持续实施腰麻的方法,在目前临床只有极少的应用。

椎管内麻醉的缺点主要是易引起低血压,甚至仰卧位低血压综合征。防治的方法有:围麻醉期的液体治疗,麻醉前快速输注羟乙基淀粉等代血浆进行扩容;调整体位,左侧倾斜10°~15°的仰卧位;已发生低血压,改变体位无效者,可应用小剂量的升压药纠正。

椎管内麻醉的禁忌证:①穿刺部位皮肤感染;产妇凝血功能障碍;②产前出血、休克、子宫破裂等紧急情况;③腰椎畸形或有外伤史、手术史等。

（3）全身麻醉：在某些特殊情况下如孕产妇大出血、凝血功能障碍、感染性疾病、脊柱病史、胎儿情况危急或孕妇拒绝其他麻醉方式时需选择全身麻醉。与其他麻醉方式比较，其优点是可以消除产妇紧张恐惧心理，麻醉诱导迅速，能保持良好通气，低血压发生率低，吸入高浓度氧有利于胎儿供氧尤其是胎儿呼吸窘迫时，保证子宫胎盘的血液灌注量。虽然全身麻醉没有绝对的禁忌证，但对并存支气管哮喘、上呼吸道感染、肥胖、恶性高热史或困难气道的孕妇应谨慎。

全麻的缺点也十分明显：

1）最大缺点容易呕吐或反流而致误吸，造成吸入性肺炎，窒息，甚至死亡。资料显示，麻醉下反流的发生率为 4%~26.3%，其中62%~76% 出现误吸。但临床上常有一些轻微的误吸被忽视。误吸后肺炎的严重程度取决于吸入气道的胃内容物的性质和容量，颗粒状食物，尤其是较大的食物可以堵塞支气管造成产妇的窒息。酸性颗粒食物误吸后，可以引起严重的肺组织损害。为预防全麻后的呕吐、反流和误吸，应认真做好术前的禁饮禁食。术后待产妇完全清醒后再拔除气管导管。

2）全麻药、镇痛剂易通过胎盘屏障而抑制胎儿呼吸。

3）必须行气管插管或应用喉罩。

4）全麻的操作管理较为复杂，要求麻醉者有较全面的技术水平和麻醉设备条件的保障。

由于妊娠期机体发生一系列生理变化，剖宫产全身麻醉存在以下特殊性：胃内容物反流误吸的风险高；困难气道发生率高；妊娠期药物的需要量减少。因此急症剖宫产均应按饱胃患者处理，严格预防反流误吸的发生。

全身麻醉的原则是选用起效快、代谢快、透过胎盘少、对母婴影响小的药物。另外对产妇困难气道插管失败的可能性要有充分的重视和准备。

17. 常用的麻醉药物对母体及胎儿有何影响

绝大多数麻醉药物都可以被动扩散的方式通过胎盘。胎盘膜是脂质屏障,由磷脂构成,具有蛋白质性质。凡脂溶性高、分子量小、电离度小的物质均易通过胎盘。很多因素都可影响药物的扩散速度,包括胎盘两侧的药物浓度差,膜的厚度以及扩散面积,子宫以及脐静脉的血流速度;药物的因素包括分子量的大小(小于500道尔顿),高脂溶性,低蛋白结合率,低离解度。几乎所有的麻醉、镇痛、镇静药都能迅速通过胎盘。而对于神经肌肉阻滞药,都因低脂溶性和高离解度而不易通过胎盘,因此对胎儿影响较小。

18. 剖宫产术前,准妈妈该做些什么

一旦决定剖宫产术,准妈妈可千万不要认为生宝宝就是医生的事情了,而要采取积极配合的态度,才能平平安安进入手术室,顺顺利利从手术室出来。

配合第一步:准妈妈需要在术前做一系列准备,包括测量体温、脉搏、呼吸、血压,向医生提供既往病史,同时医护人员将进一步确认准妈妈的血型、肝功能和各项免疫指标。

配合第二步:准妈妈在术前1天,晚餐要以清淡为主,适量进食。午夜12点以后不要再吃东西,喝水。以保证肠道清洁,减少肠道胀气,同时也可以减少手术中发生呕吐的情况和程度。

配合第三步:术前准妈妈要取下所有身上的饰品,包括假牙、隐形眼镜等。护士在备血、备皮(术前对手术涉及区域的特别清洁)、插尿管时一定要放松。完成这些步骤后,准妈妈才能被顺利推

进手术室。进入手术室时不能穿其他衣物,包括内衣内裤,只能穿患者服装。

19. 进入手术室后,准妈妈该做些什么

首先,在手术护士的引导下躺在手术台上后,因手术需要先开放静脉输液,以便术中能够快速给药和输液。穿刺针比其他输液的针要粗,故会感觉比较疼,请不要紧张,放松心情,配合手术护士不要动。然后,麻醉科医生考虑到胎儿的安全,一般采用硬膜外麻醉或腰麻,无论哪种麻醉方法,都需要准妈妈侧卧。准妈妈需要保持四肢屈曲,背部向外弯曲的姿势,这样可以突出腰椎。

麻醉科医生通常都会在腰椎第3~4节或腰椎第2~3节之间穿刺,然后轻柔娴熟地置入一根导管。

药物经过导管缓慢注射入体内,准妈妈可以在手术中保持清醒状态,但局部痛觉消失。打麻醉时要保持姿势,准妈妈腰部有酸胀的感觉是正常的,有其他不舒服可以说但不能动,因为麻醉穿刺针在腰椎间隙中,突然移动有可能使其损伤腰椎间的神经血管。打好麻醉针后,麻醉科医生会用小针刺探手术切口上下的皮肤区域,来判断麻醉的平面高低,准妈妈会感到切口和周围的针刺感觉不一样,疼痛感也不同,这时就应该清楚地告诉麻醉科医生此部位的感觉和与周围区域的区别,以帮助麻醉科医生判断麻醉效果。

注意,如果你认为剖宫产是完全无痛无知觉的就错了,因为剖宫产手术采用的椎管麻醉为半身麻醉,即使腹部以下没有痛觉,但触觉仍旧存在。所以手术开始后医生进行逐步打开腹腔,切开子宫,按压子宫底部,取出胎儿头部,娩出胎儿,缝合子宫,探查腹腔以检查有无出血、输卵管、卵巢等盆腔器官有无异常时,产妇常常会有少许牵拉、抻、拽的感觉。

　　另外,在孕期胃部一直受逐渐长大的胎儿压迫,在术中胎儿取出后压迫突然消失也会产生不适。不用担心,这种感觉慢慢就会消失。

　　而且胎盘娩出后,因怀孕撑大的子宫要靠有效的宫缩逐渐缩回原来的大小,但麻醉药物抑制不了子宫收缩产生的疼痛,因此,产妇仍会感到一些宫缩痛。

　　最后,手术医生再把打开的腹腔层层关上,手术就完成了。

20. 手术后伤口会不会很痛

　　手术结束后,随着麻醉作用的消失,刀口势必会剧烈疼痛。术后疼痛是人体受到手术伤害刺激后,全身反应的局部表现,疼痛程度存在明显的个体差异,受传统观念的影响,长期以来未得到应有重视。生命科学发展、医疗技术进步、人类对疼痛认识不断深化,已明确认识到疼痛不仅表现在创伤局部,还可引起患者术后一系列的病理生理改变,包括对心理活动影响。

　　剖宫产术后疼痛受到妊娠期激素水平的影响,产妇出现疼痛后的心理状况与其他外科手术患者术后表现不完全一样。临产、腹痛、麻醉和手术应激,紧张、焦虑和情绪低落伴随术后睡眠不足,以及对婴儿看护不力带来的情绪变化可加剧疼痛症状,因此对产妇术后应实施充分的术后镇痛技术。产科的术后镇痛有明显的特殊性。

21. 疼痛对产妇有什么影响

　　剖宫产术后疼痛主要来自两方面,一是腹部伤口引起的躯体性疼痛,二是子宫收缩引起的内脏性疼痛,疼痛程度一般为中至重度,可持续至术后 48~72 小时,尤以术后 24~48 小时最为强烈。疼痛可以导致交感神经兴奋、体内儿茶酚胺水平升高,除引起循环应激外,还可影响母体产后体力恢复,产生精神方面的变化,如烦躁、焦虑、忧郁等,对产妇的情绪、睡眠、饮食影响较大,重者可抑制泌乳,母亲照顾婴儿能力下降,对母婴交流造成不良影响。

产后疼痛导致产妇产后活动减少,加剧深静脉血栓发生的危险性、减少产后对婴儿的看护和交流,疼痛和焦虑还可以减少产妇的有效哺乳时间。

实施术后镇痛,可合理选用镇痛方法和镇痛药物,最大程度缓解剖宫产术后疼痛,改善母亲自身活动和照顾新生儿能力,营造加强母婴联系、早期实施母乳喂养条件,促进产妇康复,缩短住院时间,降低住院费用。

22. 剖宫产术后镇痛技术与方法的选择

剖宫产分娩后,由于受到哺乳等因素的影响,实施术后镇痛受到一定限制,一般使用的方法有非神经阻滞(口服、静脉、肌内注射、皮下给药)、椎管内给药和多模式镇痛等。由于剖宫产术后疼痛囊括了定位清楚的局部痛和定位不精确的内脏痛,多模式镇痛可通过使用不同作用机制的药物来消除局部痛和内脏痛,联合用药增强镇痛效果,减少单种药物剂量,减轻剂量相关的副作用。剖宫产术麻醉方式的选择常常影响产妇术后镇痛方式的选择,目前国内产科麻醉仍以椎管内麻醉(包括蛛网膜下腔阻滞、连续硬膜外阻滞和腰硬联合阻滞),术后保留硬膜外导管、局麻药为主方、辅助低剂量麻醉性镇痛药的患者自控硬膜外镇痛是主要的术后镇痛方法。腰麻和少数不适合椎管内麻醉而采用全身麻醉的剖宫产患者,术后镇痛可选择以麻醉性镇痛药为主(或麻醉性镇痛药联合NSAIDs 类药物)的患者自控静脉镇痛及术后分次肌内注射、或口服镇痛药的方法进行术后镇痛。

随着医学的发展,社会的进步,应用镇痛泵进行术后镇痛技术已在各级各类医院逐步普及。术后镇痛是将局麻药和麻醉性镇痛药注入镇痛泵,连接于硬膜外导管。

可以持续、恒定、小剂量地向硬膜外腔输注镇痛液,以阻滞感觉神经,使疼痛减轻或无痛,让产妇全程享受无痛技术,快乐做妈妈。镇痛泵上还有一个患者自控镇痛装置,若产妇感觉镇痛不满意,还可按压此装置自行追加给药,使产妇可以自己管理、操控自己的疼痛情况。理想的术后镇痛是静息时无痛感,翻身、咳嗽、坐起可有轻微痛觉,如果做到全部无痛,有可能会造成尿潴留,下肢麻木感或运动障碍。

23. 术后镇痛对母乳喂养有影响吗

剖宫产术后疼痛主要来自下腹部伤口疼痛及宫缩疼痛,术后24~48 小时期间最为剧烈,可导致交感神经兴奋,儿茶酚胺分泌增加,促代谢激素水平升高,增加机体氧耗,影响消化系统功能及产后体力恢复,精神方面的改变如烦躁不安,焦虑、忧郁,严重时影响产妇情绪、睡眠、饮食,并抑制泌乳过程。

术后疼痛限制了产妇活动,卧床除不利于胃肠道功能恢复外,还可增加血栓或栓塞风险。疼痛也能降低母亲照顾新生儿的能力,不利于母婴间交流。疼痛和焦虑还会影响母体内分泌功能,包括母亲泌乳与哺乳过程。因此剖宫产术后镇痛必须安全有效,不能影响母亲活动及照顾婴儿能力,不增加母乳喂养新生儿的副作用。

临床研究证实剖宫产术后镇痛因消除了疼痛导致的紧张、焦虑等情绪反应,能增加泌乳素分泌,有利于剖宫产术后产妇下丘脑 - 垂体靶腺轴的调节,有效的婴儿早接触、早吸吮,也可促进乳汁分泌。有效镇痛减轻焦虑的同时,使乳汁内皮质醇和表皮生长因子含量增加,可促进和改善新生儿胃肠道功能,形成母乳喂养的良性循环,有利于新生儿健康和产妇术后恢复。完善的术后镇痛可以促进泌乳,利于产妇早活动、早下床,让你快乐做妈妈。

24. 手术后是不可以垫枕头吗

目前许多医院术后采取的让患者去枕平卧 6 小时的陈旧护理模式与现代医学飞速发展不相称。去枕平卧主要是预防术后头痛,硬膜外麻醉根据解剖是将局麻药注入硬膜外腔,并不刺破硬脊膜,根本谈不上脑脊液的丢失,也没有低颅压性头痛的并发症。之所以有去枕平卧一说,是过去的护理书籍,将硬膜外麻醉和腰麻术后的护理混为一谈,笼统地归结为椎管内麻醉护理,误认为所有患者均需去枕平卧。此外,过去的腰麻针较粗,其前端为锋利的斜面,对硬脊膜纤维起切割作用,退针后遗留的穿刺孔较大,脑脊液易外漏,术后 1~3 天可发生低颅压性头痛,发生率为 3%~30%。随着穿刺针的不断改进,目前应用的腰—硬联合麻醉,采用"针内针"技术,其中的腰穿针已很纤细,外径仅 0.5 毫米,且其前端为笔尖式。

对硬脊膜纤维产生推挤作用,退针后纤维弹性回缩,不遗留穿刺孔,不造成脑脊液外漏,因此不会导致术后头痛。诸多研究文章显示,麻醉手术后患者头痛、呕吐及血压、呼吸、脉搏的变化与体位无关,而舒适感与体位有明显关系。垫枕平卧既自然舒适,又能有效地减少或消除以往传统去枕平卧时患者常发生枕后项部及腰背部酸痛等不适感。所以,剖宫产患者术后可采取任何舒适的体位,包括垫枕平卧、侧卧位、低半卧位、半卧位等。当然,如果患者术后有呼吸抑制、呕吐或硬膜外针刺破硬脊膜,使脑脊液大量外漏时,应取去枕平卧位。遇此类特殊情况时,麻醉科医生会下术后医嘱对特殊体位特殊交代。

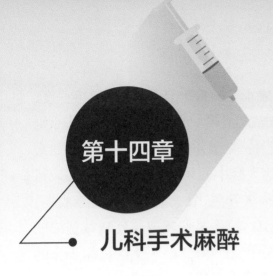

第十四章

儿科手术麻醉

随着现代医学的发展,对于没有严重疾病(比如较严重的呼吸系统疾病、循环系统疾病、神经系统疾病等),身体状态很好的儿童来说,只要父母配合医生给他做好必要的术前检查,一般情况下,麻醉都不会给儿童身体和大脑带来伤害。另外,儿童相对于成人和老人生命力更旺盛,对麻醉药的耐受性比较强,这也最大限度地降低了儿童在麻醉中出现危险的概率。

1. 为什么儿科手术麻醉有其特殊性

我们知道,大脑是人体最高感觉和支配中枢,如果用药物暂时将大脑的感觉功能去除,我们就不会再感觉到一丝痛苦。这就是全身麻醉。当然,我们不能给大脑直接扎针打药,我们只能用肌内注射,静脉注射,或经肺吸入的方法最终通过血液把麻醉药带到大脑。这里需要强调的是,大脑感觉功能的丧失只是暂时的,而且是可逆的。一旦药物的作用消失,大脑的功能也就逐渐恢复如初。不会留下后遗症。

儿童随着年龄增长,生理变化明显不同,疾病种类与成人有些不同,有许多先天性疾病。同时呼吸系统和心血管系统、体液分布和肝脏肾脏排泄等特殊性,造成小儿对麻醉药的用量,敏感程度,起效与作用时间和苏醒时间与成人不同。小儿麻醉的方法从原则上讲与成人无异,只是方法有些特殊,着重点也有所不同。例如全麻,都是靠吸入或注射药物到达大脑中的某些区域,使这些区域暂时失去感觉和支配作用,使人失去知觉,失去痛觉。相对于成人,某些麻醉药的用量需加大才能有效,而某些麻醉药就要减低浓度不然就会影响苏醒,甚至产生副作用。麻醉科医生会根据小儿的年龄,体重,发育程度,手术特点等因素决定最佳的麻醉方法和用量,保证麻醉的有效与安全。

2. 儿科手术的麻醉方法有哪些

小儿麻醉方法总体分为全身麻醉、局部麻醉、椎管内麻醉。全身麻醉包括吸入麻醉、静脉麻醉;局部麻醉以表面麻醉、局部浸润麻醉、区域阻滞及外周神经阻滞麻醉应用最广,特别适用于门诊手术,可以增强术后镇痛,并改善术后的呼吸功能。可单独使用,部分情况下需结合镇静或全麻;椎管内麻醉包括蛛网膜下腔麻醉、硬膜外麻醉以及骶管内麻醉。

3. 儿童麻醉手术之前要做哪些准备

孩子要做手术了,家长及本人都很紧张。有些必要的准备还是很重要的。除了与疾病相关的各种实验室检查,如心电图、X线、抽血、B超、验尿等之外,在接近手术的几天里要保证充足的睡眠与休息。适量补充营养。避免着凉感冒。让身体处于最佳状态。手术当天要禁食。麻醉前要求患儿术前禁食6小时,禁水4

小时,有的家长心疼孩子,觉得要手术了,孩子受委屈,就偷偷地给孩子喝水吃东西。殊不知这样是很危险的。禁食的目的是保证开始麻醉时胃里是排空的。很少的情况下,麻醉药会刺激胃,产生逆蠕动导致呕吐,万一造成胃内容物误吸进入气管可是非常危险的。

需要强调有的急诊手术,如饱食后的外伤、正气道异物,不能像择期手术一样等待禁食时间,那么麻醉科医生需要有丰富的临床经验,使用特殊的方法来麻醉。

4. 为什么说呼吸管理是儿童麻醉手术中最重要的事情

人的每次呼吸都关系到生命能否延续下去,是所有生命活动的关键基础。处于麻醉状态下,呼吸都受到不同程度的影响,而且绝大部分是抑制作用。为了保障患儿的安全,就要时刻保障患儿呼吸的正常,所谓呼吸管理,是麻醉最重要的任务。它的主要内容就是提供呼吸支持,现在的大部分麻醉方法都会强调这个过程。

为了保证呼吸的正常进行,需要解决三个问题:顺畅的呼吸通道、足够的呼吸动力和足够的气体供应。

5. 麻醉手术当中如何保证呼吸道通畅

顺畅的呼吸通道,我们称之为开放气道。除了少数因各种疾病导致呼吸不畅或困难外,如肿瘤压迫,我们在清醒时都能保证自己的呼吸道通畅。无论是用鼻子呼吸还是张口呼吸。呼吸道内的各个器官,如舌、软腭、咽、颈部等,都会相互配合。可一旦进入麻醉状态,这些器官可能就不能协调一致了!

我们的措施是抬头托下颌，即让患儿头后仰，就像我们用力仰头呼吸那样，同时下巴向前推，这个操作是最基本的动作。除此之外，麻醉科医生还可以借助器材来支持呼吸道的开放。可选用以下三种通气装置：

（1）口咽通气道：这是一个弯曲的扁管，形状像没有点的问号。弯的部位放置在舌根部直对着气管口，就是嗓子眼儿。另一端通向大气。这样呼吸道就通畅了。但放这个东西不太舒适，一般在儿童失去意识的情况下放置。

（2）喉罩通气导管：简称"喉罩"，这是一个形状奇怪的硅胶制品，像一个硅胶作的大汤匙，它的勺部扣在声门，就是嗓子眼儿上方，并把声门紧密围绕起来，与其相连的柄部是一段中空的导管，借助它，空气就可以通畅地进出气管了。

（3）气管插管：前两种装置都是放置在声门以外的。并不能保证不变位置，也不能保持可靠的密封，所以，人们就发明了一种简单直接的管子直接插进气管里，这就是气管插管。这听起来挺让人害怕，要知道我们的气管是很敏感的，很少的异物就会引起剧烈的咳嗽，比如我们不小心呛了水，会咳得很难受，更何况要在气管里插一根管子了，所以，麻醉科医生都是在患儿完全失去知觉，没有反应的情况下才放置气管插管的。由于气管插管放置后能确切地保证呼吸道的通畅，所以现在大部分手术都用到它。这也是我们在电影电视有关手术、急救等场面中见的最多的。可见它的常见与重要。

总之，为了保证麻醉下患儿的安全，麻醉科医生会选择最佳的方法来保证呼吸道的通畅。

6. 麻醉手术当中如何保证足够的呼吸动力

为了保证有效的呼吸，在呼吸道通畅的前提下，要有足够的呼吸动力才能进行呼吸动作,完成气体交换。人们在平静状态下不会感觉到呼吸费力与劳累,这是因为我们的呼吸肌包括膈肌与肋间肌,在正常的呼吸幅度和频率下很轻松地就保证了通气的需要。而当我们需要增加呼吸强度,如在奔跑时,膈肌与肋间肌就会快速大幅度舒缩,胸部大幅度起伏,通气也就大幅增加。

但是在麻醉状态下正好相反,呼吸肌会因为麻醉药的作用变得软弱无力,呼吸频率也减低。尽管在麻醉状态下需要的氧气会有下降,但由于麻醉下呼吸肌以及支配呼吸肌的中枢神经系统功能下降,呼吸变得很微弱。显然,这样疲弱的呼吸肯定不能满足身体的需要。

在这种情况下,就依靠外力帮助人体呼吸,这就是呼吸支持。我们称之为辅助通气。方法有两种,人工辅助通气和机械辅助通气。人工辅助通气,即靠手工的力量将气体送入肺部。常见的人工辅助通气是面罩通气。面罩是比较常见的,飞行员佩戴的面部装置就是一种面罩。医学上用的面罩比较简单。它像一个椭圆形的漏斗,边缘是柔软的宽边,扣置于患儿的口鼻之上,起密封作用,而漏斗的口就接在带有软气囊的供氧管路上,用手挤压气囊,气体就会送入人体的肺部。这很有效也很简便,在紧急情况下或短时间可以使用,多见于危重患儿的抢救初期。在麻醉初期,还没有建立有效的通气道之前,或患儿因为麻醉药短时间的呼吸抑制而呼吸微弱时也多采用面罩通气。

也许大家认为传说中的口对口呼吸才叫人工呼吸。说的没错,但这只见于极少见的而且没有条件的紧急情况,一般情况在手术室很少采用。手术室内一般采取机械辅助通气的方式来保证足够的呼吸动力。

前面说过,人工辅助通气是短暂的措施,也是为建立可靠的通气管道所做的准备。在其之后,一般都要进行气管插管或放置喉罩。在此基础上,麻醉科医生就可以请出麻醉的好帮手麻醉机来干活了。麻醉机上有自动呼吸机。它可以通过呼吸管路与患儿相连,在麻醉科医生的指挥下,不知疲倦地连续为患儿提供呼吸支持。即使患儿完全不会呼吸也能确保安全。

7. 麻醉手术当中如何保证足够的气体供应

这一点比较好理解,就是患儿吸入什么气体。我们知道,生命离不开氧气,空气含有约 21% 的氧气。但麻醉科医生为患儿提供的气体氧含量一般都很高,甚至用纯氧通气,为的就是最大限度地保证患儿不缺氧。除此之外,吸入的气体一般还含有一定比例的吸入麻醉药,如笑气、七氟醚,来作为主要或辅助的麻醉剂。这些麻醉气体的供应是由麻醉机提供的,而且可以随时显示和检测各种气体的成分,使麻醉更安全。

8. 麻醉需要实现什么目的

成功的麻醉离不开麻醉药。它可是麻醉的主角儿。自从人类开始同疼痛作斗争以来,人们一直在努力寻求最有效最安全最方便的麻醉药。相信大家都知道人们最早发现的著名麻醉药就是鸦片。它可称得上现代麻醉药的鼻祖,尽管听起来不免有些让人害怕。

麻醉要达到三个目的:镇静、镇痛和肌松。镇静,即让人安静,淡漠甚至无意识。简单地讲就是睡觉,对外界发生的一切都无所知晓。镇痛,即让人失去知觉,再大的疼痛也感觉不到。肌松即是全身的肌肉都处于松弛状态,为外科手术创造良好的操作条件,加快手术进程。为了达到这些目的,我们要请出相应的三大武器为我们服务。

9. 什么是镇静药

我们最熟悉的就是地西泮(安定)。它可以让人睡得很沉,甚至不会醒过来。地西泮只是镇静药中的一种,除此之外还有硫喷妥钠、咪达唑仑、依托咪酯、丙泊酚等。其中有的药很古老,现在仍在使用,如硫喷妥钠。而丙泊酚作为近代新型药品,具有起效快,作用确切,苏醒迅速,麻醉效果残留少等优点而得到广泛应用。即使持续给药无明显蓄积作用,苏醒质量较高,因此在临床被广泛使用。静脉注射时可能产生注射部位疼痛,并可引起明显的不自主肌肉活动,它可引起心动过缓,血压下降,给予剂量较大、注射速度过快、低血容量和心血管功能受损患儿尤为明显。

人们常说的麻醉药。按照起效可以分为两类:局部麻醉药和全身麻醉药。

10. 什么是局部麻醉药

这种药只在注射部位产生止痛效果,故称为局部麻醉药。它可以麻痹局部的神经末梢,使局部疼痛消失,或麻痹较大的神经主干,使其支配的身体某个区域失去感觉。这类麻醉药都采用局部注射,有的直接打在手术部位,有的打在离手术部位较远的神经干周围,还有的直接注射到脊髓周围,它可以使人体的大半个躯干失去感觉,故称之为半身麻醉,老百姓叫它"半麻"。

常见的局麻药有普鲁卡因、利多卡因、丁哌卡因、罗哌卡因等很多种。

11. 什么是全身麻醉药

这种麻醉药直接作用于大脑。由于人的大脑是最高级的感觉中枢,所以,将大脑的功能麻痹了,人浑身就什么感觉都没有了,所以叫全身麻醉。

人们最早发现的全身麻醉镇痛药非鸦片莫属。这种神奇的天然药物让人又爱又怕又恨。不论身体哪个部位疼痛,只要用上鸦片就立马轻松了许多。但这东西用多了会上瘾,后果十分严重。现在临床上用的鸦片类药已经改称阿片类药,还合成出了作用更加强大的药物,如哌替啶、芬太尼、舒芬太尼、瑞芬太尼等。这些药不仅作用强大,副作用也减轻了,也更加好控制。但这类药毕竟跟鸦片这类毒品沾亲带故,医生使用起来会格外小心,就连处方都要红色的,甚至还要注上患儿的身份证号。

还有另一类药,就是吸入麻醉药。这是比较受欢迎的。它通过呼吸道从肺进入血液,再作用于大脑,也可以产生全身麻醉的效果。比如我们常听说的笑气、乙醚,还有后来发明的更强大安全的其他吸入麻醉药,如异氟醚、七氟醚、地氟醚等。

儿童目前麻醉诱导常用的吸入麻醉药为七氟醚、地氟醚。七氟醚的溶解度与地氟醚和氧化亚氮接近,无刺激性气味。其诱导迅速平稳,对气道刺激性小,停药后苏醒快。吸入 7%~8% 七氟醚麻醉诱导,氧流量 6 升 / 分钟,可以很快入睡,诱导过程平稳,因减少哭闹而降低儿童的氧耗,尤其适用于发绀型先天性心脏病患儿的麻醉诱导,可避免缺氧发作而增加麻醉安全性。与其他常用的吸入麻醉药一样,七氟醚可引起剂量依赖性的呼吸抑制,呼吸频率减慢、潮气量降低、$PaCO_2$ 增高、血 pH 下降,在高浓度七氟醚麻醉诱导时甚至可见呼吸暂停。停药后苏醒时间比氟烷短约 33%。

地氟醚有较低的血 / 气分配系数(0.42),可以迅速提高药物的肺泡氧浓度,但它对呼吸道刺激性强,诱导时易引起咳嗽或喉痉挛,另外恢复期常见恶心、呕吐、谵妄。所以地氟醚不适合作麻醉诱导,多用于麻醉维持,利于停药后的快速苏醒和恢复。对于不易估计手术时间的儿童,应用地氟醚非常理想。每一种药都有优缺点,长短处。真正应用到患者身上时,会有取舍以保证安全。

12. 什么是肌肉松弛药

肌肉松弛药本身在古代是一种"毒药",说它"毒",是因为它可以让全身的肌肉都不能动弹,也包括呼吸肌,这样人就不能呼吸了。所以,应用这种药的前提是已经具备呼吸支持的情况下。之所以使用这类药,就是要为手术创造良好的条件。肌肉松弛了,手术部位显露得就清楚,麻醉科医生就会准确的进行操作,手术效果就有保障,手术时间也会缩短。

13. 麻醉手术只需要用麻醉药吗

除了以上这三大类药物之外,尚还有许多辅助用药,如止血药、降压药、升压药、利尿药、止吐药和催醒药等。它们作为配角儿,也为麻醉的效果与安全起很重要的作用。

总的来说麻醉药是很危险的药,只能由有经验的麻醉科医生使用。看完以上的简单介绍,人们会产生这样那样的疑虑,就是这些药安全吗? 因为发生过有人大量服用安定就再也没醒过来。或者从媒体上看到吸食毒品的人的可怕下场。这也反映出麻醉药可怕的一面,那就是毒性,俗话说是药三分毒,而麻醉药就是九分毒,用不好会让人丧命。但现在不用这么担心。麻醉科医生在应用这些药物时,都有严格的适应证,同时还有各种安全监护的条件。而且大部分的麻醉药都能很快地排出体外,麻醉效果也就消失了,身体的感觉功能也就恢复了。不会留下后遗症。麻醉科医生会根据具体情况精心选择药物,按照安全的原则合理用药,达到趋利避害的目的。

14. 麻醉手术会出现哪些并发症

在患儿麻醉后到术后 24 小时,会出现一些和麻醉相关的并发症,只要处理及时,一般都不会有太大问题。这些并发症包括:反流误吸、喉痉挛、支气管痉挛以及椎管内麻醉(硬膜外麻醉、蛛网膜下腔麻醉)相关的一些并发症。

15. 如何处理反流和误吸

原因:①术前禁食时间不够。②麻醉药物的影响:阿片类药物、吸入性麻醉药均可致吐。③麻醉操作:浅麻醉和清醒状态下插管刺激咽喉部。④手术操作:口腔手术时,血液、分泌物对咽喉部的刺激,腹腔手术时对胃肠道的牵拉等。⑤术后疼痛。⑥缺氧和低血压,可触发呕吐。

处理:以预防为主。术前固体禁食时间 6 小时,液体 3~4 小时;术中保持足够的麻醉深度,保持呼吸道通畅,避免低血压和低氧血症;麻醉苏醒期应在咳嗽反射良好、患儿基本清醒时拔除气管插管,并应尽量吸尽胃内容物和分泌物。

16. 如何处理喉痉挛

喉痉挛是由于咽喉部的肌肉反射性收缩引起的声门关闭。儿童患者多见。儿童氧消耗大，所以喉痉挛的结果很严重。喉痉挛分部分型和完全型。区别在于呼吸是否有声音以及患者呼吸和呼吸囊幅度的不匹配。

处理是使用正压通气，加深麻醉，使用肌松剂或使用丙泊酚。最近发现使用丙泊酚起效迅速，没有使用肌松剂（琥珀胆碱）引起的心动过缓等副作用。丙泊酚的推荐量 1~2 毫克 / 千克。

17. 如何处理支气管痉挛

有支气管哮喘或近期有呼吸道炎症的患儿，由于迷走神经张力较高，支气管平滑肌处于应激状态，围麻醉期容易发生支气管痉挛。

临床以预防为主，尽量避免使用容易诱发痉挛的药物，一旦发生支气管痉挛，可静脉注射氨茶碱 5 毫克 / 千克 +5% 葡萄糖或 0.9% 生理盐水 50 毫升半小时内滴入，甲泼尼龙 1~2 毫克 / 千克 + 5% 葡萄糖中半小时内静脉滴入。

18. 如何处理硬膜外麻醉并发症

（1）突破硬脊膜：从穿刺针有脑脊液回流是最可靠的证据，必须将针退出。

(2)药物误入蛛网膜下腔(全脊髓麻醉)。

由于没有认识到已突破了蛛网膜而向蛛网膜间隙注入了局麻药,其症状是突发的血流动力学变化和呼吸衰竭。立即全身治疗包括机械通气、静脉输液、注射肾上腺素等。

(3)药物误入血管:通常由于方法不正确造成的(如没做回吸试验),立即准备心肺复苏。

(4)局麻药过量:注入大量局麻药,可能发生全身性局麻药中毒。

(5)脊髓直接损伤:在 L2 以上行硬膜外麻醉,可能导致脊髓直接损伤,穿刺时出现单侧异感,表明是经侧方进入硬膜外间隙,由此处注药或置管,可能损伤神经根。

(6)出血:穿刺针刺破硬膜外静脉,可见血液经穿刺针流出。立即拔针,改换一个间隙重新穿刺。

19. 如何处理蛛网膜下腔麻醉并发症

(1)躁动、恶心、呕吐。

原因:麻醉平面上升过快,造成血压下降、肋间神经部分麻痹、呼吸困难。

处理:血压下降者立即给予升压药(麻黄素 0.5 毫克 / 千克静滴);吸氧;快速输液,待血压上升后减慢滴速。

(2)脊神经损伤:穿刺及注药可直接损伤脊神经。

(3)头痛及尿潴留。

(4)瘙痒。

注意事项:

①患儿不合作时可先行基础麻醉,能合作者等腰麻平面确定后给基础麻醉。药量可适当减少。

②小儿脊柱发育尚未完善,脊柱较平直,麻醉剂易扩散,平面不易控制,注药时要缓慢,并严密观察生命体征,做好抢救措施。

③注意适当补液。

麻醉科医生在进行麻醉时并不是单打独斗。他们也有好多帮手。这就是监护仪与麻醉机。它们不仅帮助了医生,更直接服务于患儿。现在的监护仪已经非常复杂,最常见的功能就是监测血压、呼吸、心率、血氧饱和度、体温、呼吸时的二氧化碳等。这些生命指标随时显示在屏幕上,反映着患儿生命的安全与麻醉的效果。还有更加复杂的机器可以反映更复杂的生命指标,如监测麻醉睡眠深度的脑电双频指数(BIS),随时化验血液成分的生化仪,随时反映大脑血液供应的超声血流仪,测量神经支配下肌肉力量的电刺激仪等。这些机器时刻为生命保驾护航。

20. 为什么儿童患者术中的监测比成人更加重要

实施儿童麻醉的目的是为手术提供一个安全、理想的条件。麻醉中使用的药物和技术会影响重要脏器功能,有可能迅速导致危险。因此使用良好的术中监测可以避免灾难的发生。有一部分儿童的死亡是由于术中的粗心造成的。因此仔细地作术前评估、了解病史,改善病儿的基本条件,选择合适的麻醉方法可以避免麻醉合并症的发生。从技术方面来讲,儿童生理方面的监测和成人不同。儿童术中容易发生低氧血症、心动过速、低血容量、低温的病理生理改变,这是由于儿童的功能残气低、分钟通气量和心排血量高、高代谢率以及大的体表面积/体重原因造成的。年龄愈小愈容易发生窒息,SpO_2 降到 95% 以下后,新生儿的中枢神经系统比成人对缺氧的耐受要小,要尽量使用最敏感的监测。触摸脉搏、听心音和呼吸音、观察胸廓运动和患儿的皮肤颜色以及气管插管后观察呼吸囊的运动幅度是麻醉科医生需要连续观察的基本项目。常规的监测还包括 ECG、血压、脉搏氧饱和度,插管或使用喉罩的儿童要进行二氧化碳的监测,手术时间长的儿童要进行体温监测。监测麻醉回路系统必须包括吸入氧分数。当通气过程中发生吸入氧低或窒息、低的呼出气容量以及通气中断时要有警报。麻醉过程中用听诊器听诊通气和心音是监测的重要内容,气管插管直接通过喉部,通过鉴别呼气末二氧化碳分压的图形和数值可以确定正确的气管内插管。

21. 为什么进行血气分析

行桡动脉或足动脉穿刺并置管可连续获取动脉血样监测动脉血气。动脉血氧分压是精确的,可以反映取血当时的氧合情况。动脉 pH 和剩余碱可以反映代谢的重要情况。当有循环不良、低血糖症、高钾血症的时候,会表现为代谢性酸中毒。

在麻醉过程中,使用血气分析可以及时发现和治疗低氧血症和高碳酸血症,避免麻醉意外的发生;在特殊的单肺通气、人工气腹、高频通气、体外循环心内直视手术等麻醉过程中都需要行血气监测,保障患儿的安全;利用血气资料指导输液,纠正酸碱紊乱;血气分析可以为肺功能严重损害的患儿全麻术后能否拔除气管插管提供可靠指征。

22. 为什么进行脉搏氧饱和度监测

脉搏氧饱和度(SpO_2)可以简单、无创、连续地反映血红蛋白的氧饱和度（SaO_2）。在儿童和婴幼儿中监测 SaO_2 的迅速变化非常重要。动脉血的 SaO_2 和 SpO_2 在儿童有很好的相关性。脉搏氧饱和度决定于脉搏冲动的强弱。当有低血容量、低心排或使用血管活性药时 SpO_2 会变得不可靠。

23. 为什么进行二氧化碳监测

在一些大手术有创监测的条件下，二氧化碳可以通过动脉血气中的动脉血二氧化碳分压（$PaCO_2$）精确反映出来。由于儿童使用麻醉剂更容易抑制呼吸、增加喉头激惹性引起气道关闭，所以 SpO_2 和呼吸参数的监测可以有效地发现并发症，减少麻醉的死亡率。为了能连续观察 $PaCO_2$ 的变化，许多学者研究了正常人和病理状态下，在全麻期间 $PetCO_2$ 和 $PaCO_2$ 之差（$Pa\text{-}etCO_2$）及其影响因素，普遍认为肺的通气血流比率失调和生理死腔的改变可使 $Pa\text{-}etCO_2$ 值增大。正常值为 (2.55 ± 2.11) 毫米汞柱。

当成人使用喉罩（LMA）通气时，$PetCO_2$ 的测量会很准确，在儿童自主呼吸中使用喉罩，$PetCO_2$ 和 $PaCO_2$ 的值会很不匹配。$Pa\text{-}etCO_2$ 会增大。10公斤以上儿童在机械通气中使用 LMA，$PetCO_2$ 会很接近 $PaCO_2$。总之，从肺的生理角度讲，$PetCO_2$ 要比 $PaCO_2$ 的精确性差。当存在肺通气/血流比率失调、肺病变或右向左分流时，$PetCO_2$ 要低于 $PaCO_2$。$PetCO_2$ 突然下降是心搏骤停的早期征象。当有恶性高热发生时，$PetCO_2$ 会突然增高。

24. 为什么进行术中循环功能监测

首先强调的是用听诊器直接听心音。婴幼儿麻醉中低血容量和休克的发现是需要仔细观察临床体征的（毛细血管充盈、皮肤颜色、外周温度以及脉搏等）。缺氧、迷走神经刺激、一些药物的使用（如新斯的明）可迅速引起心动过缓，这对小婴儿的依赖心率的心排血量的维持是不利的，儿童中严重的心律失常是少见的，除了氟烷深度麻醉并伴有 $PetCO_2$ 增高时出现心律失常外。

25. 为什么进行心电图监测

儿童麻醉中使用心电图主要是用于测心率和鉴别心律失常。缺氧容易引起新生儿和婴儿的心动过缓。因为婴儿的心排血量是依赖于心率的而非每搏输出量，所以及早发现心动过缓并早期干预是很重要的。

26. 为什么进行血压监测，如何实施

麻醉剂常常降低体循环阻力，抑制心肌的收缩性，这种作用在儿童更加明显。在血压很低的时候，血压袖带测得的无创血压不能反映血压的真实数值。这时通过外周动脉置入导管、压力换能器监测可以得到更准确和更详细的血压数值，并可得到直观的血压波形。用于心血管外科手术、胸腹部大手术和器官移植、各种危重患儿、严重创伤、严重低血压、休克和控制性低血压以及需反复动脉采样者。

27. 为什么进行中心静脉压监测

中心静脉压是测量右房或靠近右房的上、下腔静脉的压力。

主要受循环血容量、静脉张力和右室功能的影响。主要是监测心脏前负荷,即容量负荷。由于心血管外科血容量的变化迅速而剧烈,中心静脉压是心血管外科体外循环手术的必备监测。凡是危险性较大或需要大量、快速输血补液的手术,如创伤、休克、胸腹部大手术、肾衰竭、心功能不全等,中心静脉压监测可以随时指导调节输入量和速度。中心静脉压导管可用于输血和补液,快速给予血管活性药物,或进行静脉高营养,紧急情况下不能建立外周静脉,可行中心静脉插管。还可经中心静脉导管放置心脏起搏器、频繁抽取静脉血样。

28. 小儿为什么必须进行体温监测

在围术期,除了氯胺酮,几乎所有的全麻药都会抑制体温调节中枢对体温应激的反应。若麻醉中未加保护措施就可能导致低体温。静脉快速大量输入温度较低的液体,尤其是冷藏库血,往往使患儿体温下降。麻醉中由于代谢率低则产热少。新生儿由于不能通过寒战产热,会消耗能量和氧耗,而且体表面积相对大,手术野皮肤暴露面积较大,用冷消毒液进行皮肤消毒,或者是胸腹腔暴露的面积大,时间长,以及术中使用室温液体冲洗体腔,都会造成患儿体温下降。新生儿和婴幼儿在麻醉期间如果没有合适的保温措施,容易发生低体温。在低温时麻醉剂的溶解性增大,低温的患儿苏醒慢,容易引发低氧血症和高碳酸血症。新生儿和早产儿还可因温度过低导致皮下脂肪中的固体脂肪酸凝固而出现新生儿硬肿症。

体温监测对术中及时发现恶性高热也是非常重要的。麻醉手术时体温过高,代谢增加,氧耗也随之增加,心脏和肺的负担加重,高热常伴有代谢性酸中毒合并呼吸性碱中毒以及高钾血症。而且体温升高对肝肾等重要脏器均有不良影响。

29. 为什么进行中枢神经系统监测

在脊髓外科和颅脑手术外科的手术中可能会发生神经系统的后遗症。术中进行神经生理监测可以及早发现并减少后遗症的发生。儿童心脏手术中使用中枢神经系统监测可以发现大脑灌注和代谢的变化。脑电图（EEG）可以探测术中的缺血情况，是目前唯一能够直接监测脑功能的技术。诱发电位（EP）、脑电双频指数（BIS）、颅内压监测等在儿童中也常常使用，但是均有它们的局限性。

在临床疼痛治疗领域中，小儿疼痛的治疗已逐渐为人们所接受。过去人们总担心小儿对疼痛的感知差异性大，生理状况会发生急剧的变化，而且担心阿片类制剂的危险性，所以阻碍了小儿疼痛的研究。20世纪90年代以来，随着对小儿疼痛生理的研究发展、新的临床镇痛技术的应用、监测技术水平的提高，小儿术后镇痛已成为围术期小儿麻醉后生理调控质量的重要内容。

30. 对小儿疼痛的评估

处理小儿疼痛治疗中的一个问题是评估困难。由于小儿受到语言能力的限制，无法准确描述疼痛的性质和程度，不能获得准确的资料。小儿疼痛解剖生理和神经内分泌研究没有证据支持新生儿、婴幼儿因为神经系统正处于发育阶段而痛觉较弱的理论。临床研究表明新生儿和婴幼儿心脏术后应激强者，并发症和死亡率均增高，而围术期抑制应激反应可以显著改善患儿的预后。在所有的研究过程中,最重要的是根据不同的年龄仔细选择一个评分范围。

常用的评估方法包括:自我评估、行为评估和生理变化评估。对于小儿疼痛的评估,由于婴幼儿受到语言能力的限制,容易给疼痛判断造成困难,所以评估应由专门受过训练并熟悉各项评估技术和指标的人员进行。

4岁以下儿童的评估多采用简单的行为评估,然后计算其积分,除入睡外,清醒患儿凡哭闹、紧张(姿势)、沮丧表情以及对说话无反应等各积1分,总计按4分算,疼痛程度分为轻、中、重和严重四种程度。安静入睡、姿势放松、表情自然、对说话反应敏捷等均可认为无痛。

4岁以上儿童有报告疼痛的能力,并且可以利用颜色、数字或面部表情的图片进行疼痛分级,即所谓的视觉模拟评分(visual analog scale,VAS)。一种是线形图,长度为50厘米,从左向右标有由白到红的颜色,左边代表无痛,向右随着颜色的改变表示疼痛逐渐加重。另一种是脸谱示意图,可以用数字分级方法0到10,0分代表无痛,10分代表剧痛。一般用基本色彩由浅到深,并在刻度旁边画有小儿易于理解的笑脸、愁眉苦脸或哭脸,然后让儿童指出自己在标尺上疼痛的程度。

尽管疼痛评估可用客观标尺来衡量,但是疼痛是一种主观感觉,个体差异极明显,各个阶段的心理因素对小儿疼痛体验会产生很重要的影响。因此小儿疼痛要注意个性化的原则,对疼痛反复评价,随时调整治疗方案。

31. 如何处理小儿术后疼痛

由于疼痛在脊髓水平的叠加放大效应的存在,术后镇痛应从术前与术中开始,降低中枢神经的敏感性。小儿术后镇痛的主要方法是局部麻醉镇痛方法与采用各种镇痛药物结合。应该强调的是,为解除手术与疼痛对小儿的精神刺激,应提倡小儿术后镇痛复合镇静。包括以下的方法:

(1)表面麻醉:EMLA 局麻黏膜:每一片饱和的 EMLA 1g 含利多卡因 25 毫克和丙胺卡因 25 毫克,用于准备行静脉穿刺的局部以避免小儿静脉穿插的痛苦,一般提前 45 分钟贴敷,大约可达到 80% 无痛,20% 轻痛。

TTS 芬太尼贴剂:原用于敷贴以减轻癌痛,目前试用于围术期疼痛治疗。

(2)区域神经阻滞镇痛:全麻手术患儿清醒前在创面周围实施局部阻滞麻醉或区域阻滞,在术后相当长的时间内减轻疼痛,其代表性技术如臂丛神经麻醉、髂腹下神经阻滞以及包皮环切术的阴茎背神经阻滞术等。这种方法对门诊手术特别有价值。选用稀释的长效局麻药,常用 0.1% 或 0.125% 的布比卡因,该药有长效、低运动阻滞的双重优势,常加用 1:20 万的肾上腺素以减少全身吸收并增加作用时间,但指(趾)或阴茎背神经阻滞时因其直接收缩血管有诱发缺血的危险而不能使用。

(3)滴鼻给药:一定剂量的镇静或者镇痛药物滴鼻,由鼻黏膜吸收,可以耐受静脉穿刺的刺激。

(4)患者自控镇痛:小儿的患者自控镇痛多由父母或护士参与,对于较大的儿童,父母或护士可以与患儿商量在必要时控制给药。患者自控镇痛又分硬膜外给药(patient epidural controlled analgesia,PECA),经静脉给药(patient intravenous controlled analgesia,PICA)。患者自控镇痛的应用应灵活掌握。对低龄小儿还可采用双亲控制镇痛与护士控制镇痛。双亲控制镇痛的缺点是因担心患儿痛苦而多次给药,护士控制镇痛的缺点是增加医疗工作量。

32. 如何实施小儿 PICA

没有实施硬膜外阻滞的患儿,只有开通的静脉,5 岁以上儿童可以进行静脉患者自控镇痛,连续静脉滴注强效阿片类药物,使血药浓度稳定,提供恒定的镇痛效果,而且不良反应较少。吗啡比芬太尼作用温和、起效慢、作用时间长、呼吸抑制发生较徐缓。但是有恶心呕吐、皮肤瘙痒的副作用。应用阿片类药物应加强病儿观察,凡发现病儿过度嗜睡,提示有可能有呼吸抑制,应减慢滴速或停药,监测血氧饱和度。

33. 如何实施小儿 PECA

行硬膜外置管或骶管内置管的患儿可行自控硬膜外镇痛,通过硬膜外输注止痛药来维持,并能于需要时自我加量。止痛药最常用者为局麻药—阿片类药混合物如布比卡因 - 芬太尼。也可硬膜外腔持续输注吗啡,可取得良好效果。

总之,小儿能感知疼痛,其疼痛特性与成人比较个体差异很大,受多种因素的影响。因此在疼痛治疗期间,要因人而异,麻醉科医生应熟练掌握各种镇痛方法。

第十五章

老年患者手术麻醉

作为麻醉科医生来说，近年来手术患者中老年患者比例逐渐升高，老年患者脏器功能衰退，服用多种药物，认知能力不同程度降低，都导致老年患者手术麻醉风险超出非老年手术患者，但对于骨科、普通外科、血管外科、泌尿外科等科室的手术来说，老年患者更多，患者健康状况更差，但是又往往不得不尽快实施手术，麻醉手术风险更高。

1. 老年患者手术麻醉风险与青壮年患者有什么区别

老年患者随着年龄增加，一些重要脏器的器质性病变如高血压、冠心病、房颤、瓣膜病变、慢性阻塞性肺疾病、认知功能障碍的发生率增加，衰老和慢性疾病对重要器官功能的影响使老年患者对于创伤、感染、呼吸循环波动、神经系统缺血缺氧等应激或伤害性事件的防御能力降低，对麻醉药物的反应也与青壮年患者不同，围术期并发症的发生率和死亡率高于青壮年患者。

2. 高龄患者的麻醉有哪些风险

普遍认为,对于手术麻醉来说,单纯的患者年龄这一个数字概念并不能具有绝对的"是否可以手术"的意义,更重要的是患者本身的器官功能状态和合并症控制状况,年龄比较大但是身体健康的高龄患者,围术期风险要低于年龄但是健康状况严重恶化、多个器官系统合并严重的控制不佳的疾病的老年患者。

高龄患者胃排空能力下降,胃内容易残留胃液和空气,食管括约肌功能下降,咽喉反射消失或迟钝,容易发生恶心呕吐,发生反流物误吸,造成急性呼吸道梗阻和肺部其他严重并发症。几乎所有的全身麻醉药物都具有呼吸抑制的作用,老年患者对于麻醉药物更为敏感,麻醉药物代谢缓慢,更容易发生呼吸抑制;老年患者呼吸道纤毛运动能力下降,肌力减弱,咳嗽咳痰力量不足,容易发生肺不张和感染,进一步导致呼吸衰竭。

老年患者心血管系统功能减退,心肌细胞数目减少,心室壁增厚,脂肪浸润增加,心脏瓣膜增厚钙化,心脏传导纤维密度降低,导致心肌收缩力下降,心室压力增高,传导功能减退。老年患者也常患有冠心病、高血压、心律失常、瓣膜疾病等,手术麻醉期间容易发生心动过速、高血压,对于药物的敏感性增加又会导致心动过缓、低血压,因此,容易发生心率血压的大幅度波动,容易诱发心肌缺血、心肌梗死甚至心衰。

老年患者神经系统细胞活性和连接功能的减退,使得老年患者的大脑对于麻醉药物的敏感性不同程度增加,可能出现手术结束后麻醉苏醒时间延长、苏醒期间谵妄、认知功能障碍,表现为麻醉以后需要更长时间才能清醒,或者发生激动、烦躁、不认识家人、胡言乱语甚至更严重的精神症状,需要立即给予针对性处理,以避免出现伤害性行为。对于术前就患有脑梗、脑缺血、脑血管狭窄的老年患者，手术麻醉期间容易发生脑灌注不足，脑缺血，导致脑梗发生。

3. 患者年龄与手术风险的关系是成正比的吗

一般来说，手术死亡率随着年龄增长而增加，但是也因手术类型、手术部位和大小而不同。年龄只是老年患者手术风险的相关因素之一，其他相关风险因素包括 ASA 分级 III 级以上，近期心肌梗死，术前频发室性早搏、房颤，严重的主动脉瓣狭窄，不稳定心绞痛，慢性阻塞性肺疾病，控制不佳的糖尿病，低蛋白血症，急诊手术，开胸开腹手术。尤其是 ASA 分级对老年患者麻醉风险评估是具有一定价值的，例如老年患者维持日常生活的能力，包括社会功能和认知功能，对于围术期风险评估和预后是重要的参考因素。

4. 怎样选择适合老年患者的麻醉方式

麻醉方式的选择通常根据手术的需求、患者的基础状态、合并症情况、麻醉科医生个人经验和设备条件以及是否存在某些麻醉方式的禁忌证。

对于可以选择多种不同麻醉方式的手术，有研究认为，椎管内麻醉、周围神经阻滞麻醉这些以局麻药物为主的麻醉方式，与全身麻醉相比，对老年患者的呼吸功能影响更小，发生术后呼吸系统并发症的风险较低。而且，局部麻醉可以减轻循环系统的波动，降低心血管系统不良事件的发生率，降低恶心呕吐、血栓栓塞类事件、术后认知功能障碍的发生率，术后恢复更快，ICU 停留时间和住院时间更短。但是对于老年患者来说，椎管麻醉可能存在穿刺困难、阻滞不全发生率高、交感神经系统调节功能障碍导致低血压发生率增加等缺点,而全身麻醉对于控制呼吸、循环平稳并提供满意的手术条件更为理想。另外,对于头颈部手术、开胸开腹的手术、外科操作对呼吸循环影响比较大的手术、椎管麻醉和神经阻滞麻醉有禁忌的,全身麻醉也仍然是首选的麻醉方式,可以保障老年患者在手术期间充分无痛、氧合充分、循环可控。

很多麻醉科医生采用多种麻醉方式联合的方案,如全身麻醉联合椎管内麻醉、全身麻醉联合神经阻滞麻醉等,既保证老年患者在手术期间处于镇静、麻醉、无知晓和无痛状态,还可以尽可能减少全麻药物和镇痛药物的全身应用,减少麻醉药物对老年患者脆弱的生理状态的干扰,实现舒适化和快速康复的目标。

5. 为什么麻醉科医生特别重视患者牙齿情况

老年患者常常有牙齿缺如、松动和可拆卸的假牙(义齿)等。如果准备实施全身麻醉,常需要进行气管插管等操作,如果有活动的牙齿,可能会被碰松、碰掉,如果牙齿脱落掉入气道需要另外进行气管镜下异物取出术。因此,对于严重松动、可能在麻醉插管过程中碰掉的牙齿,需要提前使用细线固定或者由口腔科医生会诊提前处理。可以拆卸的假牙需要提前取下。

6. 做手术前需要戒烟吗

长期吸烟的患者常常合并冠心病、肺心病等慢性疾病,增加手术麻醉风险。烟草中的尼古丁直接刺激交感神经,引起血管收缩,导致高血压,围术期容易出现血压波动和心脑血管意外;长期吸烟会使呼吸道上皮的结构和功能发生改变,小气道变窄,通气功能障碍,呼吸道纤毛运动能力下降,痰液分泌旺盛,肺炎、低氧血症、喉痉挛发生率明显增加。

戒烟后 4~6 天,呼吸道表面纤毛运动即开始恢复,气道高反应性完全恢复需要 5~10 天,痰量逐渐减少 2~6 周才能恢复正常,因此,术前戒烟无论时间长短都是对肺功能有好处的。

7. 长期卧床的老年患者在手术前为什么要检查下肢血管超声

长期卧床的老年患者器官系统功能通常较差,需要物理诊断、血气分析、超声心动图等综合评估患者的心肺功能。另外,重点需要筛查是否存在下肢静脉血栓尤其是新发血栓,这是因为手术麻醉过程中需要将患者从病房转运至手术室,需要多次搬动患者,可能导致不稳定的下肢静脉血栓脱落,血栓脱落进入右心房、右心室、肺动脉,导致肺栓塞,严重可致患者死亡。

下肢血管超声是术前筛查下肢静脉血栓的简单有效的方法,如果存在下肢静脉新鲜血栓,需要请血管外科医生评估处理,必要时放置下腔静脉滤器,避免手术麻醉期间血栓脱落发生肺栓塞。

8. 为什么老年患者在围术期血压波动会比较大

老年人收缩压和舒张压通常随年龄增加而升高,同时外周血管阻力升高。老年人广泛的动脉系统硬化,大动脉弹性下降,交感神经系统兴奋性下降,迷走神经系统兴奋性增加,化学感受器和压力感受器的反应性减弱,对儿茶酚胺的肾上腺素能反应减弱以及个体差异增大。所以情绪紧张、手术麻醉操作刺激等都会导致血压严重升高,麻醉后或是降压处理后,又会出现严重的低血压,且对升压药物反应性差,个体差异大,血压管理难度大,容易出现血压波动。

9. 近期有过脑梗的患者为什么不宜行择期手术

围术期卒中的危险因素包括高龄、脑血管疾病病史、缺血性心脏病、心衰、肾脏疾病、房颤。围术期如果发生卒中,死亡率可达 20%~60%。手术应激可导致机体炎症反应激活和高凝状态,促使血栓形成或是血管斑块破裂,导致脑梗发生。对于有过脑梗病史的患者,脑梗发作与手术时间之间的间隔越长,风险就越低。脑梗区域的脑血管处于严重扩张状态,失去自我调节能力,梗死边缘区域的脑组织处于损伤后但可恢复的状态,短期内再次发生缺血或低灌注,可导致梗死面积进一步扩大,研究统计,脑梗后 3 个月内手术的风险(30 天内死亡率为 16%,发生心脏事件的发生率为 21%)明显高于 3~9 个月和 9 个月以上。

10. 为什么老年患者术后肺部感染的风险很高

老年患者术后并发症中肺炎居于首位,可达到 35%~50%。这是与老年患者呼吸功能减退相关的,生理方面,随年龄增长,膈肌功能下降,呼吸道黏膜和肺的弹性逐渐下降,咳嗽机制受到损害,纤毛运动能力下降,免疫力下降,导致局部防御功能低下;病理方面,老年患者慢性支气管炎发病率高,容易发展为继发性肺炎。麻醉药物可导致呼吸抑制,肌力下降,咳嗽反射抑制,气管插管可能导致气道损伤,术后疼痛也会限制呼吸运动和咳嗽咳痰,这些因素都导致老年患者术后肺部感染风险高于青壮年患者。严重的肺部感染会导致呼吸功能不全,进一步出现呼吸窘迫综合征、呼吸衰竭,甚至死亡。

11. 手术室温度低对老年患者有什么影响

老年患者体温调节功能减退和基础代谢率降低,在手术期间容易发生热量散失,低体温会导致患者出现寒战,血压升高,心律失常,心肌缺血,影响凝血功能和免疫功能,麻醉药物代谢时间延长等不良事件。

现代手术室通常采用空气层流净化系统,不断有新风吹入手术间内,同时中央空调的运行也会导致室温偏低。可以通过覆盖保温,输注温热液体,使用患者加温装置如电温毯、暖风机等,同时加强体温监测,发现体温下降趋势,及时处理,避免低体温发生。

12. 老年患者营养不良对麻醉和手术有影响吗

老年患者的蛋白质代谢、脂肪代谢、碳水化合物代谢随着年龄增长,发生明显改变。蛋白质合成代谢减弱,分解代谢增强,表现为消瘦和负平衡,糖代谢异常导致容易发生低血糖,尤其是对于接台手术的老年患者,术前禁食禁饮时间过长,可能会发生严重低血糖导致的低血压、心律失常。营养不良导致的蛋白水平降低,影响麻醉药物与蛋白的结合比例,导致麻醉药物作用发生改变。白蛋白水平低下已经成为评估老年患者围术期风险评估和30天死亡率预测的重要指标之一。

13. 为什么老年患者苏醒延迟的发生率高

一般认为,停止麻醉药物输注后 30~60 分钟,患者对于呼唤不能睁眼,对于握手和疼痛刺激无明显反应,可以认为发生苏醒延迟。

麻醉苏醒是麻醉药物从体内逐渐被代谢并排出体外,患者逐渐清醒的过程。全身麻醉期间,需要持续给予麻醉药物,使中枢神经系统的麻醉药物浓度持续处于一个阈值以上,使患者在手术期间无痛并处于镇静睡眠状态。手术结束后,停止麻醉药物,中枢神经系统药物浓度逐渐下降,患者逐渐苏醒,苏醒的快慢与药物代谢的速度、神经系统基础功能状态相关,老年患者肝肾功能下降,药物代谢减慢,神经细胞基础活性降低,对麻醉药物敏感,通常苏醒过程慢于青壮年患者。对于苏醒延迟,除考虑老年衰退导致的药物代谢清除减慢以外,可能还需要排除中枢神经系统意外、电解质异常、酸碱平衡紊乱、低体温等异常。

14. 为什么有的老年患者做完手术后会出现胡言乱语、意识不清

老年患者麻醉后可能出现术后谵妄,这是一种急性意识模糊状态,不仅是让患者和家属,更是让医务人员非常困扰和沮丧的并发症,可以出现在术后苏醒后,也可以出现在术后 2~3 天,表现为胡言乱语、意识混乱,根据不同文献的诊断标准,发生率可达 10%~60%。目前尚未明确术后谵妄的明确病因,但通常认为高龄、麻醉药物、手术创伤、疼痛、感染、患者术前本身存在精神神经系统障碍、术前使用精神系统药物可能是危险因素。如果发生术后谵

妄,立即给予药物治疗,避免患者做出伤害性行为。

15. 阿尔茨海默病患者能不能做麻醉

阿尔茨海默病,即我们俗称的老年痴呆,是一种起病隐匿的进行性发展的神经系统退行性疾病,表现为记忆力减退、失语、失用、失认、视空间技能损害、执行功能障碍、人格和行为改变等,大多数在 65 岁以上老人发病,目前病因不明,治疗方法不明,是一个世界性难题。目前虽然观察到阿尔茨海默病患者手术以后有症状加重的病例,但是现有研究没有得出麻醉与阿尔茨海默病患病风险之间的确切联系。因此,目前临床上麻醉科医生能够采取的措施是,在老年患者能够配合的情况下,尽量采用非全身麻醉的方法,但是对于必须采用全身麻醉的手术或是老年患者烦躁、乱动、沟通困难、无法在术中配合手术的情况,只能采用全身麻醉。

16. 老年患者有没有必要使用术后镇痛治疗

老年患者认知功能下降甚至痴呆,表述能力不足,有些老年患者不愿意表达疼痛治疗的需求,老年患者疼痛评估手段有限,均导致老年患者疼痛治疗不足,可导致疼痛综合征甚至慢性疼痛的发生,影响生活质量、活动能力,导致焦虑、抑郁等。

术后镇痛治疗可以减轻术后疼痛,加速术后康复,让老年患者早日离床活动,可以用力咳嗽咳痰,缩短住院时间。虽然阿片类镇痛药物过量可能导致恶心、呕吐、眩晕等不良反应,但是通过采用多种不同类型药物、不同镇痛方法的多模式联合镇痛,结合患者自控镇痛的方式,可以尽可能降低不良反应,发挥良好的镇痛和加速康复的优势。

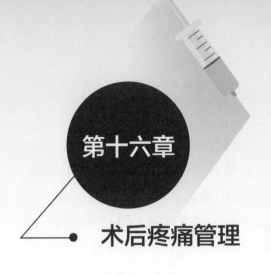

第十六章

术后疼痛管理

1. 手术完毕后的疼痛知多少

疼痛是伤害性刺激通过痛觉感受器,沿神经传导途径传至大脑皮质,而产生的一种不愉快的主观感觉和情感体验,是患者来医院就诊的主要原因之一。无疑,围术期疼痛治疗一直是麻醉学中不可或缺的重要领域。微创手术是外科发展的方向,但即使是非常微创的手术,围术期患者疼痛依然存在,术后短期内疼痛强度甚至没有衰减,特别是术后第一夜,只不过是疼痛程度不同而已。由于主观感受不同,因此,疼痛治疗方法及药物也不同。一般来讲,心脏手术、胸外科手术、骨关节手术、骨肿瘤手术、上腹部等手术后疼痛为重度疼痛,疼痛治疗措施及药品也较为复杂;而像妇科手术、开颅手术、耳鼻喉手术、腔镜手术等属于中、重度疼痛,疼痛治疗效果较为满意。

2. 术后疼痛可以强行忍受吗

术后疼痛一定不要强行忍受! 简单地说,强行忍受术后疼痛不但影响您就医质量,而且还会延长您的康复时间。因为术后疼痛本身已经不是简单的身体和精神上的一种痛苦,而是和术后感染、伤口愈合不良等一样,是一种术后并发症。您因为疼痛而不能入睡,特别是术后第一夜,因疼痛导致的失眠会使您对手术情况以及对伤口愈合情况,甚至对家庭生活中敏感事情产生焦虑,加重您术后的疲劳感和痛苦感,降低您的免疫力,时间长了,原本属于急性疼痛的术后疼痛,很可能转变为慢性疼痛,甚至在出院后很长时间内都会一直折磨您。大量临床研究显示:急性疼痛治疗不充分可以导致慢性疼痛;长时间、剧烈的术后疼痛可能使您发生外周神经和中枢神经的痛觉敏感化,浅显地说,就是您的神经系统对疼痛刺激产生过度的"警惕性",以后的很轻微的疼痛刺激,就会产生明显的疼痛感觉;有些手术后疼痛使得您不敢咳嗽,甚至深呼吸,这样下来会影响您的痰液排出,严重时可出现肺不张或继发性肺部感染;如果您术前就已经同时患有高血压、糖尿病或是冠心病等情况时,您忍受术后疼痛就更加危险了,因为疼痛会使您交感神经兴奋,代谢及心肌氧耗增加,诱发心肌缺血等心脏不良事件的发生,简单地说,就是容易加重血压、血糖变化,甚至引发心绞痛或急性心肌梗死的发生。还有就是您因为术后疼痛而不敢活动,卧床时间过长容易导致静脉血栓的形成,严重者甚至危及生命。如果您被术后疼痛折磨着,您会出现食欲缺乏、厌食,您的营养摄入严重不足,不利于您的伤口恢复,延长您的住院时间,增加您的就医费用。术后镇痛已经像围术期应用抗生素一样,成为围手术期综合治疗的一部分。

3. 如何向医护人员表达疼痛程度

准确地向医护人员汇报您的疼痛情况至关重要,因为您汇报的疼痛轻或重直接影响到医护人员对您的疼痛综合评估和判断，关系到疼痛治疗方案以及用药情况。那么，如何能使您的汇报更准确，更容易被医护人员轻松无误地获取呢？首先，您一定说清发生疼痛的部位：是否为手术切口，或是其他部位，如头面部、颈部、胸部、腰部、四肢、关节、腹部、小器官（眼、耳、鼻、喉等）、体表、内脏等部位。其次，要说明疼痛的性质，即什么样的疼痛：常见的如针刺样痛、烧灼痛、牵拉痛、刀割样痛、胀痛等。第三，要准确配合医护人员描述您的疼痛强度：即要反映出您的疼痛轻重程度。临床上，一般常用数字评分法（numeric rating scale NRS）来进行疼痛强度的分级，此法是将一条直线平均分为 10 份，每个点用 0~10 共 11 个数字标记，"0"为无痛，"10"为剧痛，由您自己给自己的疼痛打分：NRS ≤ 3 分为轻度疼痛；4 分 ≤ NRS ≤ 6 分为中度疼痛；NRS ≥ 7 分为重度疼痛；根据您的疼痛打分，同时综合您的血压、心率、呼吸、是否出汗以及您的睡眠等情况，再加上医护人员的经验，最终得出您的疼痛强度，是决定疼痛治疗方案的最主要因素，一般情况下，当影响到您的睡眠，即属于中度疼痛以上，需要马上治疗。当然您还要向医护人员反映疼痛出现的时间、持续时间、有无规律性、诱发因素等以及既往应用镇痛药史、经济条件允许下的治疗措施所能承受的限度等情况。这几方面医护人员了解清楚后，能够尽快确定治疗方案。

4. 使用术后镇痛泵会影响您的伤口愈合和术后恢复吗

　　大量的临床实践表明术后镇痛泵是一种有利于患者术后伤口的愈合，加快术后恢复，缩短住院时间，降低医疗费用的有效而便捷的治疗手段！同时大大提高您的就医舒适性。众多临床医学专家认为镇痛泵有五大优势：①能够提高更好的镇痛效果；②患者满意度高；③操作简便；④使用安全；⑤提高医疗服务质量。术后镇痛泵一般可根据不同给药途径用于硬膜外、静脉、皮下和外周神经；根据给药方式可分为持续输注镇痛和患者自控镇痛。其中患者自控镇痛是允许患者自己按压给药按钮，在疼痛加重时随时增加一次给药。每次的给药量和间隔时间是由医生事先设定好的，因此不用担心用药过量。人们对镇痛药的需求就像饮食一样，因人而异，每个人的需求量不一样，患者自控镇痛最突出的特点就是"按需给药，少食多餐"，如果您需求量较大，可以在限制时间外再次按钮给药，依此类推，直至疼痛消失。术后镇痛的副作用依镇痛药的不同而异，主要有皮肤瘙痒、恶心呕吐、尿潴留，部分患者会有嗜睡、头晕等现象，但这些副作用通过适当的处理都是可以控制或避免的，相对于术后疼痛，镇痛的副作用绝大多数患者都是可以接受的。另外，随着镇痛泵技术长时间在临床上大量应用，我们也不断总结经验，提高最大效应／副作用比，也就是最大限度提高镇痛效果，最大程度降低镇痛泵的副作用，从而紧随着越来越先进的医疗技术步伐，使广大术后患者越来越受益于镇痛泵技术。

5. 单次给予镇痛药与患者自控镇痛的利弊

单次给予镇痛药属于镇痛按给药方式分类中的间断给药镇痛，一般是指术后患者出现疼痛后单次静脉或肌内注射给予镇痛药加以镇痛。间断给药镇痛的主要缺点是镇痛不连续，当药效减弱时，患者会反复出现疼痛，特别是在护士紧缺或繁忙时刻，不能及时给药，可因治疗不及时给您带来痛苦。另外如果使用肌内注射方法，您可能更不易接受。其优势在于节约费用。而患者自控镇痛技术严格遵循疼痛治疗原则中的超前镇痛、平衡镇痛和个体化镇痛的原则。超前镇痛即要在伤害性刺激来临之前尽早镇痛，可能预防中枢敏化，提高镇痛效果，就是说镇痛越早越好，可能在您手术动刀前或是在术毕麻醉苏醒前，就开始镇痛，会大大提高镇痛效果；平衡镇痛是指单一药物或方法不可能达到最佳或完全的疼痛缓解并使其副作用显著减少，因此推荐平衡镇痛（联合镇痛方案）治疗疼痛，其基本思想就是采用不同止痛药作用的相加和协同，以达到充分的镇痛，同时因每种药物剂量的减低而使副作用减少；个体化镇痛是指不同患者对疼痛和镇痛药物的反应性差别很大，镇痛方法因人而异，不可机械套用特定的配方，换句话说，不同的人即使同一种手术，镇痛方法也不一样，当然，同一个人做不同手术其镇痛方法也是不一样的。在三个治疗原则的指导下，临床医学研究结果已证实患者自控镇痛技术优于间断给药镇痛方式。但患者自控镇痛技术也存在缺点：费用较高，限制了部分低收入患者的使用。对于不能理解、配合如何使用镇痛泵的患者，不适宜应用患者自控镇痛泵。

6. 使用镇痛药会成瘾吗

　　恐惧阿片类药物"成瘾"的历史渊源，是来自鸦片战争给我国人民带来的灾难和痛苦，并留下了深深的烙印，是阿片类药物在疼痛治疗中的主要应用障碍之一。长期的临床实践以及医学研究结果证明，以镇痛治疗为目的，阿片类药物在常规剂量规范化使用情况下，疼痛患者出现成瘾的现象极为罕见，长期服用吗啡和其他阿片类药物的患者中，成瘾的发生率仅为万分之三左右，也就是说成瘾性是罕见的。更何况镇痛药中只有一部分是阿片类药物，所以您大可不必担心是否会成瘾，这是完全没有必要的，因为它是有目的的短期连续用药,而且剂量和用法有严格的程序规范,更重要的是您是需要疼痛治疗的。

7. 术后恶心呕吐与镇痛药使用存在关联吗

尽管医疗技术有了很大进展,术后恶心呕吐仍然是常见的术后并发症,据报道它的平均发生率为20%~30%。在高风险患者中甚至达70%。恶心呕吐除了带给患者严重的不适,也可能引起医疗方面的并发症,如伤口裂开、出血、吸入性肺炎、电解质紊乱等。因此尽管可能PONV是个医学方面的小问题,但对患者而言却可能是大烦恼! 所以对PONV的防治方法日益受到人们的重视。镇痛药的使用只是术后恶心呕吐众多危险因素中的一个,其他危险因素有:女性发生率为男性的3倍多;非吸烟者发生术后恶心呕吐的风险较吸烟者高;有术后恶心呕吐病史或晕动病史的患者术后恶心呕吐的发生率会增加2~3倍。最近有研究表明基因型的不同是决定患者是否是术后恶心呕吐高危人群的重要因素之一;已经明确吸入性麻醉药可明显增加术后恶心呕吐的发生率;肌松药的拮抗剂新斯的明剂量较大时(大于2.5毫克)也会增加术后恶心呕吐的发生率;随着手术的时间延长,术后恶心呕吐的发生率也相应增加;手术的类型和方式也与术后恶心呕吐的发生有一定的关系,比如头面部整形手术、眼耳鼻喉口腔科手术、妇科手术、腹部手术及腹腔镜手术,术后恶心呕吐的发生率都比较高。所以,您大可不必因为应用镇痛药而担心术后恶心呕吐,换句话说,您即使术后有恶心呕吐症状,也不见得是镇痛药的原因。退一步讲,一般我们术后都常规预防性止吐治疗,所以,真正典型的术后恶心呕吐发生率很低,您完全可以放心地进行术后疼痛治疗。

8. 常见的术后镇痛药有哪些

　　术后镇痛药一般根据药物种类可分为阿片类镇痛药、解热镇痛药、局部麻醉药和其他类型镇痛药。常用阿片类镇痛药主要有吗啡、哌替啶、芬太尼、舒芬太尼等；常用解热镇痛药主要有布洛芬、氟比洛芬、塞来昔布、对乙酰氨基酚等；常用局部麻醉药主要有罗哌卡因、布比卡因、丁卡因、利多卡因等；其他常用镇痛药主要有曲马朵、布桂嗪(强痛定)、右美托咪定等；根据给药方式大致可归纳三大类：静脉或肌内注射镇痛药、神经阻滞药和口服镇痛药。一般说来，术后6小时内或者一些特殊类型的手术在较长一段时间内不能进行饮食，当然也就不能口服镇痛药物，镇痛方式主要靠静脉或肌内注射镇痛药以及神经阻滞：静脉镇痛药主要以患者自控镇痛模式应用，一切均由医护人员来调控；肌内注射镇静药一般常见于未用患者自控镇痛的术后镇痛方式，或是对患者自控镇痛出现镇痛不全的补救镇痛，也是由医护人员根据您的实际情况而决定如何应用镇痛药；神经阻滞常见于连续硬膜外镇痛或是连续外周神经阻滞镇痛或单次神经阻滞，如股神经阻滞、髂筋膜阻滞和肋间神经阻滞等，还有就是手术切口或手术创面的局麻药局部浸润镇痛等方法，一定是由麻醉或是疼痛医师以及疼痛护士来执行实施。当术后可以口服镇痛药后，镇痛方式就主要是在医生指导下您自己口服镇痛药来进行镇痛治疗，所以您非常有必要对常见口服镇痛药加以了解。下面我就向您简单介绍一下最常见的口服镇痛药：

　　(1)奥施康定(盐酸羟考酮控释片)：片剂,5毫克/片,20毫克/片；用于重度疼痛患者。用法：口服为主，如果患者不能口服时可采用肛塞用药；每12小时使用1次。

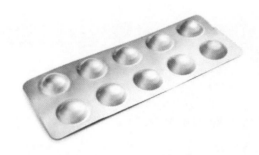

(2) 泰勒宁（氨酚羟考酮）：复方片剂，每片含对乙酰氨基酚 325 毫克，羟考酮 5 毫克；用于中、重度疼痛患者。用法：口服，成人常规剂量为每 6~8 小时服用 1 片，可根据疼痛程度调整为每次 1~2 片。极量：每日 6 片。

(3) 美施康定（盐酸吗啡控释片）：片剂，10 毫克 / 片；用于重度疼痛患者。用法：口服为主，如果患者不能口服时可采用肛塞或阴道用药；每 12 小时使用 1 次；注意事项：严禁掰开、研碎或嚼服。极量：在患者能耐受不良反应的情况下无封顶剂量。

(4) 芬必得（布洛芬）：胶囊，300 毫克 / 粒；用于中度疼痛患者，或与阿片类联合用于重度疼痛患者。用法：口服；300 毫克，每日 2 次；极量：2 400 毫克 / 天。

(5) 西乐葆（塞来昔布）：胶囊，200 毫克 / 粒；用于中度疼痛患者，或与阿片类联合用于重度疼痛患者。用法：口服；200 毫克，每日 2 次或每日 1 次；极量：400 毫克 / 天。

(6) 泰诺林（对乙酰氨基酚）：片剂，650 毫克 / 片；用于中度疼痛患者，或与阿片类联合用于重度疼痛患者。用法：口服；650~1 300 毫克，每日 3 次。极量：国人 2 000 毫克 / 日。

(7) 奇曼丁（盐酸曲马朵缓释片）：片剂，100 毫克 / 片；用于中、重度疼痛患者。用法：口服；一般 50~100 毫克 / 次，两次服药间隔不小于 8 小时；极量：400 毫克 / 天。

(8) 强痛定（盐酸布桂嗪片）：片剂，30 毫克 / 片；用法：口服；30~60 毫克，每日 3 次。

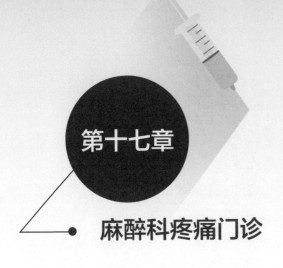

第十七章

麻醉科疼痛门诊

1. 疼痛是一种病吗

　　疼痛是一种不愉快的主观感受，可作为机体受到伤害的一种警告，引起机体一系列防御性保护反应。疼痛已被列为继呼吸、脉搏、血压、体温之后的第五大生命体征，是很多疾病的表现形式；疼痛根据病程长短分为短暂性疼痛、急性疼痛和慢性疼痛，有些慢性疼痛，如三叉神经痛、带状疱疹后神经痛等本身也是一种疾病。疼痛如果得不到有效治疗，会形成复杂的疼痛综合征或中枢性疼痛，使普通的疼痛变得非常剧烈和难以治疗，导致机体各系统功能失调、免疫力降低而诱发各种并发症，甚至致残或危及患者的生命。长期疼痛不仅严重影响患者的躯体、心理和社交功能，而且还影响到其家庭乃至社会。

2. 疼痛门诊看什么病

　　疼痛与人类起源同时出现，是每个人一生中经常、普遍遇到的问题，也是人类寻医问药、到医院就诊的主要原因。从 20 世纪开始,在各国专家的努力下,我们对疼痛生理、病理的认识和改进临床治疗疼痛的措施和效果方面取得了显赫的成果。在我国 80 年代初,随着麻醉专业队伍和素质的不断壮大和提高,天津、延吉、济南、石家庄等地的麻醉工作者率先成立了疼痛门诊,填补了我国的空白,并收到了明显的经济和社会效益,受到了广大疼痛患者及家属的肯定,得到了社会的承认。

麻醉科疼痛门诊的成立,使得由麻醉科医生引进、开发、开展的疼痛诊疗工作迅速发展,目前疼痛门诊的诊疗范围包括:①头面部疼痛(三叉神经痛、颈源性头痛、舌咽神经痛等);②颈、肩、腰腿疼痛(各型颈椎病、腰椎间盘突出症、肩周炎、骨质疏松症、骨性关节炎、腰椎术后疼痛综合征、坐骨神经痛、跟痛症等);③神经痛(带状疱疹及疱疹后神经痛、糖尿病性神经痛、肋间神经痛、幻肢痛和残肢痛、卒中后神经痛、外科手术或外伤后出现的神经痛等);④风湿类及痛风性疾病(类风湿关节炎、强直性脊柱炎、痛风性关节炎);⑤肌筋膜肌腱、滑液囊疾病(腱鞘囊肿、滑囊炎、网球肘、腱鞘炎);⑥各种癌性疼痛。

3. 麻醉科医生用什么方法治疗疼痛

麻醉科医生在疼痛治疗上具有先天的优势,针对各种急性和慢性顽固性疼痛,采用以神经阻滞和注射治疗为主的综合治疗手段,为患者创造无痛轻松生活。所谓神经阻滞疗法,即直接在末梢的神经干、丛、脑脊神经根、交感神经节等神经组织内或附近注射药物(常被误称为封闭)或给予物理刺激(加热、加压、冷却等)从而阻断神经传导功能达到治疗疼痛的目的。近年来,对疼痛治疗机制的研究发现,有的神经阻滞治疗效果是因为注射到局部的药物消除了局部的病灶,而与阻滞了局部的神经传导无关;这时将治疗方法称为注射治疗更确切。针对不同疼痛的治疗手段多达上百种,举例如下:①患者自控镇痛可以自己控制给药,方便迅速,消除个体差异,目前已广泛应用于减轻术后疼痛、分娩镇痛、癌痛等治疗中;②硬膜外隙注射治疗腰椎间盘突出症,消除多种因素引发的局部炎症,缓解腰腿痛;③带状疱疹发病初期并用椎旁或肋间神经阻滞能有效预防带状疱疹后神经痛,具有重要的治疗意义;④星状神经节阻滞作为交感神经节阻滞的一种,通过调节机体内环境稳定,在疼痛治疗中广泛应用。疼痛治疗所涉及的病种极广、方法多样,针对不同的疼痛选择合适的治疗方案才能收到理想的治痛效果。为了使慢性疼痛得到较长期的缓解,医生们在神经阻滞治疗的基础上,进一步发展出了神经射频调控和病灶射频毁损治疗手段,从而提高了疗效。

4. 医生如何进行疼痛强度的评估

　　医生对患者的急慢性疼痛进行治疗前,需要评估患者的疼痛强度。医生通常通过以下几种方法评估患者的疼痛。

　　(1)视觉模拟评分:一条长 10 厘米标尺,一端标示"无痛",另一端标示"最剧烈的疼痛",患者根据疼痛的强度标定相应的位置。

　　(2)数字等级评分:用 0~10 数字的刻度标示出不同程度的疼痛强度等级,"0"为无痛,"10"为最剧烈的疼痛,4 以下为轻度痛(疼痛不影响睡眠),4~6 为中度痛,7 以上为重度痛(疼痛导致不能入眠或从睡眠中痛醒)。

　　(3)语言等级评分:将描绘疼痛强度的词汇通过口述表达为无痛、轻度痛、中度痛和重度痛。

　　(4)Wong-Baker 面部表情评分:由六张从微笑或幸福直至流泪的不同表情的面部象形图组成。这种方法适用于交流困难,如儿童、老年人、意识不清或不能用言语准确表达的患者，但易受情绪、环境等因素的影响。

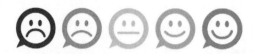

5. 什么是癌痛治疗的三阶梯方案

临床工作中常常遇到经过手术或失去手术机会的晚期癌痛患者，他们因疼痛折磨丧失劳动和生活能力，甚至有轻生者。因此，治疗和控制癌痛，提高生存质量，刻不容缓。癌痛的治疗必须建筑在确切的诊断基础上，做到"对症下药"。癌痛包括各种疼痛综合征，有骨痛、神经痛、内脏痛等，区分疼痛的原因、性质、伴随症状以及加重和缓解因素后，首选世界卫生组织推荐的三阶梯方案。第一阶梯：非阿片类止痛药，包括水杨酸类、苯胺类、非甾体抗炎药等，主要针对轻、中度的周围性疼痛；阿司匹林对骨转移性癌痛有效，对肌肉、皮下软组织或胸腹膜受压产生的疼痛也有一定效果。第二阶梯：弱阿片类止痛药，有可待因、曲马多等，适用于非阿片类药物不能满意止痛时。第三阶梯：强阿片类，是治疗中、重度癌痛的主要方法。美施康定是硫酸吗啡控释片，专为慢性中、重度癌痛设计；而奥施康定，即盐酸羟考酮控释片能持续控制疼痛长达12小时。世界卫生组织推荐的药物治疗癌痛五要点：口服、按时、按阶梯、个体化给药、注意具体细节。肿瘤骨转移疼痛时，在需要加用消炎止痛药；肿瘤侵犯神经表现为神经痛时，需加用抗惊厥药或抗抑郁药。除了药物，姑息性化疗、放疗等手段也可以根据患者的病情加以使用。对于部分各种手段控制不好的顽固性癌痛，疼痛医生还可根据患者情况进行神经毁损治疗。

6. 如何治疗顽固性癌痛

一般性癌痛按照 WHO 三阶梯药物治疗方案治疗就能获得比较好的疗效,对这些患者进行神经系统电生理或影像学检查不会发现器质性损害。但这种一般性癌痛治疗不及时,会转化为顽固性癌痛,即采用常规药物治疗疼痛仍不易缓解,而且常伴有神经系统损害。肿瘤压迫浸润神经,肿瘤骨转移,癌浸润到胸膜、腹膜或骨膜,手术和放疗损伤神经等,治疗不及时会导致神经系统损害,从而转化为顽固性癌痛。神经病理性疼痛是神经系统的一种疾病,是由中枢敏感化和外周敏感化引起的,是顽固性癌痛的主要原因。

顽固性癌痛药物治疗首选阿片类药物加消炎止痛药,在此基础上增加三环类抗抑郁药或抗惊厥药(如卡马西平、加巴喷丁);针对背根神经节的可塑性改变,可考虑椎管内给药,如吗啡联合布比卡因、可乐定;少数严重患者可接受毁损性神经阻滞治疗。对于暴发性疼痛,可采用皮下注射氯胺酮加口服吗啡或皮下注射吗啡。对于神经压迫性痛,可联合应用吗啡和皮质类固醇,如美施康定联合口服泼尼松可缓解神经压迫性痛。多数癌痛患者经规范的三阶梯治疗,疼痛缓解率提高。少数癌痛患者疗效不满意,应考虑其他方法。比如近年来射频神经毁损术用于癌痛治疗获得良好效果,为少数顽固性癌痛患者提供了新的选择。

7. 患者和家属对癌痛治疗常有哪些错误认识

规范的治疗可以使 90% 的癌痛得到有效缓解,75% 以上的晚期肿瘤患者疼痛得以解除。但在现实治疗中,癌症患者对癌痛治疗的理念存在误区,导致癌痛不能有效控制。癌痛治疗有十大常见误区:①非阿片类比阿片类药物更安全:对于需要长期接受镇痛药物治疗的患者,NSAIDs 类药物长期应用可引起胃肠道和肾脏毒性,正确地使用阿片类药更安全有效。②只在疼痛剧烈时才用镇痛药:对于疼痛患者,及时、按时用镇痛药才更安全有效,而且所需要的镇痛药强度和剂量也最低。③镇痛治疗能使疼痛部分缓解即可:无痛睡眠是镇痛治疗的最低要求,理想的镇痛治疗除达到此目标外,还应争取让患者达到无痛休息和无痛活动的目标,以实现真正意义上提高患者生活质量的目的。④用阿片类药出现呕吐、镇静等不良反应,应立即停药:除便秘外,阿片类药物的不良反应大多是暂时性或可耐受的。阿片类药物的呕吐、镇静等不良反应一般仅出现在用药的最初几天,数日后症状多自行消失。⑤使用哌替啶(杜冷丁)是最安全有效的镇痛药:世界卫生组织已将哌替啶列为癌症疼痛治疗不推荐使用的药物。哌替啶的镇痛作用强度仅为吗啡的 1/10,代谢产物去甲哌替啶的清除半衰期长,而且具有潜在神经毒性及肾毒性。⑥只有终末期癌症患者才能用最大耐受剂量阿片类镇痛药:阿片类药物无封顶效应,剂量的确定应视患者个体化而定,所谓最佳剂量应该为达到镇痛效果与不良反应耐受之间的平衡,无论肿瘤临床分期及预计生存时间长短,只要止痛治疗需要,都可以使用最大耐受量的阿片类止痛药,以达到理想缓解疼痛的目的。⑦长期用阿片类镇痛药不可避免会成瘾:长期用阿片类镇痛药治疗,尤其是口服或透皮贴剂按时给药,发生成瘾的危险性极小。对阿片类药物产生耐受性或生理依赖性并非意味已成瘾,也不影响继续安全使用阿片类药物镇痛。阿片类控、缓释剂型或透皮给药的方式,按时用药可以避免出现过高的峰值血药浓度,从而减少发生成瘾的危险。⑧阿片类药物如果广泛使用,必然造成滥用:WHO自 1992 年发布癌症三阶梯镇痛指导原则以来,全球吗啡医疗消耗量呈上升趋势。20 世纪 80 年代全球吗啡医疗消耗量在 2.2 吨左右,而进入 90 年代全球吗啡医疗消耗量达 22 吨左右。然而,在全球阿片类药物消耗量明显增加的同时,并未增加阿片类药物滥用的危险。只要合理用药、合理管理,阿片类药物较为安全有效。⑨一旦使用阿片类药,就需要终身用药:只要疼痛得到满意控制,可以随时安全停用阿片类镇痛药或换用非阿片类药物。吗啡日用药剂量在 30~60 毫克时,突然停药一般不会发生意外。长期大剂量用药者,突然停药可能出现戒断综合征。建议对长期大剂量用药的患者逐渐减量停药。⑩患者在接受阿片治疗期间不能驾驶交通工具:阿片类药物在治疗之初可以损害认知和精神运动的协调功能,因此患者在开始治疗或增加剂量后 5~7 天内不应驾驶。但连续接受阿片类药物治疗 5~7 天以后,会产生对这些作用的耐受性。多数患者长期接受稳定剂量阿片治疗时可以安全驾驶。

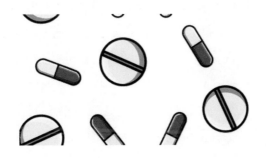

8. 肿瘤化疗也可导致疼痛吗

　　恶性肿瘤常需使用化疗药物控制肿瘤生长。但在使用化疗药物的同时,接受治疗的患者可能出现肢体感觉异常,表现为神经病理性疼痛。化疗引起的神经疼痛包含以下可能出现的特征症状:①肌肉疼痛;②皮肤异常烧灼感;③使用药物前不会产生疼痛的正常刺激在用药后产生疼痛(痛觉超敏);④对于会产生疼痛的正常刺激的敏感性增高(痛觉过敏)。痛觉过敏和痛觉超敏可能会在使用药物后几天或几周后出现,即所谓的"潜伏期"。化疗引起的神经疼痛不仅限制了使用化疗药物的剂量以及对化疗周期的延长，更可能导致化疗效果的降低及肿瘤细胞无法杀灭，也同时降低了肿瘤化疗患者的生活质量。抗抑郁类药物以及抗惊厥类药物是治疗化疗引起的神经病理性疼痛的有效药物。

9. 糖尿病也会引起疼痛吗

　　随着生活水平的提高，罹患糖尿病的患者越来越多，也越来越年轻化；其中不乏因"疼痛"来疼痛门诊就医的患者。血糖控制不佳，导致神经细胞肿胀变性、神经细胞膜结构功能改变以及神经传导速度减慢是引起糖尿病性疼痛的主要原因。糖尿病性疼痛中最常见的是糖尿病周围神经病变，可以分为三种：对称性多发性周围神经病变、非对称性多发性单一神经病变和单一周围神经病变；主要表现为疼痛和感觉异常，下肢症状较上肢多见。感觉异常有麻木、蚁走、爬虫、发热、触电样感觉，往往从远端脚趾上行可达膝上，患者有穿袜子与戴手套样感觉。患者往往十分痛苦，严重影响生活质量。首要的治疗是控制血糖，有报道称控制糖尿病后3个月，大多数病情有好转；可口服甲钴胺、非甾体抗炎药、抗惊厥药以及抗抑郁药等药物进行对症治疗，疼痛严重者可行阻滞治疗缓解疼痛；此类患者勿用激素，以免加重糖尿病病情。

10. 什么是疼痛射频治疗技术

　　射频技术属于微创治疗方法。医生在各种影像学手段如超声、X线和CT等技术引导下将射频穿刺针置于患者病灶部位（神经、椎间盘、软组织等），调节射频仪器所发出的刺激或毁损电流的大小，射频穿刺针的针尖可形成精确的局限毁损灶。本技术由于能很好地控制毁损灶与神经的关系、毁损灶的温度及范围,从而控制病灶的毁损范围和程度。疗效维持时间长,可重复进行。在注射药物破坏神经技术中,由于药液的流动性,药物扩散难以预测,破坏的范围不易控制,所以公认神经的射频毁损技术比注射破坏法优越而科学。经过多年的不断改进和完善,射频仪器在原有用于神经毁损的基础上,出现了调整神经传导的脉冲射频、局部线性毁损的双极射频、髓核固缩减压作用的弯形电极和等离子低温射频及双针冷水循环电极的椎间盘射频热凝等技术。射频技术在疼痛领域的临床应用范围正迅速扩大,逐渐成为治疗慢性疼痛的有力工具。

射频治疗属于介入性操作,需要精确定位。要求开展射频热凝治疗的医生对解剖学、疼痛通路和预期效果要有全面的认识。射频治疗的优点是:①危险小,可经皮穿刺操作,甚至可用于门诊患者;②毁损的温度、范围和程度可精确选择和控制;③可在电刺激和电阻监测下进行神经定位;④可在静脉麻醉和镇静下进行治疗操作;⑤交感神经毁损时不出现明显低血压,腰交感神经节毁损时不出现尿失禁现象;⑥治疗后神经炎及血栓栓塞发生率低;⑦射频治疗的死亡率和并发症率很低,需要再次射频时不会增加操作的难度;⑧射频治疗虽然不能一劳永逸地根除疼痛,但疼痛缓解可持续几个月甚至几年。疼痛复发时可重复射频治疗。临床上主要用于三叉神经痛、蝶腭神经痛、脊神经后内侧支痛、幻肢痛和残肢痛、椎间盘突出症等疾病的治疗。

11. 心理因素会影响疼痛状态吗

心理性因素从多个环节上对疼痛性质、程度、时间、空间的感知、分辨和反应程度产生影响。基于此,临床上医生常采用心理学方法控制疼痛的发展。心理性因素可影响疼痛冲动传递的过程,痛信号可在任何传递水平和环节上受到心理因素的调控,其中以中枢的调控效应最为显著,边缘系统、扣带回等脑区都参与心理和疼痛的形成。心理因素也会影响痛反应过程。在注意、暗示和情绪等心理条件下,对伤害性刺激的痛反应过程可产生明显影响;注意力分散、良性暗示、愉悦情绪可降低痛反应程度,反之则增强疼痛。心理因素还会影响药物的镇痛效应。患者对医药的信度、医药知识水平和对暗示接应的程度均直接影响镇痛效果。有人在临床观察中发现,单纯暗示镇痛可使35%的患者缓解疼痛,不加任何暗示,只使用强的镇痛药显效者只占54%。凡对安慰剂起反应的患者,他们对吗啡镇痛产生效应者高达95%,相反,凡对医药失信的患者镇痛效果均不满意。心理因素也可单独导致疼痛。在没有躯体器质性病变时,疼痛的发生是由单独的心理因素引起的,医学上称为心因性疼痛。这种源于心理的疼痛是解决心理矛盾、缓解恐惧和宣泄焦虑的一种心理防御机制。个体的心理素质和人格特征影响个体对痛觉的感受。心理素质指个体的心理负荷能力、心理应激或情感上的承受值。个体的心理应激和承受能力偏低,发生慢性疼痛的概率甚高。人格特征是由先天素质和后天条件形成的,随着客观环境和年龄的成长逐渐趋于稳定,形成对客观世界特有的理解、认识和行为方式。这种特征包含着一个人的需求倾向和品格倾向。人格特征因种族、地域、环境、职业、性别而异。每个人的主、客观之间的和谐状态及调节方式各具特色,其中外向者显而易见,内向者较为隐匿。人格特征与疾病的发生有密切关系。个性内向者对疼痛耐受性差,外向者对疼痛耐受性强。

12. 如何采用心理学方法管理慢性疼痛

心理因素影响患者疼痛程度和疼痛阈值。心理学干预治疗对慢性疼痛患者的身体功能和生活质量都有帮助。心理学干预的总体目标包括：第一，减少疼痛和疼痛相关的身体残障；第二，治疗疼痛患者并发的心绪紊乱，尤其是抑郁；第三，提高患者自我控制疼痛的能力；第四，干预疼痛相关的心理社会因素，如婚姻和家庭因素等。慢性疼痛管理的心理学方法主要包括反馈治疗、松弛训练、催眠治疗、认知干预和操作干预等。

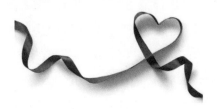

13. 疼痛医师如何治疗腰椎间盘突出症

腰椎间盘突出形成的机械压迫和化学物质释放引起的炎症反应是导致临床腰痛和神经根病的原因。椎间盘是青春期后人体各种组织出现退行性变发生较早的组织，主要变化是髓核脱水，脱水后椎间盘失去其正常的弹性和张力，由于较重的外伤或多次反复的不明显损伤，造成纤维环软弱或破裂，髓核即由该处突出。髓核多从一侧（少数可同时在两侧）的侧后方突入椎管，压迫神经根而产生神经根受损伤征象；也可由中央向后突出，压迫马尾神经，造成大小便障碍。大多数腰椎间盘突出症患者，根据临床症状或体征即可作出正确的诊断。按临床手术所见，从纤维环及后纵韧带损害的程度可分为 3 型：膨出型、突出型和脱出型。随着时间的推移，突出物可因成纤维细胞的侵入而逐渐纤维化，或因钙盐的沉积而致骨化，与椎体边缘部的骨赘融为一起，形成较大的骨赘。大多数腰椎间盘突出症患者，根据临床症状或体征即可作出正确的诊断。主要的症状和体征是：①腰痛合并"坐骨神经痛"，放射至小腿或足部，直腿抬高试验阳性；②在腰 4~5 或腰 5 骶 1 棘间韧带侧方有明显的压痛点，同时有至小腿或足部的放射性痛；③小腿前外或后外侧皮肤感觉减退、趾肌力减退，患侧跟腱反射减退或消失。X 线片可排除其他骨性病变。

腰椎间盘突出症的治疗方法主要有：

(1)保守治疗：卧硬板床休息，辅以理疗和按摩，常可缓解或治愈。适用于无骨性病变、无大小便失禁、无全身疾患的腰椎间盘突出症。

(2)硬膜外腔注药治疗：硬膜外腔注药治疗腰椎间盘突出症是一种重要的非手术治疗方法，已有近一个世纪的历史。硬膜外腔注射糖皮质激素治疗神经根痛，大多数报道有 60% 的患者出现好的结果。

(3)经皮穿刺腰椎间盘切除术：经皮穿刺腰椎间盘切除术是近几十年起来的一种新技术，与传统的手术方式相比具有创伤小、恢复快，不干扰椎管内结构，不影响脊柱稳定性，其成功率为70%~94%，并发症低，操作简单等优点，疗效较为满意。

(4)胶原酶溶解疗法：骶裂孔前间隙法的适应证要更宽一些。比如多节段突出，游离等，L4、5 单节段侧方型突出用椎间孔前间隙法或侧隐窝前间隙法也较实用。使药物与突出物点对点的接触并在其周围充分集聚，才能达到满意效果。

(5)椎间孔镜技术：近年来椎间孔镜技术发展很快，成功率高，近期疗效好，已经在临床广泛使用。缺点是技术难度高，医师学习曲线陡峭。

对于非手术治疗无效或复发，症状较重影响工作和生活者；神经损伤症状明显、广泛，甚至继续恶化，疑有椎间盘纤维环完全破裂髓核碎片突出至椎管者；中央型腰椎间盘突出有大小便功能障碍者；以及合并明显的腰椎管狭窄症者的患者，可行手术治疗。

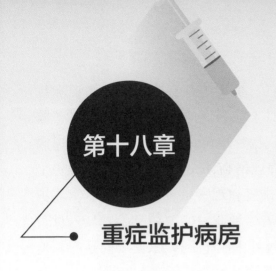

第十八章

重症监护病房

1. 为什么麻醉科医生可以成为 SICU 的主要管理者

作为麻醉科医生,我们时常会向患者及家属交代:"患者因为病情需要,术后需要进入重症监护室(intensive care unit,ICU)观察一段时间,病情稳定后再转入普通病房。"这时候我们经常会被患者问到有关 ICU 的问题:"大夫,我爸怎么要进 ICU？ 是不是手术失败了？""听说住里面一天一万块,咋这么贵？""住了 ICU 是不是九死一生,出不来了？"

确实,ICU 这个词听上去还真是挺吓人,很多患者及家属对它都避之不及。然而,在相当多的情况下,ICU 对患者的病情是必须的。在此希望通过简单的介绍让大家能了解 ICU,从而客观地看待 ICU。

2. 什么是 ICU

首先,ICU 是什么呢？ ICU 是英文 Intensive Care Unit 的缩

写,翻译过来就是重症监护病房,是集中各有关专业的知识和技术,先进的监测和治疗设备,对重症患者的生理功能进行严密监测、调控和及时有效治疗的专门医疗单位。简单地说,相比普通病房,ICU 的主要不同有:①护理规格高,ICU 每张床都有专职护士进行 24 小时护理,例如翻身、排痰和观察患者病情变化。②监护设备多,在 ICU 中患者身上连着多种监护仪,24 小时监测着血压、心率、脉搏、体温、血氧饱和度等基本的生命体征,必要时还有其他更完善的监测手段;③可提供生命支持:ICU 有呼吸机、血滤机等仪器,可以在必要时刻使用,"替代"患者的器官工作,帮助患者维持生命,渡过难关。简而言之,ICU 有两个作用:"监护"和"救命"。

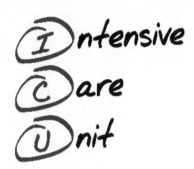

3. ICU 里面在干什么

我们可以简单地把 ICU 的主要工作内容理解为对重症患者的各器官功能进行严密监测,并及时发现和预测重症患者的病情变化和发展趋势,针对病情采取积极有效的治疗措施,所以需要有完善的监测和治疗设备。监测设备包括多功能监测仪(可监测患者的血压、心率、脉搏血氧饱和度等)、血气分析仪、心排血量测定仪等。治疗设备包括:呼吸机、氧疗用具、呼吸功能训练器、血液循环驱动泵等;还有一些急救设备如:除颤仪、口咽或鼻咽通气道、喉镜、气管导管、简易呼吸器、气管切开器械、纤维支气管镜等。

4. ICU 人员配备是怎样的呢

ICU 需要多专业协同合作。一般来说,ICU 专科医师的人数与床位数的比例为 0.8~1 : 1,ICU 主任全面负责医疗、教学、科研及行政管理工作。定期查房,主持病例讨论和教学查房,指导对重症患者的治疗。每一 ICU 单元应有主治医师 1~2 名,主要负责日常医疗工作;住院医师 2~4 名,实行 24 小时值班制,负责收治患者,基本监测的实施和常规治疗。患者入 ICU 后虽然主要由 ICU 主治医师负责管理与治疗,但患者的原病情仍应由该专业的主管医师负责处理,即患者原来的经管医师仍然是该患者的主管医师,并对治疗负责。此外,因病情复杂,常需要多专业共同研讨和处理,ICU 医师必须与心脏病学、药理学、营养学、影像医学等专家保持密切合作关系。

ICU 的护理工作是十分繁重的,前面也提到 ICU 的重症患者都是由专职护士护理的,因为护理质量的高低直接影响重症患者的转归。因此,护士都是经过专业培训,除了掌握一般护理知识外,还需熟悉气管插管、心肺复苏、心律失常的识别和紧急处理,以及呼吸器的临床应用等技术。正常情况下,责任护士与床位数的比例为 1 : 1~2 ;护士长 1~2 名,负责整体护理工作和护士培训工作,并参与行政管理工作。

5. 为什么不是所有患者都要进入 ICU

我想患者及家属最关心的问题就是"我或者我的亲人需要进 ICU 吗? 为什么需要进 ICU ?",要回答这个问题,就需要谈谈什么样的患者需要进 ICU 呢？简单地说，就是病情严重且需要经过密切监护及积极治疗后有可能更好促进恢复的各类重症患者。

ICU 收治的患者主要是以下三类：①患有急性可逆性疾病（如外科感染所致感染中毒性休克、术中大出血所致低血容量性休克等）的患者。对于这类患者，ICU 可以明确有效地降低死亡率，效果肯定；②高危患者。这类患者已患有潜在危险的基础疾病，但又因其他原因需要进行有创性治疗（如内科合并症较多的老年外科患者等）；③处于慢性疾病的急性加重期的患者。ICU 可以帮助这类患者度过急性期，以期望患者回到原来慢性疾病的稳定状态。对于这类患者，ICU 可能有一定效果（如慢性心衰患者围手术期心衰急性加重）。

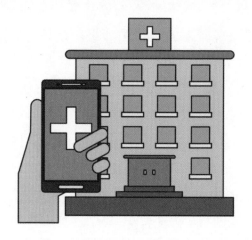

6. 手术很成功，为什么还要进入 ICU

现代麻醉为手术患者的生命安全保驾护航，使外科治疗有了广阔的发展前景。但手术的成功并不意味着患者必然能顺利康复，外科手术患者在术后仍面临着重重考验，主要体现在以下几个方面：

（1）随着人口的老龄化，老年患者手术人群比例显著升高，而老年患者全身器官储备功能显著降低，且多伴有一种或多种内科合并症(高血压、糖尿病、冠心病、脑卒中、慢性阻塞性肺疾病等)。

(2)外科原发疾病的发生发展,可能对患者造成局部或全身多器官功能可逆及不可逆的损害。

(3)手术操作本身是一种治疗手段,但也不可避免地会发生一些相关并发症(如出血、感染、吻合口瘘/狭窄等);此外,手术本身对人体是一种强烈的应激,会引起体内的保护性炎症反应,若该炎症反应失衡,可导致全身炎症反应综合征(SIRS)的发生,甚至进展为全身多器官功能障碍综合征(multiple organ dysfunction syndrome, MODS),直至多器官功能衰竭(multiple organ failure, MOF)。

(4)麻醉的目的是使患者平稳地度过围手术期,但麻醉药物所伴随的副作用(呼吸、循环功能的抑制、过敏等)及麻醉操作的并发症(硬膜外血肿、全脊麻、支气管痉挛等)都会对围术期已经相当脆弱的患者造成进一步的损害。

以上四个方面因素会对患者术后的顺利康复造成极大影响,必须从全身整体的高度和器官与器官、系统与系统相互联系的角度去维护、治疗,这就是危重症医学科(ICU)的作用。

7. 术前身体状况很差的患者,术后通常在哪些情况下需要进入 ICU

术前已经预期患者术后可能存在某些不稳定因素,需要在ICU进行观察和对重要器官功能进行监测,以便及时发现和处理危险事件。包括:

(1)高龄患者且接受较高风险手术(如心脏手术、大血管手术等)。

(2)创伤大的高风险手术后的患者,如:食管癌或胃癌根治术,肝叶或全肺切除术,胰头癌根治术,心脏直视手术,器官移植术等。

前述手术一般手术时间长,出血风险高,对患者的器官功能影响大。而一些特殊部位的手术,如心脏手术或者肺部手术,更是会直接影响患者的循环和呼吸,因此,对于接受这些手术的患者,也常常需要进入 ICU 进行中转,待病情稳定后再转入普通病房。

(3)合并较高风险基础疾病的患者,例如:①心血管系统:严重高血压未以药物控制者、冠心病、有心肌梗死史(近 6 个月内)等;②呼吸系统:哮喘、慢性阻塞性肺疾病、急/慢性肺部感染等;③神经系统:脑梗、脑出血(尤其近期发生的)、神经系统的急、慢性炎症、重症肌无力、癫痫等;④内分泌系统:甲状腺功能亢进、糖尿病、嗜铬细胞瘤、肾上腺皮质功能异常等;⑤血液系统:各种凝血机制障碍、血友病、白血病、其他血液系统肿瘤等;⑥消化系统:急、慢性肝功能不全;⑦泌尿系统:急、慢性肾炎或肾衰竭者。

8. 术前身体状况很好,术后通常在哪些情况下需要进入 ICU

手术前身体很好,但是在手术后病情危重需加强治疗的患者需要在术后进入 ICU。这类患者病情变化迅速,影响全身一个或多个器官的功能,往往危及患者的生命。常见于急诊手术的患者,例如,患者患有严重的胆管炎,在入院时已经是呼吸浅快,血压降低的休克状态,甚至已经出现了肝功能、肾功能等多器官功能的障碍,这类患者必须立刻行外科手术去除感染灶,以求得生机。而手术之后,虽然患者的感染灶已经被清除或引流,但患者病情仍危重,此时急需进入 ICU,进行生命支持,帮助患者撑过这个难关,给疾病的康复争取宝贵的时间。类似情况还有:意外心搏骤停复苏后需进一步治疗、急性心肌梗死、血压不稳定的心律失常、严重创伤、大面积烧伤、存在呼吸衰竭、急性肾衰竭、心力衰竭等情况。

9. 住 ICU 是否就代表手术并发症风险很高吗

了解了上述内容,相信大家对哪些患者需要进 ICU 有了一定的认识。那么为什么说患者存在这些情况就需要进 ICU 呢?这是因为很多研究表明,手术患者存在上述诸多并存疾病时在麻醉期间及术后恢复过程中发生并发症的风险增高,甚至可能有生命危险。举个最典型的例子,术前合并冠心病,尤其是有近期(6 个月内)心肌梗死病史的患者,术后心肌梗死的再发生率为30%~100%。这也是为什么我们麻醉科医生在术前访视时需要全面了解患者的并存疾病,完善检查的情况,以评估麻醉风险。

大部分进入 ICU 的患者属于第一类,ICU 更像是一个"保险",一个"中转站",往往只需要一个晚上到数天就可以转回普通病房。而第二、三类的患者病情严重,住进 ICU 的时间相对也会较长,也可能有更多患者最终因救治无效死亡。类似地,根据患者自身情况的不同,ICU 的费用也不同。前面也提到了 ICU 投入的人力、物力很大,因此费用的确较普通病房高。根据每位患者实际治疗情况不同,每位患者的治疗费用也均不同。

了解了这些内容,大家现在应该对 ICU 有了比较清晰的了解。ICU 也没有那么神秘可怕。ICU 的作用其实是为高危患者最大限度地提供安全保障。

10. 为什么麻醉科医生要参与 ICU 的管理

俗话说"外科医生治病,麻醉科医生保命"。这句话不仅反映了外科医生与麻醉科医生间的分工协作，更阐明了麻醉科医生的主要职责——为生命保驾护航。麻醉科医生凭借着对患者各重要器官系统生理、病理生理变化的正确认识和对临床药理知识的熟练掌握，对患者生命器官的功能给予有效支持。这恰恰也是与 ICU 的监护、治疗是一脉相承的。ICU 注重疾病的病理生理演变过程和治疗的整体性，应用先进的诊断和监测技术，对疾病进行连续、动态和定量的观察，通过有效的干预措施，对危重症进行积极的治疗。实际上，麻醉科医生在 ICU 的成立之初就发挥了重要的作用。

麻醉科医生的专科培训和工作性质使其能从宏观上充分把握患者的病情，以整体的理念去权衡、把握各器官系统间的相互作用、相互关系。而麻醉科医生的知识储备（病理生理学、药理学等）和操作技能（气管插管、中心静脉穿刺等）方面更是使其在 ICU 中如鱼得水、游刃有余。另外，麻醉科医生通过术前访视和术中麻醉管理，能够对患者的病情、手术的操作有全面的评估与了解，并能与患者及外科医生进行充分的交流与沟通。这些都为患者在 ICU 中的有效治疗及顺利恢复打下了坚实的基础。

ICU 的发展在近年来趋于专业化，独立出各个不同专业的 ICU 病房，例如外科重症监护病房（surgery intensive care unit, SICU）、呼吸重症监护病房（respiratory intensive care unit, RICU）、冠心病监护治疗病房（coronary care unit, CCU）、新生儿重症监护病房（neonatal intensive care unit, NICU）、急诊重症监护病房（emergency intensive care unit, EICU）等。其中与麻醉科医生关系最密切的是 SICU。

11. 为什么麻醉科医生可以成为 SICU 的主要管理者

随着医学发展，学科越来越多，分工越来越细，麻醉学科逐渐向急救复苏、重症监护、疼痛诊疗等方面扩展业务，渐渐形成临床麻醉、疼痛治疗、重症监护治疗（ICU）三个分支专业。我们这里提到的 ICU 主要是指 SICU。由于麻醉科医生对管理呼吸及循环，对生命体征监测方面的特长，有些医院的 SICU 是由麻醉科管理，称为麻醉与重症医学科。SICU 的主任和专职医生主要是由麻醉科医生组成。患者是否进入 ICU 主要是由麻醉科医生及手术医生根据病情和手术经过决定。麻醉科医生对患者术前和术中状况最为了解，术后麻醉科医生需要与监护室医生做好详细的病情交接。监护室医生进一步对患者进行严密监测，根据病情拟定下一步治疗方案。随着医学发展，ICU 越来越需要多学科多专业合作，包括重症医学科医师、内科医师、药剂师、呼吸科医师、营养科医师、护士、心理医生等，因为现在 ICU 对患者的治疗不光着眼于疾病本身，舒缓治疗越来越受到关注，它强调防止和缓解重症患者的痛苦，提高患者的生存质量，这也对 ICU 团队提出了更高的要求。

综上所述，ICU 类似于一个转运站，危重患者进入 ICU 接受密切监护和积极治疗，危重病情缓解后再转送各科继续治疗。SICU 的医生主要是由麻醉科医生分流出去的，负责呼吸、循环监测和液体治疗，患者的专科病情仍由专科医生处理，大量的护理工作均由责任护士负责。同时 ICU 的医生需要与各科医生保持密切合作，才能为患者提供安全、全面的医疗服务。

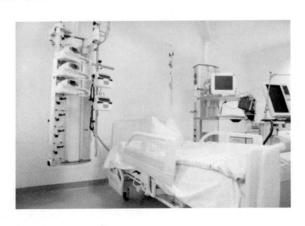

第十九章

心肺脑复苏

1. 什么是心搏骤停

　　任何患有心脏病或不患有心脏病的人突然发生心搏骤停,都被称为心搏骤停。心搏骤停意味着全身组织细胞的氧供停止,人体不存在"氧储存器",一旦缺氧,重要脏器功能会立刻发生损害,此时,"时间就是生命"可谓名副其实,常温下心搏骤停 3 秒钟患者即感头晕,10~20 秒钟即发生昏厥,30~40 秒钟出现抽搐和瞳孔散大,60 秒则呼吸停止和大、小便失禁,4~6 分钟脑组织发生不可逆损害,10~20 分钟心肌细胞发生不可逆损害。

2. 心搏骤停抢救存在"黄金时间"吗

　　常温下在心搏骤停 10~20 秒之内及时复苏者,可不遗留有害影响,4 分钟内复苏者,约 50% 患者可存活,6 分钟开始复苏者,仅4% 有可能存活,10 分钟开始复苏者,几乎没有存活的可能性。因此,复苏成功的先决条件是在第一黄金时间(心搏骤停 5 分钟内)实施心脏复苏,而最终关键是脑复苏,完整的复苏概念应是心肺脑复苏。

3. 心搏骤停的原因有哪些

引起心搏骤停的原因可分为非心源性和心源性两大类，前者如触电、溺水、药物中毒、颅脑外伤、手术、治疗操作等；后者最常见的如冠心病、心肌炎、心肌病、心瓣膜病、心脏压塞、某些先天性心脏病等。但无论出自何种原因，都会直接或间接地引起冠状动脉灌注量减少、心律失常、心肌收缩力减弱或心排血量下降等机制而导致心搏骤停。

4. 心肺脑复苏包括哪些内容

心肺脑复苏的基本内容包括三个方面的内容：基础生命支持、高级生命支持和加强的心搏骤停后治疗，三个步骤不能完全按先后次序排列，往往有些步骤是同时进行的，且相互关联，不能截然分开。基础生命支持包括以下几个步骤：评估、呼叫急救医疗服务系统、心肺复苏、除颤。在基础生命支持的基础上，下一步是进行高级生命支持：应用药物、辅助设备和特殊技术恢复并保持自主呼吸和循环，包括给药和输液、心电监测、心室纤颤治疗等手段，为自主心脏复跳和脑复苏提供有利条件。自从 60 年代心肺复苏以来，不少患者重新获得了生存机遇，这期间，国内外经历了多年的研究和实践，制定了标准化心肺脑复苏流程。就像我们开始时提到的那个故事所说的：为了自己和他人的生命安全，学习和掌握心肺脑复苏及创伤救护的知识是非常有必要的。

5. 在基础生命支持中，应怎样进行评估呢

　　一旦发现需要心肺脑复苏的患者，首先要沉着处理，切忌慌乱及延误抢救时机。评估患者情况时应特别强调两点："快"和"准"。评估应答反应时要"轻拍"和"高喊"，首先拍打双肩，凑近耳边呼喊："喂，你怎么了？"，如无反应，则高声呼救，请求他人来帮助。一般来说，患者出现以下情况时就需要进行心肺脑复苏：如果看到有人突然抽搐，继之昏迷、呼吸停止、全身肌肉松弛，而且不能摸到大动脉的搏动（如颈动脉或股动脉），即可诊断为心跳和呼吸骤停。实践中常采用大声呼叫、拍打肩部 5 秒钟等方法，来判断有无意识反应。

　　另外需要注意，如果怀疑患者头颈部有创伤，仅仅在患者绝对需要时，否则不要轻易搬动患者，因为不恰当地搬动会导致患者脊髓损伤，可能导致患者瘫痪。此外，瞳孔散大虽是心搏骤停的重要指征，但反应滞后且易受药物等因素的影响，所以不要等待瞳孔发生变化时才确诊。

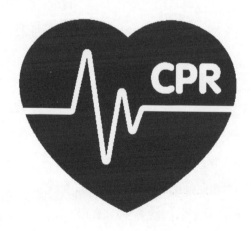

6. 呼叫急救医疗服务系统时,应告诉对方哪些方面的信息

您可以拨打急救电话 120,应当尽可能地把下面的信息告诉 120 工作人员:①紧急事件的地点(街道名称、房间号、办公室名称);②你所用的电话号码;③所发生的事件;④需要帮助的人数;⑤患者目前的情况;⑥目前患者正被采取的措施;⑦任何其他的问题,以确保急救人员无任何疑问,直到急救人员明确应该做什么。

7. 心肺复苏时应如何摆放患者的体位

应将患者仰卧于一块硬而平坦的平面。患者面朝下时,应把患者整体翻转,即头、肩、躯干同时转动,避免躯干扭曲,头、颈部应与躯干始终保持在同一个轴线上,然后将其放置在仰卧位。

8. 胸外心脏按压的基本原理是什么

胸外心脏按压是重建循环的重要方法,也是应该首先实施的操作。正确地按压可使心排血量约达到正常时的 1/4~1/3、脑血流量可达到正常时的 30%,这就可以保证机体最低限度的需要了。

按压胸骨可使胸腔内压力增高,促使心脏排血。放松时,胸腔内压力降低,且低于静脉压,从而使静脉血回流于右心,即"胸泵原理";另外,心脏直接受到挤压也产生排血。放松时,心腔自然回弹

舒张,使得静脉血回流于右心,即"心泵原理"。胸外心脏按压能建立人工循环是这两种机制共同作用的结果。

9. 如何进行高质量的心肺复苏

高质量的心肺复苏是目前心肺复苏指南重点强调的内容。只有做到高质量的心肺复苏,才能够给患者赢得一线生机,否则只是无意义的胸外按压。在有监测设备的条件下,还应当对心肺复苏的质量进行监控,及时进行心肺复苏人员的调整和轮换。

(1)确保正确的按压部位,既是保证按压效果的重要条件,又可减少肋骨骨折的发生以及心、肺、肝脏等重要脏器的损伤。

(2)双手重叠,应与胸骨垂直。如果双手交叉放置,则使按压力量不能集中在胸骨上,容易造成肋骨骨折。

(3)按压应稳定地、有规律地进行。不要忽快忽慢、忽轻忽重,不要间断,以免影响心排血量。

(4)不要冲击式地猛压猛放,以免造成胸骨、肋骨骨折或重要脏器的损伤。

(5)放松时要完全,使胸部充分回弹扩张,否则会使回心血量减少。但手掌根部不要离开胸壁,以保证按压位置的准确。

(6)下压与放松的时间要相等,以使心脏能够充分排血和充分充盈。

(7)下压用力要垂直向下,身体不要前后晃动。正确的身体姿势既是保证按压效果的条件之一,又可节省体力。

(8)胸外心脏按压与人工呼吸的比例为30∶2,即每做30次胸外心脏按压后,做2次人工呼吸;建立高级气道后应每6秒实施一次呼吸。胸外心脏按压与人工呼吸(30∶2)5个循环后,检查一次生命体征;以后每隔5个周期检查一次生命体征,每次检查时间不得超过 10 秒钟。

（9）成年人按压深度一般要求至少为 5 厘米，不超过 6 厘米，婴儿和儿童的按压深度至少为胸部前后径的 1/3，可根据患者体型大小等情况灵活掌握，按压时如果可触到颈动脉搏动，证明按压效果最为理想。

（10）按压频率为大于 100 次 / 分钟，但不超过 120 次 / 分钟。

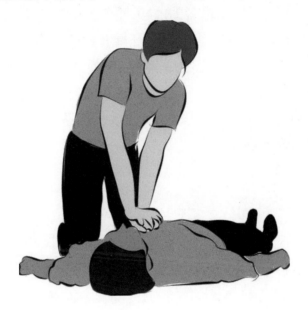

10. 怎样才能保持气道的开放性

患者神志消失后，舌根后坠可堵塞声门，气管内分泌物或异物可造成气道梗阻。当确定无头颈部创伤，可使用仰头举颏法来开放气道，并去除口内异物（包括假牙）和呕吐物，如果鼻孔、口腔内有泥沙和各类液体（如黏液、胃液、血液等）积聚时，应立即予以清除。如现场不具备吸引器等设备排出呼吸道内异物或口腔内的分泌物、血液、呕吐物等，可将头部后仰并转向一侧，以利于分泌物离开喉头或流出口外。对于口内浅部的可见的固体异物,可用手指抠出。

11. 如何完成仰头举颏法的操作手法

抢救者将一手置于患者的前额,手掌向后方施加压力,另一手的食指托住下颌,举起下颌。对于怀疑有颈部受伤的患者,还可采用挤捏下颌法,此方法不需抬头动作,而使气道开放:操作者把两只手放在患者头部的两边,肘部置于患者所躺的平面(如地面或硬板)上。抓住患者下颌角,举起下颌,该手法不需要伸长患者的颈部,亦不使头左右转动。

12. 人工呼吸包括哪几种方法

(1)口对口呼吸:抢救者呼出的气体含有足够的氧,可满足患者的需要,这是提供患者氧气和通气的快速有效的方法。抢救者用按前额的手的拇、食指捏闭患者的鼻孔,张开口紧贴患者的嘴(要把患者的嘴完全包住),用力向患者口内吹气,直到患者胸部抬起,每次人工呼吸1秒。吹气完毕后,即与患者的口部脱离并吸入新鲜空气,以便做下1次人工呼气,同时放松捏鼻的手,以便让患者从鼻孔呼气,并观察患者胸部塌陷,有气流从口鼻排出当患者牙关紧闭或有严重口腔损伤时,可用口对鼻人工呼吸,对婴幼儿可口对口、鼻人工呼吸,每按压胸部30次吹气2口,即30:2。

(2)口对鼻呼吸:当不能进行口对口呼吸时,应给予口对鼻呼吸。对溺水者,这是最好的人工呼吸方法。抢救者的手常用于支持患者的头与肩,用放前额的手使头后仰,另一手上抬患者下颏,使口闭合。包住患者鼻,吹气入患者鼻,将你的口从患者鼻部移开,让患者被动呼气,此外应用拇指分开患者的口唇,以便定时地张开患者的口,这对于自主呼气非常必要,尤其对于部分鼻阻塞的患者。

(3)专业人员也可选择其他通气方式,如球囊-面罩通气、气管插管等。

13. 怎样对心搏骤停患者进行除颤呢

多数突发的、非创伤的心搏骤停是室颤所致,故除颤是最好的方法。早期除颤效果最佳,最好在心搏骤停 5 分钟内给予电击。因为随着时间的推移,除颤的成功率迅速减少,除颤每推迟 1 分钟,存活率降低 7%~10%。如果不能及时除颤,室颤将在几分钟内转为心搏停止。

(1)拳击除颤:心脏发生室颤时,手握空心拳头,在患者心前区锤击两次,如果没有反应,可再捶击 2~3 次。对于刚刚发生室颤的心脏,胸前叩击有较好的除颤效果,可以使室颤消除而使心脏恢复跳动。需要注意的是,要及早采用。心搏骤停的一分钟内,实施拳击除颤效果最好。

(2)自动体外除颤器(automated external defibrillator,AED):心肺复苏(cardiopulmonary resuscitation,CPR)与 AED 的早期有效配合使用,是抢救心搏骤停患者的最有效抢救手段。操作时,首先打开 AED 电源,并连接贴片,然后"离开"患者并分析心律,随后在符合电击指征时实施电击。需要注意的是以下几点:1~8 岁儿童应用小儿电极贴片;如果患者为溺水后,首先要擦干净患者胸部的水;有药贴的患者应将药贴撕去,并擦干净局部皮肤;在有植入性起搏器的患者,应把电极放在距起搏器至少 2.5 厘米处。

14. 如何有效实施电除颤

室颤最有效的治疗方法，是用除颤器进行电击除颤，使得全部或绝大部分心肌细胞在瞬时内同时发生除极化，并均匀一致地进行复极，然后由窦房结或房室结发放冲动，从而恢复有规律的协调一致的收缩。

影响除颤成败的因素很多，最重要的因素是室颤持续时间的长短。早期室颤往往是粗颤，除颤易成功，因而及时除颤至关重要。除颤时将电极板涂以导电膏或外包多层生理盐水纱布，紧密接触皮肤，减少皮肤电阻抗并避免皮肤灼伤。其中一个电极板置于左侧第五肋间腋前线心尖区，另一电极置于胸骨右缘第2~3肋间，除颤电能一般成人双相波200焦；儿童首次除颤用2焦/千克，若无效时用4焦/千克。已开胸者，可作胸内电除颤：将电极板分别放置在心脏的前后并夹紧，电极用生理盐水湿棉巾包裹以降低电阻抗，以免灼伤心肌。成人可自2.5~3.5焦开始，一般不大于10焦。若除颤一次无效，应进一步纠正不利于除颤的因素（如心肌缺血、血钾过低、严重酸血症等），并在进行一轮心肺复苏后（一般为2分钟），再次行电除颤。

15. 在高级生命支持中，控制气道的方式有哪几种

（1）口咽和鼻咽通气道可免除舌后坠而堵塞气道，但在放置时，需患者维持适当的头后仰位，以免通气道滑出。

（2）喉罩由通气密封罩和通气管组成，通气密封罩呈椭圆形，用

软胶制成,周边隆起,注气后膨胀,罩在咽喉部可密封气道,可与麻醉机和呼吸机相连。

(3)气管插管是最有效和最可靠的开放气道方法,但此项操作应由受过训练的救护人员进行。

在控制气道后,可使用简易呼吸器和呼吸机实施人工通气和氧疗,以维持患者的供氧。

16. 高级生命支持中药物治疗的目的是什么

心脏按压为心脏复苏提供了基础。除反射性心脏停搏外,经及时按压多可复跳,其他需配合药物应用或/和电击除颤才能复跳。心肺脑复苏期间给药的目的主要在于:①增加心肌血灌流量、脑血流量和提高脑灌注压和心肌灌注压。②减轻酸血症或电解质失衡。③提高室颤阈或心肌张力,为除颤创造条件,防止复发。

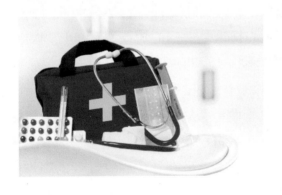

17. 高级生命支持中常用的给药途径包括哪几种

(1)静脉给药:静脉给药为首选给药途径,不但安全,而且可靠。但在复苏时最好由上腔静脉系统给药,可以更快速进入循环系统。如果患者置有中心静脉导管,将会更快地到达心脏并进入全身循环系统。

(2)气管内滴入法:静脉不明显或已凹陷者,不要浪费时间去寻找穿刺,可快速由环甲膜处行气管内注射。

(3)心内注射:是给药后对心脏起作用最快的方法,但由于缺点多,现已很少使用。因在操作时须行间断胸外心脏按压,穿刺时有伤及胸廓内动脉、冠状动脉撕裂及损伤肺造成出血与气胸危险,若把药物误注入心肌内,有导致心肌坏死或诱发室性心律失常的可能,目前仅在开胸做心内心脏按压时直视下注药。

18. 高级生命支持中应用肾上腺素的作用

就心脏复苏而言,肾上腺素是首选药物。推荐标准剂量为 1 毫克(0.02 毫克 / 千克)静脉注射,若初量无效,每 3~5 分钟可重复注射 1 次,直至心搏恢复。当心搏恢复后,可静脉持续滴入肾上腺素以提高和维持动脉压和心排血量。

关于肾上腺素在 CPR 中的作用机制主要是:①激动外周性 α 受体,使周围血管收缩,从而提高主动脉收缩压和舒张压,而使心脑灌注压升高;②兴奋冠状动脉和脑血管上的 β 受体,增加心脑的血流量。此外,肾上腺素虽有导致心室纤颤的副作用,但它也可促使心肌细颤转变成粗颤,从而增加电除颤的成功率。

19. 高级生命支持中怎样应用碳酸氢钠

心搏骤停会导致乳酸酸中毒和呼吸性酸中毒,致使血 pH 明显降低,在心脏按压过程中,低灌流状态使代谢性酸中毒进一步加剧,酸中毒使室颤阈值降低,心肌收缩力减弱,机体对心血管活性药物(如肾上腺素)反应差,只有纠正酸中毒,除颤才能成功。因此,积极合理地应用碳酸氢钠纠正酸中毒无疑对提高复苏成功率有意义。

碳酸氢钠首次静脉注射量 1 毫摩尔 / 千克,然后根据动脉血 pH 及 BE 值,酌情追加。不合理地应用大剂量碳酸氢钠会有潜在的危险,如出现代谢性碱中毒,使血红蛋白的氧离曲线左移,氧释放受到抑制,加重组织缺氧,尚可出现高钠、高渗状态,对脑复苏不利。

20. 高级生命支持中包括哪几种抗心律失常药物

(1)腺苷:可考虑在未分化的稳定型、规则的、单型性、宽 QRS 波群心动过速的早期处理中使用,必须注意腺苷不得用于非规则宽 QRS 波群心动过速,因为会导致室颤。

(2)胺碘酮:可用于数次电除颤后仍未能成功除颤者。胺碘酮首次剂量 300 毫克静脉注射,第二剂量减半。

(3)利多卡因:同样可用于数次电除颤后仍未能成功除颤者。利多首次剂量 1~1.5 毫克 / 千克体重静脉注射,第二剂剂量减半。

21. 何为加强的心搏骤停后治疗

随后进行的持续生命支持主要是指完成脑复苏及重要器官支持。此期包括三个步骤,即:对病情及治疗效果加以判断、争取恢复神志及低温治疗、加强监测治疗,也称后期复苏,是以脑复苏为核心进行抢救和医疗,这一阶段主要任务是在上述两阶段的处理使自主循环稳定的基础上,围绕脑复苏进行治疗。但首先要确定脑复苏的可能性和应采取的措施。

低血压、低氧血症、高碳酸血症、重度高血压、高热、感染、肾衰等都可加重脑的损害,使脑水肿、脑缺氧和神经功能损害更加严重。所以除了对原发部位伤进一步检查和救治外,还要防治多器官功能不全,必须严密观察和监测多项功能指标,积极进行持续生命支持。在采用脑复苏措施的同时,要对机体各脏器进行功能监测和支持,才能有利于脑功能恢复。

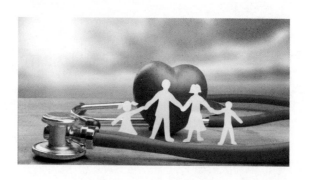

22. 心跳恢复后如何稳定循环功能

心跳恢复后,往往伴有血压不稳定或低血压状态,对此应尽力防治。在排除心脏压塞、张力性气胸等情况下,应从血容量、心肌收缩力和心律等方面寻找原因,及时予以纠正。

除失血患者外,CPR 期间为求心脏尽早复跳,对输液量常不细究,与出量相比往往偏多。为判断心脏的承受力,后续输液宜在中心静脉压监测下进行,以明确低血压的原因。此时应常规留置导尿,观察记录每小时尿量并送检,以了解肾功能情况;必要时可应用利尿药。后续输液宜用平衡盐溶液，并适当补充白蛋白或血浆等胶体溶液。经受了缺血缺氧、按压、电除颤等损伤的心脏，即使在复跳后也常发生再灌注损伤或低排综合征，对此可应用循环支持疗法；若低血压系心律失常所致，则宜纠治心律失常。

23. 自主呼吸恢复后如何维护呼吸功能

自主呼吸的恢复并稳定提示延髓呼吸中枢功能正常，无疑是一可喜的征象，但并不意味着就可中止呼吸支持。在患者应用气管插管的情况下，若心搏骤停时间短暂，患者神志清醒早，在不吸氧和不做机械通气的条件下，血气分析示通气和换气功能良好，可考虑气管拔管。若患者仍处于昏迷状态，气管导管宜保留，伺机作气管造口，以便进行以机械通气为主的加强医疗。恢复循环后，监测动脉氧合血红蛋白饱和度应该逐步调整给氧以保证氧合血红蛋白饱和度 $\geqslant 94\%$，在恢复自主循环后，应该将吸氧浓度（FiO_2）调整到需要的最低浓度，以实现动脉氧合血红蛋白饱和度 $\geqslant 94\%$，目的是避免组织内氧过多并确保输送足够的氧。

24. 如何稳定其他脏器功能、防治多器官功能障碍综合征

在前述的基础上，还应对其他脏器，尤其是肝、肾、胃肠道、血液等的功能状态予以监测和维护，防治多器官功能障碍综合征（multiple organ dysfunction syndrome，MODS），为脑复苏创造一个良好的全身生理环境。心搏骤停时缺氧、复苏时的低灌流、循环血量不足、肾血管痉挛及代谢性酸中毒等，均将加重肾脏负荷及肾损

害,而发生肾功能不全。为预防肾衰,及早使用渗透性利尿剂;呋塞米(速尿)是速效利尿剂,可增加肾血流量和肾小球滤过率。应激性溃疡出血是复苏后胃肠道的主要并发症。对肠鸣音未恢复的患者应插入胃管,行胃肠减压及监测胃液 pH 值;常规应用抗酸药和保护胃黏膜制剂,可防止应激性溃疡发生,一旦出现消化道出血,按消化道出血处理。

心搏骤停的患者,由于机体免疫功能下降,容易发生全身性感染。而复苏后某些意识未恢复的患者,或由于抽搐、较长时间处于镇静镇痛及肌松药等作用下,患者易发生反流、误吸,导致肺部感染;长期留置导尿管,易致尿道感染;或长期卧床发生压疮等。因此复苏后应使用广谱抗生素,以预防感染。同时加强护理,一旦发生感染、发热,将会加重脑缺氧,而影响意识的恢复,由于感染甚至导致多器官功能失常综合征。

25. 如何保证脑复苏

CPR 的成功并非仅指心跳和呼吸的恢复,更重要的是恢复脑功能。虽然部分患者心肺复苏成功,但终因不可逆性脑损伤而致死亡或残留严重后遗症,因此,脑复苏是心肺复苏最后成败的关键。脑血流的维持主要依赖脑灌注压(平均动脉压 – 颅内压),所以治疗应该维持平均动脉压,降低颅内压,来提高脑灌注压。脑复苏成败关键在于三个方面:①尽量缩短脑循环停止的绝对时间;②确实有效的治疗措施,为脑复苏创造良好的生理环境;③在降低颅内压、脑代谢及改善脑循环的基础上,采取特异性脑复苏措施阻止或打断病理生理进程,促进脑功能恢复。

(1)降温:应该注意以下几点,①及早降温:凡心搏骤停时间未超过 4 分钟,不一定降温。若超过 4 分钟,即应在心肺复苏成功的基础上及早进行降温,尤其在缺氧的最初 10 分钟内是降温的关键时间;②足够降温:降温范围一般保持在 32~36℃;③持续降温:应至少持续 24 小时,坚持降温到皮质功能恢复,其标志是听觉恢复,切忌体温反跳。

(2)降颅压:可给予渗透性利尿剂,有助于大脑功能恢复:20% 甘露醇 250 毫升,快速静滴,每 6 小时或每 12 小时一次;还可静脉注射速尿 20~40 毫克。

(3)冬眠类药物:控制缺氧性脑损害引起的抽搐:安定 10 毫克静脉注射,异丙嗪 50 毫克静脉注射或肌内注射。

(4)钙通道阻滞药:一般认为此类药物有强的脑血管扩张作用,可改善脑缺血后的低灌流状态。临床上已有应用维拉帕米和硫酸镁的观察报告,目前研究和应用最多的是尼莫地平。

(5)高压氧:高压氧能极大地提高血氧张力,显著提高脑组织与脑脊液中的氧分压,增加组织氧储备,增强氧的弥散率和弥散范围,纠正脑缺氧,减轻脑水肿,降低颅内压;还具有促进缺血缺氧的神经组织和脑血管床修复的作用,能够促进意识的恢复,提高脑复苏的减功率,有条件者应尽早常规应用。

总之,在循环和呼吸恢复之后,若患者未能清醒,应认真对待,积极应用头部降温综合疗法,争取获得最好的后果。

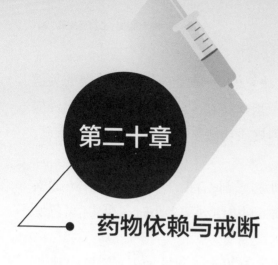

第二十章

药物依赖与戒断

　　说起依赖,我们首先想到的一个字就是"瘾"。而我们今天讲到的药物依赖与这个"瘾"又有何相同与不同呢?所谓的依赖就是成瘾吗?人们为什么会对某种药物成瘾呢?成瘾之后我们的身体会发生什么样的变化?有哪些物质或者说是药物会造成成瘾?戒断将如何进行?本章将对这些问题给予具体讲解。

1. 什么是药物依赖

　　"瘾"的定义是,由于神经中枢经常接受某种外界刺激而形成的习惯性或依赖性。从中我们可以看出,想要成瘾,首先我们的大脑要受到某种物质多次而连续的刺激,且这种感受是愉悦的,尽管它会对生活或者健康产生不良的影响。现在我们更趋向于称"成瘾"为心理依赖。心理依赖往往是因为患者或者说成瘾者对某种物质的心理渴求,而没有生理上的反应,即戒断症状。而与之相反的是生理依赖,即停止使用某种药物或者事物之后,成瘾者出现的生理反应。

　　为了避免混乱,渐渐地我们将这两种状态统称为依赖性,而对药物产生的这种状态,我们称为药物依赖性。世界卫生组织专家委员会对药物依赖性下了一个冗长的定义,简而言之就是,反复用药引起的机体对该药心理和/或生理的依赖状态,表现出渴望继续用药的行为和其他反应,以追求精神满足和避免不适。

2. 生理依赖和心理依赖是不是总是同时产生

并不是所有成瘾药物都会存在生理反应,多数有依赖性的药物,如镇静催眠药在使用过程中会产生明确的生理变化,停用之后,身体会发生明确的信号表达"抗议"。但是有些药物,如大麻和某些迷幻剂则并不会产生生理依赖,也就是说停用了以后主要是你的大脑还怀念那种感觉,而身体却无动于衷。

这种身体发出的信号是区别两种依赖的根本,我们称为戒断症状。产生生理依赖的药物一旦停止使用,机体就会发生严重的功能紊乱,令患者极其痛苦,就像是身体发出了警报,告诉大脑我需要继续用药。就像电视剧里演的那样,这种警报往往十分可怕,甚至会危及生命。而戒断症状带来的痛苦往往是患者戒断失败的原因。

为何会产生强烈的生理依赖呢?警报又是如何拉响的,这里我们不得不提到一个概念,就是耐受性。

3. 为何药物的作用会渐渐降低

我们经常会听到这样的话,酒量是练出来的,咖啡喝着喝着就没有效果了,其实这就是一种耐受性的表现。耐受性指的是机体对药物的敏感性降低,需增大药物剂量才能达到原有的效应。产生依赖性的药物大多伴有耐受性的生成,但也有少量没有耐受性的产生。然而并不是所有产生耐药性的药物都会产生依赖性,比如抗生素。

4. 耐受性是如何产生的

为何机体会产生耐受性呢,其实原因很复杂,这里我们主要介绍几种主要机制。

药物代谢的主要场所是肝脏,而肝脏中起到主要作用的是各种酶类。当机体长期受到大剂量的药物作用时,机体内要代谢这类药物的酶就会变多,相当于任务量越来越重,雇佣的工人就要相应增加,而工人数量增加之后,工厂就得分配更多的任务给他们,要不然工人就空闲下来了。这是耐药性产生的第一种机制。

还有一种机制和受体相关。药物进入机体之所以能产生作用,需要与受体相结合。而机体长期受到大剂量的药物作用,为了保持平衡,将会移除部分的受体,这样才能保证机体不会过分被激活。这也是机体的一种自我保护功能,但同时机体也会发现,使用同量的药物,好像效果并没有最初那么好了,这是耐受性形成的第二种机制。

5. 你的大脑是在保护你,还是在欺骗你

除此之外还有一种现象在耐药性的过程中尤为有趣。在过往的案例中经常会发生这样的现象,当吸毒患者某次更改了吸毒地点后,吸食同样的毒品却过量身亡了,仿佛他对毒品的耐受性消失了。这里便涉及了耐受性的第三种形成机制,学习机制。机体会将环境和药物以及感受联系起来,并产生相应的变化,比如说来到熟悉的场所,瘾君子们就会呼吸加快心跳升高,这种生理变化不

仅仅是兴奋和激动造成的，很大一部分会抵偿药物对身体的影响。同样，这也是为什么建议戒毒人员在戒毒之后最好大幅度地更改生活环境及习惯。

6. 药物依赖都会产生戒断症状吗

通常我们认为戒断症状和成瘾是相辅相成的，但其实并不尽然。戒断症状的发生是基于耐受性的，因为药物长期作用于机体，导致机体发生了一系列变化，从而发生停药以后的戒断症状。所谓的成瘾，一部分原因是药物给机体带来的愉悦，它能够促使人主动觅药（或者刺激行为），这是一种正性强化作用，也是心理依赖的原因所在。但还有一部分原因我们不能忽视，难以戒断往往是因为机体不愿意去承受停药以后的痛苦，即戒断症状，也叫厌恶效应，这种痛苦促使人被动觅药。戒断症状也是生理依赖性的成因。所以我们不难得出，如何消除机体的戒断症状是帮助戒掉药物依赖至关重要的一环。

7. 戒断症状能很快过去吗

戒断症状可以笼统地概括为药物或刺激物相反的作用效果，比如说，我们饮用了咖啡可以提神醒脑，但是突然有一天我们没有喝咖啡，就会觉得困倦无力甚至会头疼。有些戒断症状比较轻微，但有些戒断症状非常明显，甚至可能威胁到生命安全，比如说长期酗酒的人，突然戒酒可能会产生肢体的震颤或者癫痫的发作。还有我们闻之色变的毒品，有很大一部分戒毒失败人员都是因为无法忍受可怕的戒断症状。但其实可怕的戒断症状往往只会存在很短的一段时间,比如说几天,几天过后机体的受体及诱导酶都会发生变化来减轻戒断症状。但是有一种耐受性会在机体内存活很久,那就是我们上文提到的学习机制,或者说是我们大脑形成的一种记忆,譬如说,我们已经很久没有饮用咖啡了,但是当有一天看到身边的人喝咖啡,或者闻到了一股咖啡香,我们还是会不自主地回忆起享用咖啡的美妙时光。但幸运的是,这种记忆也会随着时间,慢慢地在脑海中淡去,潮涨潮落,戒断症状就像岸边的礁石,总会变得圆润,甚至消失。

8. 有哪些药物会让人产生依赖

哪些药物会让人产生依赖?这个问题是所有成瘾的开始,也是所有戒断的源头。在使用药物之前我们需要了解其作用机制,如何作用于身体、如何排泄、对机体造成什么样的影响等。如果不能了解如此全面,最起码应该了解要以什么方式使用药物才最安全。如镇静催眠类药物。

我们主要介绍临床中常见的几种药物,大概分为以下几类:

（1）麻醉药品:阿片类、可卡因类、大麻类。

（2）精神药品:镇静催眠药、抗焦虑药、中枢兴奋药、致幻剂。

（3）其他:酒精、烟草、挥发性有机溶剂。

除了我们上述提到的类型,氯胺酮、曲马朵、麻黄碱等其他药物也都有可能引起依赖性。

9. 使用依赖性药物会对我们造成什么影响

很多药物会引发机体的依赖性,那么是不是只要不停止这类药物的使用,就不会对我们造成其他的伤害呢?

答案是否定的。即便没有戒断症状,就算有源源不断地药物供应,这类药物也会对我们的健康带来诸多伤害。

(1)中毒:随着药物耐受性的产生,机体只能通过加大使用剂量来提高用药的满意度,这就不可避免地发生药物的滥用,而药物的滥用最直接的危害就是中毒。不同药物中毒的表现不同,比如说阿片类药物会造成呼吸抑制,苯丙胺会造成精神分裂,致幻剂超量会引发攻击行为等。

人格改变和社会功能丧失:一旦有了依赖,人们为了追求用药之后的快感便会不停地去寻找药物,而人格与社会能力也在追寻药物的过程之中逐渐沦丧。与此同时,许多成瘾类药物的使用最终都会引起情绪和性格的改变,使用者最终失去工作能力引发精神障碍。

(2)感染:因为依赖性药物的特殊性,除了共用针头会感染多种传染病,一些来源不明的药物在使用时也会造成各种各样的感染。与此同时,许多成瘾药物的长期使用也会造成使用者免疫功能低下,这些都是造成成瘾者死亡的原因。

(3)对胎儿和新生儿的影响:已经有多项研究表明,许多毒品可以透过胎盘进入胎儿体内,这些药物都有不同程度的致畸和致死作用,从而导致流产、死胎等情况的发生。除此之外,就算正常产下胎儿,胎儿也会因为母体长期应用各种依赖性药物产生戒断综合征。

在麻醉工作中,药品与毒品的差别只在使用的剂量和时间上,抑或说,药品与毒品不过只是"一念之差",有许多长期应用阿片类药物治疗病痛的患者最终染上了药瘾。

【阿片类药物】

说起阿片类药物,我们首先想到的可能就是鸦片。鸦片很早就被人们发现并使用,从罂粟中提取到的鸦片里面有几十种具有活性的生物碱,吗啡是鸦片中主要的生物碱。这个由三个碳环组成的化合物,改变其中几个化学基就会演变成新的物质,有些镇痛作用减弱变成了可待因,有些脂溶性增强变成了海洛因,也有些直接变成了吗啡的拮抗药物纳洛酮。除此之外,芬太尼、羟考酮、哌替啶、美沙酮等都是阿片类药物。

10. 机体如何摄入阿片类药物

不同的阿片类药物由于其化学性质不同,都有各自的摄入途径。海洛因及芬太尼的脂溶性最高,可以通过黏膜吸收,有些阿片类药物脂溶性差但可以燃烧成为烟雾被吸收。但是基本上所有的阿片类药物都可以口服或者注射起效。无论哪种摄入途径,机体都会对这类药物产生依赖性。

11. 阿片类药物如何起效

摄入体内的阿片类药物需要和机体内的阿片受体结合才能发挥作用,阿片类受体主要分为 μ、κ、δ、σ 四型,但近些年也发现了其他类型的阿片受体。这些受体广泛分布在我们的大脑和脊髓里,各司其职。我们不吸食毒品身体内依然存在大量的阿片类受体的原因是,我们自身与生俱来的,就有许多内源性阿片类物质。这些阿片类物质对心血管活动、胃肠功能、免疫反应、内分泌功能等都发挥着巨大的作用,但一般来说,内源性阿片类物质,也就是我们自带的阿片类物质,只有在你需要的时候才会被"启动",而使用阿片类药物就相当于突然人为给了很大量的激活剂,身体内的阿片类受体被全部调动起来了。

12. 阿片类药物的戒断症状是什么样的

　　提到戒断症状就不得不先了解药物作用,因为戒断症状和药物作用大多都是互为正反的。我们先回顾一下阿片类受体的相关功能:阿片类受体参与了疼痛抑制、体温调节、行为及精神活动、呼吸、心血管调节以及食欲等方面。由此我们就不难理解阿片类药物的戒断症状早期都是流泪、流鼻涕、打哈欠、出汗等类似感冒的症状,慢慢地就会出现烦躁、易怒、腹泻、食欲降低、发抖、冷热交替、肌肉酸痛,对疼痛敏感等现象。这些都是药物的反作用。但其实这种戒断症状往往只会持续几天的时间,几天过后,内源性阿片受体就会得到恢复,而且阿片类药物的戒断症状和酒精的戒断症状不同,并不会造成生理损害。

　　但是如果阿片类药物的戒断症状只是持续几天的生理反应,那么也就不会有那么多的戒毒失败案例了。这里就要提到阿片类药物依赖性的发生机制了。

13. 依赖性的发生机制是什么

　　关于阿片类药物的躯体依赖性,大多数学者认为和受体及内源性阿片类药物的适应性变化有关。而精神依赖,则和前面提到的奖赏效应(正性强化作用)和逃避效应(负性强化作用)有关。而且有关研究者还发现,即使生理的戒断症状已经消失了,还有一种症状仍然能持续更久,那是一种烦躁不安的状态,正是这种不安让用药者兜兜转转无法摆脱药物的控制。试想一下,面对生理上的难受和心理上的烦躁,继续用药作为一种最直接的解决办法,可以让他们从现在的困境之中摆脱出来,所以,很多戒毒者之所以频频失败,都是因为选择了最直接的这个办法。

14. 一旦成瘾还有没有救

阿片类药物的依赖,抑或说此类毒品成瘾的治疗都可以分为三部分,解除生理戒断症状,康复治疗,回归社会。

现在用来戒毒的药物主要分为阿片类和非阿片类两类。阿片类药物通常选取维持时间长,成瘾低的阿片受体激动药替代毒品,逐渐减量直到停药。这类药物常用的有美沙酮和丁丙诺啡。美沙酮的优势是可以口服,作用时间长,戒断症状轻。虽然这种方式在很多人看来像是饮鸩止渴,但是成瘾者的生活质量确实得到了改善,让他们免除痛苦的戒断症状的折磨,也从源头上遏制了成瘾者为了逃避痛苦而去寻求药物的冲动。除了美沙酮以外还有一种药物近年来也开始广泛应用,即丁丙诺啡。丁丙诺啡是一种阿片受体激动拮抗药,这类药物能够阻断海洛因等药物与受体结合,所以他既能消除戒断症状,还可以让成瘾者无法从海洛因中获得快感。美沙酮只能在诊所内应用,但是丁丙诺啡可以由医院开具处方购买,这就避免了美沙酮只能在固定的场所使用,就像上文我们提到的,大脑有学习功能,长期在同一个场所用药也有可能产生依赖及耐受性。

除了阿片类药物以外,还有多种非阿片类药物可以用来辅助戒毒,其中包括可乐定、东莨菪碱、麻醉药和某些中药,但这些药物只能起到辅助和对症治疗的作用。

15. 戒断症状真的不能战胜吗

答案肯定是可以战胜的。其实即使不予治疗,成瘾者的戒断症状也会在几天内逐渐减轻消失,但是会极其痛苦,而且会有一些稽留症状,包括长久的烦躁不安。更重要的是,摆脱了生理症状还有更加可怕的精神依赖也需要戒除。所以戒断症状消除之后,还有漫长的康复过程。这一阶段我们着重于治疗相关的稽留症状,比如说焦虑、抑郁、失眠等,同时使用长效缓释的阿片类拮抗剂纳曲酮。这类药物会让成瘾者吸毒时不再产生欣快感。与此同时必须辅助心理治疗,矫正异常的心理和行为,多管齐下,帮助其摆脱依赖性。

不论是短期脱毒,还是长期的康复治疗,最终目的都是让成瘾者能够回归社会,这才是戒毒最关键的步骤。生活上的关怀,心理上的疏导,社会能力的培养,相关知识的普及都是帮助其回归社会的重要推力。这方面还需要整个社会和政府的长期努力。

【镇静催眠药】

16. 你使用过安眠药吗

随着生活压力越来越大,睡眠问题也愈发严重,人们可以购得各式各样的"安眠药"。我们平时说的地西泮、水合氯醛等,它们的化学式各不相同,所属的药物种类也不尽相同,但是它们都是可以让人睡着的。

所谓的"安眠药"即镇静催眠药,这类药物主要有以下几类:巴比妥类、苯二氮䓬类、新型镇静催眠药。除此之外,还有一种药也有镇静安眠的效果,包括氯丙嗪、氟哌利多等,我们这里不做主要介绍。

在介绍这类药物之前我们要先了解"睡眠"。虽然看起来都是睡了几个小时,但其实这几个小时的睡眠是各不相同的。生理性睡眠分为快动眼睡眠(rapid eye movement sleep,REMS)和非快动眼睡眠(non-rapid eye movement sleep,NREMS),而 NREMS 又分为浅睡眠和深睡眠两种。简单来说,从迷迷糊糊开始你会经历浅睡眠到深睡眠,再到快动眼睡眠,然后继续几次这个循环。梦境是在快动眼睡眠期,而梦游则是在深睡眠期。

17. 能致死的安眠药——巴比妥类

巴比妥类药物是如何让我们进入睡眠状态的呢？概括一下就是这类药物强化了我们大脑中某种抑制性物质——γ-氨基丁酸(γ-aminobutyric acid,GABA)。所以使用了这类药物以后大脑里的 GABA 变得异常厉害,"关闭"了大脑的相应部分,但它会同时关闭大脑的其他部分,然而这部分大脑往往控制着呼吸。所以大剂量地应用这类药物会造成呼吸停止。

但是应用适当剂量的巴比妥类药物是相对安全的,比如苯巴比妥可以用来治疗癫痫。这类药物也存在耐受性,所以用药者往往会自行加大剂量来获得睡眠,这无疑会增加风险。巴比妥类药物还有肝酶诱导作用,也就是说为了代谢这些药物,肝脏生成了更多的酶来消除它们,但是这些酶不仅仅可以代谢巴比妥类药物,还可以代谢其他药物,所以在与很多药物合用时,医生要注意适当加大药物剂量。

18. "吃不死"的安眠药——苯二氮䓬类

鉴于巴比妥类药物有呼吸停止的风险，科学家发现了另一种不影响呼吸功能的药物，苯二氮䓬类。我们说的地西泮，就是这类药物。苯二氮䓬类药物拥有优秀的抗焦虑作用，使用之后会让人感到放松、愉悦，放下戒心拥抱世界，随着剂量的加大会出现困倦然后入睡，值得一提的是，只要没有和其他镇静催眠药物合用（酒精也包括在内），苯二氮䓬类药物是相对安全的。

然而这类药物并不是像我们说的那么完美，不可以随意使用。苯二氮䓬类药物最大的危害就是会损害学习能力，产生遗忘作用。服用药物以后大脑会无力吸收和记忆新的事物，所以不适合从事精细工作或者操作机械的人使用，就像我们都知道喝酒不开车，但其实吃药之后也最好不要开车。

19. 还有什么新型安眠药

唑吡坦，这是一种睡眠诱导剂，服用之后很快你就会产生昏昏欲睡的感觉。同样，这类药物也没有呼吸抑制作用，但有报道显示，服用了这类药物以后一部分人会有梦游类行为，甚至会出现睡眠间驾驶。

20. 安眠药可以长期服用吗

通过我们刚才的介绍可以发现，镇静睡眠药安全系数很高，似乎只要没有复合使用，没有过量使用就没有什么副作用。实际上，没有哪种药物是完美的。镇静催眠药也会产生耐受，使用一段时间之后大脑会发生适应性改变，为了应对 GABA 的抑制作用，大脑会"火力全开"来应对，这个时候你会发现之前的药效变差了，更可怕的是如果突然停药，大脑没有"刹住车"会发生失眠、焦虑，甚至诱发癫痫，导致死亡。同时，镇静催眠药会显著缩短 REMS 时间，停药以后 REMS 时间反跳增加，用药者会发生多梦、焦虑等症状，为了消除这种现象，他们往往会继续服药。

所以镇静催眠药需要逐步减量，对巴比妥类依赖者可以用长效的安定来替代，反之亦然。除此之外，在戒断阶段要注意处理伴随症状，缓解生理不适感，可以增加脱毒的成功性。

【兴奋剂】

21. 为什么要使用兴奋剂

很多药物里都有兴奋类物质。

兴奋剂能够增加身体中单胺类神经传导物质的量，所谓的单胺类物质其实就是我们熟悉的肾上腺素、去甲肾上腺素、多巴胺等。这些物质会让我们进入一种"战备"状态。但同时，得益于多巴胺，我们对于这种状态感到愉悦和兴奋。这正是兴奋剂的这种特性使得他们更加可怕：虽然字面上他们和"毒"不沾边，但是他们的依赖性和对身体的危害一点都不比阿片类药物轻微。

22. 可卡因是麻醉药还是毒药

我们现在知道的可卡因其实是一种局部麻醉药，但是因为其有精神依赖性,所以现在已不再使用。但其实在大约6世纪的时候,南美洲的原住民们咀嚼古柯叶来提神醒脑。到后来越来越多的人发现了这种可以让人兴奋的物质,可卡因也走上了歧路成为了毒品的一种。

进入人体的可卡因半衰期很短,所以使用者为了持续感受可卡因的快感通常会重复使用,直至达到中毒剂量。那么到底使用可卡因会给人一种什么样的感觉呢?

最初使用可卡因的人们是因为古柯叶能够增进体力、消除疲劳、提高警觉等,但是如果使用剂量太高,尤其是后期经过人工提纯过后,可卡因就会导致重复动作,引发精神问题,并有心血管毒性作用。可卡因作用于机体会产生一系列症状,如:心跳加速、血压上升、面色潮红、喘粗气、血糖升高、食欲下降,甚至还能分解脂肪,同时来回踱步保持警觉,并且在整个过程中感到开心和愉悦。

23. 安非他命是减肥药还是毒品

安非他命不仅有支气管扩张的作用,同时还有兴奋作用。这种特性使得安非他命最初用于战时军队之中,士兵为了消除疲劳、加强注意力,而频繁地使用这种药物。那时的人们还不知道这种兴奋剂有成瘾风险。

安非他命拥有很多的衍生物,其中包括我们熟悉的冰毒和摇头丸。安非他命和可卡因相似,进入人体后造成肾上腺素类物质和多巴胺大量分泌,并且阻止身体对他们的重吸收引发持续的兴奋性和快感,同时安非他命会抑制食欲,不过随后发现这类药物有成瘾性及对心血管系统有毒性。服用安非他命的效果和我们上文提到的可卡因类似,又能增进肌肉功能,同时也就解释了为什么使用了这类药物的人能够通宵跳舞。

24. 哌甲酯是聪明药还是愚蠢药

如果你对哌甲酯这个名字不熟悉,那么你一定知道它的俗称"聪明药"。这类药物现在高中生和大学生之中甚为流行。很多一知半解的学生和家长都会在多种途径购买此类药物作为加强注意力,熬夜学习,备战考试的必备药品。当他们发现自身对这类药物产生了耐受和依赖性,甚至发生了戒断症状的时候通常为时已晚。

哌甲酯其实是用来治疗多动症的孩子的,帮助他们集中注意力完成某项事物,但是他究竟是如何能够帮助患者集中注意力的现在还不是很清楚。

25. 兴奋剂是否会成瘾

兴奋剂会不会成瘾,答案是显而易见的,这类药物直接作用于我们大脑的奖赏系统,使大脑中多巴胺的含量持续上升,简单来说就是使用这种药物让我们开心、兴奋、快乐、精力充沛,仿佛重回18岁而又无所不能,这种感受怎么可能不让人沉醉呢? 所以说兴奋剂的成瘾多为心理依赖,他们是否会造成生理依赖现在还存在争议,但并不是说使用兴奋剂不会产生耐受性和戒断症状;相反,兴奋剂的耐受性是十分确定的,甚至单次使用就可能产生耐受性,所以瘾君子才会不停地使用希望重拾最初的感觉。

同样,兴奋剂的戒断症状也很明确,比如说抑郁、行动缓慢、嗜睡、疲劳、食欲反弹等,有些学者认为这是生理性依赖导致的,但也有学者认为这只是滥用导致的消耗造成的伴随症状。无论有没有生理依赖,兴奋剂的戒断症状往往是没有性命之虞的,也没有必要替代治疗,人们只是觉得感受不到快乐而已,从 18 岁的美梦重新跌落现实,但是谁不都得醒来面对现实吗?

【致幻剂】

大自然里有很多植物都可以分泌让人类或者说是动物产生幻觉的物质,在历史上掌握了这种物质的人往往会被人视为神的使者抑或是他就是神明。而很多带有宗教色彩的仪式和角色也会经常使用这种物质,制造一种奇特的感觉。

这里我们介绍几种主要的致幻剂:LSD,颠茄生物碱和解离性麻醉剂。

26. 麦角酸二乙胺产生的幻觉是什么样子

麦角酸二乙胺(lysergic acid diethylamide,LSD),可以口服,也可以注射或者吸入。一般半个小时起效,起初是头晕恶心四肢无力感,但是一个小时以后就会发生各种幻觉,这种幻觉多为视觉扭曲,会有抽离感,时间会变得漫长。内容很有趣,他会因人而异,因地而异,因环境而异,你体验的可能是愉快的场景,但经历的也可能是恐怖的过程。几个小时以后这种感觉会慢慢消失,随之而来的是头痛和疲倦感。

27. 曼陀罗的美丽为什么充满危险

不管是不是医学工作者,应该都听说过"麻沸散",这种曾经华佗应用过的神药更像是存在于神话故事中的神药,但其实真的有那么一种植物拥有麻醉效果,并且已经被人们应用了几千年——

曼陀罗。

曼陀罗的活性成分主要是颠茄生物碱,简单来说就是阿托品和东莨菪碱,其中影响思考和感知的主要是东莨菪碱。东莨菪碱会让使用者进入梦幻般的状态且会影响记忆,过后往往不记得发生了什么事,只会感觉自己做了一个梦。

28. 氯胺酮是如何把"灵魂"抽离出来的

氯胺酮在学术上应该叫作解离性麻醉剂,是小儿麻醉和动物麻醉中的一把好手,但氯胺酮也是 K 粉的原料。氯胺酮是唯一具有镇痛作用的镇静药,但是他的麻醉效果和其他镇静药有些区别,使用了氯胺酮之后患者虽然意识丧失但是眼睛仍然睁开,并且会有一些无意识的运动,这也就是所谓的分离性麻醉。这可能和氯胺酮复杂的作用机制有关,虽然现在还不能明确氯胺酮对大脑的作用机制,但我们知道,氯胺酮也会让人产生幻觉,这种幻觉多伴有抽离感,虽然这种感觉不都是美好的,甚至大部分都是痛苦的,但仍然成为了一种新型毒品。

29. 致幻剂对身体有害吗

无论是哪种致幻剂都会产生耐受和依赖性,但是这种依赖性多数为心理依赖,比如 LSD 是没有躯体依赖性的。但这不代表这类药物对人体没有危害。相反,致幻剂往往会引发精神问题,比如说妄想、幻觉,甚至有使用了致幻剂之后自杀的事件发生。同时致幻剂也会影响记忆。但是值得一提的是,氯胺酮会影响膀胱功能导致尿频尿急尿痛。

【大麻】

30. 大麻是否属于毒品

最近有个爆炸性新闻,加拿大政府已经为大麻正名,正式使之合法化了。然而随着这个政策的出台,包括我国在内的多个国家政府也同时发出通告提醒本国国民,大麻在绝大部分国家仍然属于非法品。为什么世界上对大麻的态度可以截然不同?

可以说,大麻是全世界滥用最广泛的一种毒品,大麻之所以会产生精神活性源于其中的四氢大麻酚(THC),这种大麻酚来自没有受粉之前的雌花,花苞外面覆盖的一层树脂经过处理就可以得到这种大麻酚。

精神方面,少量的大麻会让使用者产生愉悦感,但是会损害学习能力和判断力,大剂量使用会造成幻觉、妄想、精神失常。身体方面,使用大麻会加重心血管的负担,损伤肺部功能,吸食大麻对肺部的毒害比烟草高数十倍。而且长期使用也会损害免疫系统,甚至会影响生殖功能。

大麻的戒断症状十分轻微,不易产生耐受性,以心理依赖为主。也正是因此,很多人认为偶尔使用大麻也没有什么大不了的,然而药物滥用往往是有规律的,多数人都是从抽烟喝酒开始,然后接触大麻,再然后逐步接触海洛因,可卡因。

无论何种药物都会有两种作用,一种是我们清楚的作用,一种是我们还不太清楚的作用,随着科学的进步会有越来越多的药物出现在我们的生活和工作中,但无论到何时何地,科学用药,理性选择一定是所有选择的前提。每种药物都是如此,功效和副作用永远会站在天平的两边,而滥用则是拨动杠杆的第一根也是最重的一根稻草。将其功效最大化而不会让弊端喧宾夺主就是用药的艺术。

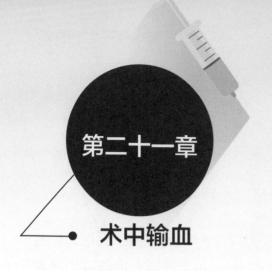

第二十一章

术中输血

1. 为什么说人是水做的

　　人的机体内含有 60% 体重的水分,其中 40% 体重的水分存在于细胞中,16% 体重的水分存在于组织间隙,而 4% 体重的水分流动在心血管中即血浆;各部位的水分各司其职,共同维护稳定的人体内环境。

　　维持正常的机体内水分含量和钾钠钙等离子浓度对维持人体正常身体功能十分重要,当人体大量丧失水分而得不到补充时会发生各种程度的高渗性脱水(钠离子浓度增高),严重时可造成心血管及肾脏功能衰竭、休克、昏迷及死亡;过量的饮水和输液也会诱发心功能不全、全身组织及脑组织水肿、低钠性昏迷及死亡;而如若仅仅关注补充液体而不注意补充机体丢失的钠钾钙等离子时,机体也会出现各种危象,如低钠性脑水肿、昏迷、低钾性恶性心律失常、心搏骤停,以及低钙性持续低血压及凝血功能异常。因此对于麻醉科医生来说,如何在围术期对患者进行适量的液体及离子补充十分重要。

2. 手术需要补充的液体包括哪些

在手术麻醉中,麻醉科医生常用到的输注液体主要有晶体液(与血浆等张力的离子溶液)以及胶体液(与血浆等张力的大分子物质溶液),后者溶质由于不易透过血管壁进入组织而可以较长时间存在于血管中维持扩充有效循环血容量的作用。此外还有各种高浓度的离子溶液药品,用于补充机体缺失的重要离子。

首先,人体中的水分随着每天机体细胞生命活动的消耗、体表及呼吸道水分蒸发、汗液分泌、尿液及粪便排出等而发生损失,需要通过食物和饮水进行补充,这部分水分被称为人体的生理需要量。而为了减少在手术麻醉过程中胃内容物发生反流误吸的风险,麻醉科医生常常要求患者在术前一天就开始禁食禁饮,直到手术结束后几小时当患者意识完全清醒、吞咽功能及胃肠道功能恢复才可以继续进食和饮水,因此在患者禁食禁饮的这段时间的生理需要量需要依照特定公式按小时计算。除此之外,对于因疾病造成非正常的体液丢失如呕吐、利尿、腹泻、过度通气、发热导致大量出汗等属于额外丢失量也要计算入液体补充之中。这部分液体补充时应选择晶体溶液,并根据血气分析结果调整离子补充剂量并通过静脉进行补充。

其次,是不同类型手术中手术切口的水分蒸发量及由于手术操作而从血管内流失至组织间隙内的水分,依照每小时小型手术1~2毫升/千克,中型手术2~4毫升/千克,大型手术6~8毫升/千克计算。这部分液体也需通过静脉输注晶体液进行补充。

最后是针对手术中的失血情况进行输液及输血制品补充。手术失血主要包括血液主要成分——红细胞、凝血因子、血浆的丢失以及部分组织间液丢失,因此需要麻醉科医生针对性地处理。

首先麻醉科医生需要对患者失血量进行较为精确的估计,即统计手术中血液浸透的纱布量、吸引瓶内血液量及切除的器官和组织内含有的血液量。一般来说,不是所有的手术患者均需要输血。对于一个手术前没有贫血且不合并任何重要脏器缺血性疾病的患者来说,当手术中失血量占全身血液含量 10% 以下时通常是不需要输血的,这部分丢失的血液仅需要等体积的胶体液进行补充或 2~3 倍体积的晶体液进行补充;当患者失血量在 10%~20% 时要依照需要进行血红蛋白及晶胶体液的补充;当失血量大于总血量 20% 时则需要麻醉科医生密切动态监测患者血液中红细胞含量及凝血功能,从而适量补充红细胞、血浆、凝血因子、纤维蛋白原、血小板等血液制品。由于每个患者合并的疾病及身体状况不同、对失血的耐受性也不尽相同:一般来说普通患者术中的红细胞比例需维持在 21%~24% 以上,而合并心肌缺血、心脏结构异常、肺气肿呼吸功能障碍及脑梗死等的危重患者应维患者术中的红细胞比例在 30% 以上。与此同时,由于异体血液制品的输注打破了患者自身离子、酸碱及容量平衡,因此还需要麻醉科医生对患者的容量指标、离子和酸碱指标进行密切的动态监测,及时给予相应药物进行调节。

对于无法进行异体输液的患者、或为避免对患者进行大量异体输血,麻醉科医生会对符合一定条件的患者做术前血液稀释储血或自体血回输。

3. 为什么要输血

血液由血细胞和血浆两部分组成。血细胞包括给机体供氧的红细胞,对抗感染的白细胞和参与凝血的血小板;血浆主要包括维持血浆渗透压的白蛋白,参与免疫的球蛋白和参与凝血的凝血因子。当血液中的任何一种成分的含量低于一定的数值之后,都会出现相应的功能障碍,此时就需要补充这种成分,避免功能障碍的出现。因为血液中的各种成分都是有寿命的,所以通过输血补充血液成分只是一种临时的替代,目的是给机体一段时间来生成自身缺失的血液成分。

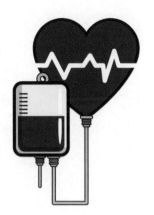

4. 出血就需要输血吗

做手术,或多或少都会出血,那么出血就要输血吗? 答案是否定的。出血一方面导致血管内的液体容量减少,导致血压降低,这种降低可以通过补充适当的液体来纠正;另一方面血细胞也丢失,一般情况下,术前健康的患者,术中红细胞维持正常数量的60%~70%,也就是血红蛋白浓度大于 70 克 / 升,同时通过增加心率,增加组织氧摄取就可以维持机体的供氧。如果红细胞低于这个数值,通过增加心率,增加组织氧摄取也不能满足机体的供氧,这时就需要补充红细胞。血液中其他成分的代偿能力虽然更强,如血小板、凝血因子等,但也是有限度的,当丢失达到一定程度时也需要及时补充,以避免相应的功能障碍的出现。

5. 输血就是把另外一个人献的血液全部输进去吗

献过血的人都知道,献血的时候采集出来的血液是放在一个袋子里保存的,那么这个袋子里的血就直接输给患者了吗? 在 17

世纪最初开始输血治疗时,确实是这样进行的。但是随着医学的发展,意识到这种方法是不安全的,所以现在已经废弃了。现在献血时采集出来的血液要先进行严格的检测,包括传染病检测和生化检测。只有检测合格的血液才能进入下一个环节,把全血分离成成分血。所以影视作品里看到的镜头,患者生命垂危,急需输血,热心人现场献血立即输给患者,都只是一种艺术表现形式,而不符合临床实际。

6. 献出来的血液怎样保存呢

我国在 2 000 年以前,献血者献出来的血液都是以全血的形式保存,即血液的血细胞(包括红细胞,白细胞和血小板)和血浆(主要是各种蛋白和凝血因子)都是混合在一起保存。后来在患者治疗中渐渐发现,大部分需要输血的患者需要的不是全血成分,而是某一种血液成分,如贫血的患者需要的是红细胞,血小板低的患者需要的是血小板。所以如果把血液的成分进行分离,那一个献血者的血液就可以给几个患者用了。研究还发现,各种血液的最佳贮存条件是不一样的,红细胞是 2~6℃,血小板是 20~24℃,血浆是 –20℃以下。基于上述两个原因,现在献血者的血液都是成分贮存,输血也是成分输血。

7. 异体输血有哪些不足之处

传统的术中输血治疗是以异体输血为主,也就是输其他人的血液。虽然现在科技手段很发达,对血液的检测和贮存方法已经非常完善,但是在应用中仍然存在许多避免不了的问题。首先,很多疾病都通过血液传播,如乙肝、丙肝、艾滋病等,前面说到了,现在检测手段都已经很先进了,怎么还会传播这些疾病呢? 这是因为只有当病毒量或抗体量达到一定数量后才能被检测出来,从被感染到能够被检测出来这一段时间就是我们经常提到的窗口期,在窗口期里检测不到这些病毒。其次,输血相关的免疫反应也是一直困扰异体输血安全性的一个主要问题。异体血液输入后,首先要被机体识别,如果识别出不是受血者体内的物质,就要被当作外来物质对待,把它清除,这就是我们所说的免疫反应。一般情况下,异体输血之前要经过体外交叉配血实验,只有在体外不产生凝集反应的血液才能输注,但是即便这样也不能避免输入体内后发生过敏、发热、紫癜、肺损伤等输血反应。除了受血者排斥输入的血液,在某些特殊情况下,还会发生输入的异体血攻击受血者的免疫系统,也就是我们通常所说的移植物抗宿主病,严重者可危及患者的生命。再次,虽然输血可以挽救患者的生命,但是很多临床研究都发现,肿瘤患者输注异体血可能会加速肿瘤的复发和转移,另外异体输血也不利于患者的整体预后。

8. 可以拒绝输血吗

有些患者,由于宗教信仰或者担心异体输血的不良反应,在需要输血的时候拒绝异体输血。对于这些患者,医生会在术前制定周密的围术期血液管理计划,包括术前使用增加红细胞生成的药物,术中应用减少出血和失血的措施,包括应用止血药物和自体输血,以维持足够的血红蛋白水平,达到避免输注异体血的目的。如果使用了上述措施后血红蛋白仍然低于 70 克 / 升,患者依然拒绝输血,就可能造成某些器官的永久性损害,甚至导致死亡。

9. 自体输血

手术结束,医生送患者回病房,在手术室门口等待的亲人围上来,向医生了解手术情况,很多患者家属可能和医生有过这样的对话:

医生:手术很成功,但术中出血很多。

患者家属:医生,那输血了吗? 不会得传染病吧?

医生:我们在术中做了自体输血,不会得传染病的。

患者家属在得知不会得传染病的同时也感到很奇怪,手术出了那么多的血,患者还怎么自己给自己输血了呢? 血都流出血管外了,又输回去,安全吗?

10. 自体输血有哪些优势

基于上述这些不可避免的异体输血的不良反应,自体输血,也就是输自己的血,开始引起关注。自体输血不但能避免异体输血可能导致的传染病和免疫反应,减少肿瘤患者的术后复发率,而且与输异体血相比还能加速患者的术后康复。自体输血节约了异体血的使用,可以把宝贵的血资源留给更需要的患者使用。有些自体输血方法,如术中自体血液回收和急性等容血液稀释,因为是在患者手术床边进行的,所以在需要输血时可以立刻拿到血并开始输注,而输注异体血必须到血库把血取回来再输注,需要等待一定的时间来完成。因此,对预计出血量较大而可能需要输血的手术患者应当首先选择自体输血。

11. 自体输血有哪些方法

经过几十年的实验和临床观察,目前有三种自体输血的方法用于术中,分别是术中自体血液回收,急性等容血液稀释和术前自体血贮存,这三种方法可以单独使用,也可以联合应用。

12. 术中自体的血液如何回收

最初的术中自体血液回收是将术野的血液回收,通过纱布过滤后回输给患者,这种方法获得的自体血液质量较差,输给患者后不良反应较多,所以现在已经不用了。20世纪70年代,第一台自体血液回收机问世,之后又经过不断改进,目前这种机械式术中自体血液回收技术的安全性和有效性已经得到认可。

自体血液回收过程可以分为抗凝收集过程和离心洗涤过程两部分。术野血液经过抗凝,通过无菌的吸引管路进入到贮血罐。贮血罐有一层直径40~120微米(输血用的输血器的滤过直径是170微米)的滤过膜,滤过回收的术野血液中直径较大的杂质。当贮血罐内的血液收集到一定量时,通过管道泵入离心罐,同时开始离心清洗过程。离心可以去除术野收集血液中70%~90%的可溶性污染的成分,经过生理盐水清洗后污染成分就更少了,基本都低于体内该物质的含量。离心洗涤结束后,清洗干净的,主要成分是红细胞的血液泵入输血袋,在室温下保存,在达到输血指征或手术结束前回输给患者。根据手术种类的不同,术中自体血液回收技术可以挽救出50%~70%的术中失血。

如果预计失血量≥20%患者血容量,血液交叉配型困难,或者拒绝接受异体输血的患者,都可以考虑使用术中自体血液回收。术中自体血液回收没有绝对禁忌证。但是如果术野血液有污染就要综合考虑当时的情况,对需要自体血救命者,就要考虑同时加强抗感染治疗。虽然没有肿瘤手术使用术中自体血液回收会导致肿瘤扩散或复发的临床证据,但是在这类手术中使用还是要综合考虑手术失血量的情况,同患者及家属充分沟通,衡量哪种血液对患者更有益处。术中自体血液回收的并发症非常少,目前仅有少量的输入后引起低血压的报道。

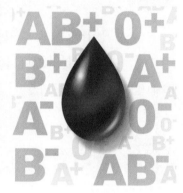

13. 什么是急性等容血液稀释

急性等容血液稀释是在患者麻醉后,手术开始前这段时间里,从患者的血管内采集一定量的全血,同时输入血浆代用品维持循环稳定。采集出来的血液放在手术室温度下保存,在达到输血指征或手术结束前回输给患者。此方法降低了单位体积血液中红细胞的数量,这样在同等外科手术出血量情况下可明显减少红细胞的丢失,以达到避免或减少异体输血的目的。这种自体输血方法操作简便,成本低,但是适应人群范围小(术前血红蛋白含量较高,无心肺疾病,凝血功能正常),而且由于采血量有限,因此节血效能低于术中自体血液回收。

14. 什么是术前自体血贮存

择期手术患者,预计术中需要输血,在术前2~4周采集自体血液储存,手术中或手术后回输给患者。这种术前自体血贮存和献血一样,只是把献的血贮存起来留给自己用。由于在短时间内大量采集血液,所以要使用促进红细胞生成的药物,如铁剂和促红细胞生成素加速红细胞的生成。这种自体输血方法虽然避免了大部分异体输血的不良反应,但是需要患者术前多次来医院进行采血和检查,所以成本较高,而且一旦推迟手术或术中出血量未达到预计失血量,就造成了血液的浪费,所以目前这种方法主要推荐用于输血后产生抗体,再次交叉配血困难的患者。

15. 术前不备血,就不能手术吗

患者及家属有时可能会遇到这种情况:患者:医生,什么时候给我做手术呀,我都来好几天了。医生:血没备上呢,等血备上咱们就手术。患者:不是说需要输血的可能性很小吗,干嘛非要备血呀?

一般情况下,如果考虑到术中及术后有发生中等量以上出血的可能,医生会根据患者情况和手术情况在手术前为患者准备好一定量的红细胞制品,以备患者术中出血时使用。备血时,要把患者的血液和供血者的血液混合进行交叉配血实验,只有凝集反应阴性的供血者血液才能安全地输注给患者,也就是我们平时所说的配血相合。有些患者的血液比较特殊,不容易和其他人的血液相合,如果他们在术前没有备好血,术中需要输血又配不上血,患者就可能出现生命危险。所以术前备血是提高患者围术期安全性的重要措施之一。

16. 有了自体输血,就可以不输异体血了吗

上述提到的各种自体输血方法,虽然可以减少,但是不能完全

避免异体血液的使用。这是由于任何一种自体输血方法的节血能力都是有限的,所以当出血达到一定量以上,补充自体血液后仍不能达到机体需要的血红蛋白,还是需要输注异体血。

17. 为什么手术室内的输液针比病房使用的粗

患者进入手术室,核对完患者信息后,护士要给患者扎输液针。护士:先生,我们要给您扎个输液针,有点疼啊。患者:你们扎针怎么这么疼呀,病房可不是这样啊! 护士:我们这个针粗。患者:扎那么粗的针干嘛呀?

手术室内扎的输液针确实要比病房的粗好多,原因在于:在病房扎的针,主要用于补充禁食患者每日的液体需要量或者是输注治疗用药,这些都不需要以很快的速度完成;在手术过程中,患者可能会短时间内丢失大量的血液,血压降低,影响各个脏器的供血,此时需要快速的输液或输血,而只有粗针才能达到快速的目的。所以在手术室内扎一个粗针是为了"保命"。

18. 输注白蛋白就是补充营养吗

首先,白蛋白是从血液中提取出来的,所以使用后也有发生输血不良反应的可能性。白蛋白主要作用是维持血浆的胶体渗透压,输注白蛋白的适应证是白蛋白降低。如果想把输入的白蛋白转化成自身的蛋白,需要机体先把白蛋白分解成氨基酸,然后再通过肝脏合成变成自身的蛋白,这个过程不但需要几天的时间,而且输入白蛋白的利用率也不能达到百分之百,所以全靠白蛋白补充营养不太可行,不如靠饮食或输入氨基酸注射液。

19. 输血能够加速伤口愈合吗

在某些情况下,输血可以加快伤口愈合。如果患者红细胞水平过低,影响到对包括伤口在内的组织的供养,就会导致伤口愈合延迟,此时需要补充红细胞。如果患者白蛋白水平过低,血浆胶体渗透压下降,创口的渗液就会增多而影响愈合,此时就需要补充白蛋白。由此可见,输血能够加速伤口愈合是在血液里缺少某些成分的前提下才成立的。如果血液里不缺少这些成分,却还要输血,不但不能加速伤口愈合,还可能因为输血导致不良反应,反过来影响伤口愈合。

随着医务人员和人民群众对输血知识的了解,术中自体输血的应用会越来越广泛,没有适应证的异体输血也会逐渐消失。在术中,麻醉科医生会根据患者的一般情况和手术情况,与术者沟通,同时考虑患者的意愿,选择最适合患者的血液管理方法,帮助患者顺利度过围手术期。

第二十二章

重大疫情与麻醉科医生

在重大疫情暴发时,患者的救治过程是一个多学科合作,综合治疗的过程。在此过程中,呼吸科医生、心内科医生、重症医学科医生、麻醉科医生等多个学科的医务工作者都参与其中且职责各有不同。

以下我们就对重大疫情中麻醉科医生的作用作一介绍。

为什么麻醉科医生是抢救中的"插管敢死队员"

在多种重大疫情中,患者的呼吸维持都是能否对患者进行成功救治的关键,不论是在与 SARS 抗击的斗争中或是在新型冠状病毒肺炎疫情期间,在相关媒体的报道中,经常会看到"插管医生""插管敢死队"的描述。而这些"插管医生""插管敢死队"的称谓都是在描述麻醉科医生为患者建立气道的过程。气管插管操作是将气管导管通过口腔或鼻腔,经声门置入气管或支气管内的方法,把空气或纯氧通过类似吹气球一样的方式直接从气管导管送进肺部,以这种最直接的方式为患者供氧。麻醉科医生的插管队伍之所以被媒体称为"敢死队"是因为在重大疫情期间对患者行气管插管操作是一项非常高危的操作。不论是 SARS 或是新型冠状病毒肺炎患者，麻醉科医生在进行这一操作时会非常接近患者的口鼻部。目前，新型冠状病毒的飞沫传播途径已经非常明确，而进行气管插管操作时患者需要张开嘴，暴露口腔，不能戴口罩。所以，其危险程度不言而喻，而这也就是"敢死队"这一名称的由来。

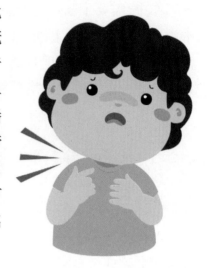

2. 为什么由麻醉科医生来担任抢救中的"插管敢死队员"

在 SARS 或新型冠状病毒患者的危重症患者中，患者自身已经不同通过自身进行有效通气的氧合。这就需要利用呼吸机进行机械通气来辅助重症患者的呼吸，保证患者氧合，确保患者重要组织器官脏器的氧供从而维持患者生命。而麻醉科医生插管的过程正是建立人工气道的过程。只有在建立的人工气道之后，呼吸机才有途径和通路将氧气送入患者的肺。因此，在患者病情危急，已经完全无法呼吸的情况下，能否完成气管插管就代表着患者能够存活，具有决定性的抢救意义。而在这一过程中，麻醉科医生也面临着极高的风险。

此外，临床工作中发现，新冠肺炎重症患者可能在极短的时间内出现严重缺氧。这就要求麻醉科医生在最短的时间内完成气管插管。所以，不论是在疫情发生前还是发生后，在最短的时间内提供最强大的生命支持就是麻醉科医生的工作。麻醉科医生在日常的工作中,需要不断进行给患者气管插管的操作和训练,以保证手术当中患者的安全,因此,对于气管插管操作最为熟练,能够保证在最短时间内插入气管插管,从而及时对患者实施救治,也可以避免过长的操作造成传染病扩散的危险。

3. 为什么麻醉科医生可以实施抢救中的呼吸管理

在抢救过程中,一旦已经建立人工气道,下面重要的工作就是进行呼吸管理。麻醉科医生在手术中的工作之一就是依据患者的身体状况及手术进程在麻醉机中设定合适的潮气量,维持适当的气道压,确保患者的呼吸道处于畅通的状态,通气处于有效且安全的状态并能够保证患者的肺部能够吸到氧气并将氧气带入全身的血液循环系统,从而保证身体各个器官的氧供应。也正因此,有人将麻醉科医生称作"气道管理专家"。而不论是 SARS 或是新型冠状病毒肺炎重症患者,他们之所以需要麻醉科医生进行气道管理是因为这些病毒会导致患者肺部严重的病理变化从而导致功能的丧失。以新冠肺炎引发的肺部改变为例,其中的重要病理改变之一就是从肺泡内溢出的大量黏稠分泌物。其实分泌物在日常生活中很常见,平时打个喷嚏流出来的鼻涕也是分泌物,生理情况下肺泡内部也会分泌表面活性物质,这种气道内的分泌物似乎并不致命。但不同于生理状况的是,新型冠状肺炎患者的分泌物所处位置是肺泡,而肺泡是人体进行血氧交换的重要解剖位置,具有极其重要的生理功能。一旦分泌物彻底淹没了肺泡,就等同于一个人溺水的过程,肺内充满液体,根本无法呼吸。此外,在疾病情况下,分泌物的量还有性质也与一般情况下不同,解剖报告中用"大量"

和"黏稠"来形容。这就说明分泌物在肺泡内形成后,很难通过气道排出体外。因此,很多新型冠状肺炎患者最后是在极度缺氧的情况下发生呼吸衰竭最终导致死亡。在重大疫情中,很多情况下患者的肺部情况非常复杂,因此麻醉科医生能够根据患者情况提供更加适合患者的呼吸参数,在确保患者氧合及通气的情况下最大限度地避免机械通气损伤。

4. 为什么麻醉科医生可以实施抢救中的循环支持

造成重大疫情的往往是感染性疾病,而感染性疾病的终末期往往伴随着感染性休克。同样以新型冠状病毒重症患者为例,很多患者在疾病中后期出现感染性休克,也就是循环功能的崩溃。麻醉科医生的常规工作之一就是维持患者术中循环的稳定,因此,在重大疫情期间患者的抢救工作中,麻醉科医生的循环管理能力就显得意义非凡。

首先,维持循环方面,面对重大疫情中感染性休克的患者,首先应该进行充分的扩容治疗。在临床工作中,对急救扩容治疗最了解的就是麻醉科医生和重症医学科医生。考虑到麻醉科医生在术中经常面对的出血及容量不足的状况,他们在工作中积累了丰富的容量管理经验,能够在短时间内适当的液体对感染性休克患者进行有效的容量控制,以维持患者循环的稳定。

其次,在面对重大疫情的感染性休克患者时,还经常面对水电解质紊乱以及酸中毒的状况。在感染性休克中,循环稳定失衡及酸中毒都是非常致命的。电解质紊乱中的低钾血症能够引发心律失常、麻痹、横纹肌溶解、呼吸肌无力等严重并发症并危及生命的情况。同时,若出现酸中毒情况,则会出现强心肌收缩力下降、血管对血管活性药物的反应性下降,并可能出现 DIC 的发生。因此,在感染性休克中及时有效地进行纠正具有非常重要的临床意义。麻醉科医生在日常工作中能够熟练地建立有创监测,该方法可以实现有效循环容量监测、检测动脉血气及电解质,麻醉科医生能够据此有效维持循环功能和体内环境的稳定。这些途径对重大疫情中感染性休克患者的救治以及患者循环的稳定具有重要意义。

最后,麻醉科医生在术中维持患者有效的血压是长期以来的工作,具有丰富的经验。而对于重大疫情期间感染性休克的患者,维持一定的血压是非常有必要的,只有这样才有可能保证患者体内重要器官脏器的灌注。而麻醉科医生具有维持血压的丰富经验,能够有效地对重大疫情期间的感染性休克患者提供救治。

正是因为术中维持患者呼吸和循环稳定是麻醉科医生的本职工作,在重大疫情来临其间,麻醉科医生才有了更加丰富的应对经验,能够有效地帮助患者建立气道,保证氧合和呼吸,同时维持患者循环的稳定,是重大疫情中的可靠急救力量。

5. 为什么在重大疫情中需要麻醉科医生实施专业的辅助镇静

正如前文所述,在重大疫情期间,很多患者需要进行呼吸机辅助下的机械通气。而机械通气是全球使用最广泛的短期生命支持技术,每天用于各种适应证,从计划的手术程序到急性器官衰竭再到重症患者的救治,都能看到机械通气的应用。

虽然机械通气通常可以挽救生命,但也会带来严重的并发症,部分原因是机械通气常常使用在重大疫情中的重症患者中,而重症患者常伴有心功能不全。从而产生心脏相关的并发症。这些并发症可能与呼吸机产生的胸腔内压力的直接机械作用,肺泡和全身炎症或神经刺激有关。目前已经有证据表明,肺与大脑之间以及肺与肾脏之间存在串扰,所有这些都受机械通气影响。从临床角度来看,机械通气的许多并发症可以避免或减少,这一因素是重大疫情救治中的关键环节。

　　为尽量减少并发症且提高患者对机械通气的耐受性,同时也减少患者活动时其他器官氧耗增加,机械通气过程中通常需要一定深度的镇静,特别是对于休克或 ARDS 的患者。镇静剂可能会过分延长机械通气的持续时间,并导致短期和长期不利的结果。麻醉科医生是使用镇静剂的行家里手,在重大疫情的重症患者救治中,需要麻醉科医生选择最为合适的镇静剂以及镇静方式。因为每个镇静剂具有特定的效果,镇静药的类型和剂量的合适的选择会在很大程度上影响患者的预后。目前已知的情况中,在重大疫情的机械通气镇静中,不同种类的镇静剂会有不同的临床适用范围,也会带来不同的临床效果。而各种镇静类药物的应用都是麻醉科医生在临床工作中经常接触的。正因为重大疫情救治中重症患者机械通气的镇静与麻醉密切相关,工作高度类似,所以,由麻醉科医生主管为机械通气患者进行镇静管理是非常必要的。

6. 为什么在患者实施 ECMO 时需要麻醉科医生的参与

　　在近年来暴发的重大疫情中,不论是 SARS 或是新型冠状病毒肺炎,最终均会出现肺功能的完全丧失。这时,为了尽全力抢救患者,体外膜氧合器(extracorporeal membrane oxygenator,ECMO,也称"体外膜肺")的应用已经越来越广泛。ECMO 是一项能够为心、肺或两者提供短期机械支持的技术。在过去十年中，我国提供 ECMO 的医疗单位数量迅速增长。同时，其使用的适应证也有所扩大。在本次新冠疫情中，应用 ECMO 救治患者的报道也使这一技术被更多人所了解。但大众不够了解的是，为增加患者耐受性，更好地应用 ECMO，使用 ECMO 的患者常在镇静及使用肌肉松弛剂的情况下进行治疗。

肌肉松弛剂的使用对麻醉科医生而言是常规工作。外科手术中，使用肌肉松弛剂主要是为了给主刀提供更好的手术视野。所谓肌肉松弛剂，实际是骨骼肌松弛剂，而我们正常的呼吸过程中，只有依靠膈肌和肋间肌肉的运动才能将外界空气吸进肺里，而不论是膈肌还是肋间肌肉，都属于骨骼肌。一旦骨骼肌停止工作，自主呼吸必然不能维持。所以，在给予肌肉松弛剂的情况下，如果不通过技术手段进行呼吸功能的支持，人就会因为不能呼吸缺氧而窒息。此外，其实在麻醉中使用的镇痛药物与镇静药物里，很多也都有呼吸抑制作用。所谓呼吸抑制，就是直接在大脑中枢层面对呼吸功能产生抑制。控制呼吸功能的指挥部都要停摆，自主呼吸的维持必然也会受到影响。镇静药物和肌肉松弛剂的使用终止了患者自主呼吸及意识，使患者接受 ECMO 是有创的生命支持手段，不必承受很大的痛苦，同时也减少了机体的整体氧耗。对于麻醉科医生而言，重大疫情发生时，由于在以往的工作中已经充分积累了 ECMO 的使用经验及镇静药物、肌肉松弛剂的使用，麻醉科医生能够更好地保障 ECMO 的使用。

不论是机械通气或是 ECMO 的使用，都是有创操作。虽然目前无创呼吸机的使用已经越来越广泛，但不可否认的是，对于重大疫情暴发时的重症患者，有创的机械通气及 ECMO 能够提供更好的，更可靠的生命支持。而麻醉科医生作为长期使用镇静药物及肌肉松弛剂的临床医生，能够更为专业地辅助镇静，为患者的治疗提供有益帮助。

7. 重大传染病患者做手术，如何进行麻醉

　　大多数疫情严重的地区一般都会暂停择期手术，仅开展急诊手术和麻醉，其中大多数为剖宫产手术，还有一些外伤清创缝合等，绝大部分麻醉科医生会选择实施区域麻醉，包括椎管内麻醉、外周神经阻滞、全麻复合区域麻醉等来完成手术。

　　疫情具有很强的传染风险，因此手术及麻醉必须在特定的手术室内进行，所有医务人员必须按照最高等级的防护标准，同时必须建立相关流程，如确诊患者手术接送转运流程、医务人员穿脱防护服流程、隔离手术室三区两通道设置（医务人员通道和患者通道严格分开，清洁区、潜在污染区、污染区）、污染物处理流程等。麻醉尽量使用一次性耗材，尽量减少人员暴露和环境污染。麻醉实施一般是由具备丰富工作经验的麻醉科医生独立完成。对准备在区域麻醉下进行手术的传染病患者，麻醉前评估与准备非常重要，传染病可能会使医护人员对基础疾病的关注度下降，同时也可能造成器官损伤，对实施麻醉手术带来困难和挑战。

　　麻醉科医生在三级防护和戴多层手套下实施麻醉困难程度明显增加，可能出现护目镜起雾影响视线，进入手术室前一定要进行防雾处理，可以使用洗手液、车用前窗玻璃防雾剂或者碘酒均匀涂抹镜片，自然风干，可以到达数小时的防雾效果，如果有正压头套，麻醉科医生的视线和舒适度会更加好。穿戴多层手套时操作手感将明显受到影响，麻醉科医生在实施麻醉时会格外小心。借助超声可视化技术可不完全依赖操作者的手感，显著提高成功率、缩短操作时间。

8. 为什么疫情中传染病患者需要镇痛

疼痛的定义是"与实际或潜在的组织损伤相关的不愉快的感觉和情感体验"。虽然在重大疫情暴发时,人们更重视的是疫情的流行病学分布,但患者的感受不应该被忽视。疼痛是对身体的一种感觉,始终是一种不愉快的情感体验。同时,疼痛也是患者寻求医疗服务的主要原因,并且是最致残,最繁重且最昂贵的疾病之一。不论是否在重大疫情期间,疼痛伴随着许多疾病,其中就包括抑郁症和相关的心理疾病。具有长期疼痛病史的患者具有明显增加的抑郁和焦虑症状以及自杀念头。因此,作为重大疫情中的麻醉科医生,治愈后患者的疼痛所带来的心理及精神问题同样值得我们重视。同时,麻醉科医生也应该具有相应的手段,为疫情中治愈后的患者心理健康保驾护航,提供最为全面和有效的疼痛管理。

虽然机械通气和 ECMO 都是非常有效的生命支持手段,但不可否认的是,气管导管长期置入口中的痛苦是不言而喻的。使用 ECMO 时建立有效动静脉通路时的创伤是痛苦的。而对于麻醉科医生而言,镇痛药物的使用是常规工作。在重大疫情暴发时,麻醉科医生能够科学有效的选择适合患者的镇痛药物。通过镇痛药物的使用,麻醉科医生不仅能让患者减轻痛苦,一定程度上甚至维护了患者的人格和尊严。也帮助患者提高了适应性,为其他科室医生的工作提供了更有利的条件。

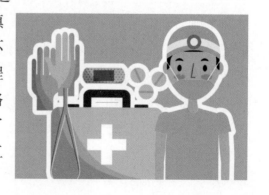

9. 疫情中传染病患者术后疼痛管理有哪些特殊性

　　术后疼痛增加交感神经张力,因此导致氧气消耗增加和许多其他生理变化。这在传染病患者中更为关键,传染病不仅会导致单一器官的损伤,往往会引起全身多个脏器的功能障碍,包括呼吸功能,使机体供氧减少,如 COVID-19 患者。而术后明显的疼痛也可能增加心肌的需氧量,诱发心肌缺血。比如有研究提示 COVID-19 感染可能导致心肌损伤。因此,优化传染病患者疼痛管理有利于降低心肌耗氧量,促进快速恢复。术后疼痛可进一步加重呼吸功能障碍,需要减少通气,清除分泌物,预防肺不张或肺炎。此外,部分传染病的患者血液处于高凝状态,容易产生血栓,优化镇痛可促进早期下床活动,从而减少下肢深静脉血栓形成,避免造成更严重的后果。

10. 传染病患者术后疼痛管理会有哪些困难

　　确诊或疑似传染病的患者需要隔离治疗,这给对这些患者实施急性疼痛管理的麻醉科医生带来了几大挑战:第一个难点是手术多为急症或急症手术,术前准备和优化往往有限。第二个难点是镇痛计划的持续随访和调整。如果急性疼痛服务团队负责跟进,防护服穿戴和脱下程序可能非常耗时和耗费资源,尤其是在大流行卫生保健系统超负荷的情况下。如果隔离病房的医生和护士负责随访,如何将患者的反馈情况准确传达,如何在隔离病房内执行修改的指令,都成为现实和障碍。第三个难点是如何处理镇痛装置,如何按照医院卫生规程的标准回收和回收。第四个难点是门诊无痛医疗服务。在过去,门诊中心的无痛医疗服务和产房的分娩镇痛都是非常规范和无缝的。随着传染病大流行,在高度活跃的地区保护医护人员和患者免受交叉感染都成为现实的挑战。

11. 传染病患者术后疼痛管理如何实施

确诊或疑似传染病患者术后疼痛管理的目标是安全、持续、有效的镇痛,仍应以多模式镇痛为主,即多种镇痛措施和药物组合应用,以达到最优的镇痛效果,最少的副作用,避免加重传染病患者器官的损伤。对于能够进食水的患者,鼓励患者口服镇痛药物,对于不能口服的患者,可以通过静脉和直肠给药。对于某些手术后剧烈疼痛的患者,可以选择应用神经阻滞、镇痛泵(麻药包)来减轻术后疼痛。

综上,在重大疫情暴发时,麻醉科医生不仅是最为强力有效的急救力量,更能以自身专业特长进行辅助镇静支持以及全面的疼痛管理,能够全面参与到重大疫情的救治工作中,为有效抗击疫情作出自己应有的贡献。

52检